A Practical Guide to Autism：
What Every Parent, Family Member, and Teacher Needs to Know

Second Edition

孤独症实用指南：

每位父母、家人和老师都需要知道的事

第 2 版

著　者　［美］弗雷德·沃尔克马尔（Fred Volkmar）

　　　　［美］丽莎·威斯纳（Lisa Wiesner）

译　者　陈建文　潘　昱　杨　晓

WILEY

CS K 湖南科学技术出版社·长沙

国家一级出版社　全国百佳图书出版单位

图书在版编目（CIP）数据

孤独症实用指南：每位父母、家人和老师都需要知道的事：第 2 版 ／（美）弗雷德·沃尔克马尔(Fred Volkmar)，（美）丽莎·威斯纳（Lisa Wiesner)著；陈建文，潘昱，杨晓译. — 长沙：湖南科学技术出版社，2024.4
ISBN 978-7-5710-2855-8

Ⅰ.①孤… Ⅱ.①弗… ②丽… ③陈… ④潘… ⑤杨…Ⅲ.①孤独症—诊疗
Ⅳ.①R749.99

中国国家版本馆 CIP 数据核字（2024）第 082680 号

GUDUZHENG SHIYONG ZHINAN MEIWEI FUMU、JIAREN HE LAOSHI DOU XUYAO ZHIDAO DE SHI DI 2 BAN
孤独症实用指南 每位父母、家人和老师都需要知道的事 第 2 版
著　者：[美]弗雷德·沃尔克马尔(Fred Volkmar)　　　[美]丽莎·威斯纳(Lisa Wiesner)
译　者：陈建文 潘 昱 杨 晓
出 版 人：潘晓山
出版统筹：张忠丽
责任编辑：李 忠 杨 颖 白汀竹
特约编辑：王超萍
出版发行：湖南科学技术出版社
社　　址：长沙市芙蓉中路一段 416 号泊富国际金融中心
网　　址：http://www.hnstp.com
湖南科学技术出版社天猫旗舰店网址：
　　　　　http://hnkjcbs.tmall.com
邮购联系：0731-84375808
印　　刷：湖南省汇昌印务有限公司
　　　　　（印装质量问题请直接与本厂联系）
厂　　址：长沙市望城区丁字湾街道兴城社区
邮　　编：410299
版　　次：2024 年 4 月第 1 版
印　　次：2024 年 4 月第 1 次印刷
开　　本：787mm×1092mm　1/16
印　　张：20.25
字　　数：390 千字
书　　号：ISBN 978-7-5710-2855-8
定　　价：148.00 元
（版权所有·翻印必究）

译者序

在繁杂的医学世界，有相当多疾病的治疗艰难而复杂，孤独症就是其中之一。在本书中，作者不仅用丰富的数据和实证研究为我们展开了一场关于孤独症的全面讨论，更以细致而简练的语言带我们走近孤独症患者的内心世界。通过对孤独症的定义、诊断、治疗及个体成长等方面的详细叙述，为我们呈现了一个立体而完整的孤独症图景。

孤独症个体的家庭生活并不是孤立的，它与社会的每个角落息息相关。从儿童期的家庭教育到成年后的社会适应，作者生动地描绘了孤独症个体及其家庭面对的每一个挑战。这不仅让读者能够更全面地理解孤独症，更重要的是激发社会对这一群体的关爱和支持。书中包含大量实践指南和教育策略，这些内容对于教育工作者、医疗专业人员乃至政策制定者都有重要的参考价值，不仅体现了作者深厚的学术底蕴，更显示出作者希望本书能够对实践有所帮助的诚挚愿望。我相信，任何阅读本书的读者都能感受到作者将理论与实践结合的努力，以及对提升孤独症个体生活质量的关切。

我写这篇序言的目的，是希望能够为读者提供一个窗口，让您在开始阅读本书前，就能感受到书中内容的丰富性和深度，以及它所带来的可能性。本书不仅是孤独症领域的重要著作，它更是一本教育和启迪人心的作品，值得每一位关注孤独症的教育、医疗及社会公正的读者细细品读。

在即将结束这段序言的时候，我要感谢所有为本书的出版付出心血的人，通过作者和出版方的努力，让本书成为连接孤独症个体、家庭和社会的桥梁。愿这本书能激发对话和理解，促进形成一个更加包容和支持孤独症个体的社会环境。让我们一起走进孤独症个体的世界，理解他们，支持他们，共同创造一个更加美好的未来。

本书由陈建文翻译了第一章、第二章、第三章、第六章、第十二章、第十三章以及两个附录，共计8万余字。潘昱翻译了第四章、第七章、第九章、第十章、第十一章和第十五章，共计7万余字。杨晓翻译了第五章、第六章、

第八章、第九章和第十四章，共计 6 万余字。衷心希望我们的小小努力能对与孤独症作战的个体、家庭及教育工作者有所帮助，但鉴于译者水平和时间所限，翻译失误在所难免，恳请各位读者不吝赐教，提出宝贵建议。

是为序。

陈建文

于大连医科大学附属第一医院

2024 年 1 月

前 言

本书第 1 版面世距今已有 10 多年了。在此期间，孤独症的相关研究和临床实践有所增加，研究成果在临床治疗的应用方面取得了重要进展。因此，我们认为目前孤独症循证医学的内容大幅增加。与第 1 版相同，我们的目标是为患儿父母、家人和老师提供孤独症的相关信息，希望能够帮助他们为孤独症患儿提供最可行的护理。

在孤独症的相关研究方面，两位作者的研究方向略有不同。一位是儿童精神病学家，弗雷德·沃尔克马尔（Fred Volkmar），在过去的 40 年里始终专注于孤独症的研究，将其作为主要的临床工作和研究领域。另一位则是丽莎·威斯纳（Lisa Wiesner），一名儿科医生，在儿科临床工作中遇到过孤独症儿童和其他残疾儿童。我们两人已经结婚，是两个孩子的父母，现在也已经是祖父母了。除了在书中分享一些专业的见解，我们也希望这本书能为孤独症和相关疾病的家长和老师提供一些实用的信息。

与第 1 版相同，我们的目标是希望为家长和老师提供一本浅显易懂的指南，让他们了解到，从专业的角度来看，自己需要为孩子提供哪些必要的支持。我们尽可能多向读者推荐相关资料，包括书籍/章节和研究论文。我们也尽可能在编写过程中借鉴了现有的资料，采用家长和专业人士都能理解的方式编写。随着研究的深入，我们发现，工作量大到不可思议的地步！截至本文撰写之日（2021 年春季），网络上以孤独症为关键词的搜索已有约 2.3 亿次。即使我们将研究范围限制在同行评审的论文（可能是质量最高的资源）中，也有约 4 万篇论文，这还不包括许多优秀的书籍、文章、网站和其他资源。因此，我们必须对内容进行筛选。我们将父母和老师需要知晓的相关信息纳入考虑范畴，尽力提供了一个公正合理的最佳样本。

在这本书的修改过程中，我们一直留意从家长和教师那里收到的反馈，并尽量通过减少专题的数量和删除一些没有帮助的专题对这本书做出删减。

我们在第 1 版序言中提到过，我们非常清楚，对父母来说，抚养一个患有孤独症谱系障碍的孩子与抚养一个正常发育的孩子所获得的回报是相同的。然而，抚养患儿面临的困境可能会令父母们更加心生畏惧。因为父母在为孩子的教育和医疗保健做几乎所有决定时，都要将孩子面临的困难考虑在内。请注意，虽然本书提供了很多重要的通用信息，可以帮助家长和老师更好地照顾患儿，但是本书不能（也不会）替代这方面的专业人士面诊，他们可以给出符合患儿具体情况的针对性建议。本书无法取代教育工作者、健康和心理健康医师，以及了解儿童特殊情况的法律专业人员为儿童提供的持续性支持，仅作为补充性的参考。比如，各州的法律可能差别很大。父母、家人和老师为孩子做长期规划时，这些法律知识可能十分重要。另外，要注意的是，虽然我们在编写过程中已经尽最大努力使本书做到内容准确、知识前沿，但是相关知识会随着时间的推移而变化。随着孤独症相关研究的不断增加和研究步伐的加快，在未来的几个月，甚至几年里，一定会出现新的药物、研究发现和治疗方法。

读者在考虑任何干预措施时，都要权衡其可能带来的风险和收益。俗话说："完美是优秀的敌人。"也就是说，有时候最好不要追求完美，而应追求适当的护理和提高生活质量。正如我们在书中提到的，许多治疗孤独症的新型疗法不断涌现，其中一些疗法经过了完善的科学评估。遗憾的是，很多新型疗法并没有经过验证。在本书的最后一章中，我们回顾了其中的一些治疗方法，并针对家长和教师在使用这些方法时如何做出明智的决定进行了探讨。

每一章都列举了参考资料、阅读资料和相关资源的清单。当然，还有许多其他可用的资源。我们建议家长和教育工作者熟知一些高质量的在线搜索网站，如可以了解基础研究和临床研究的 PubMed®，以及可以了解教育信息的 ERIC（eric.ed.gov）。

本书首次出现专业术语时，我们就做出了标示，并在词汇表中对所有术语给出了简短的定义。

为了使本书能够为患儿的父母提供更有效的帮助，我们的同事对本书的部分内容做了审阅，对此我们表示十分感谢。他们对本书的专业性建议使我们受益颇多。具体的参与人员有 Leah Booth、Nancy Moss、Rhea Paul、Michael Powers、Brian Reichow、Kimberly Bean、Kari Sassu、Meghan Brahm、Barbara Cook、Lauren Tucker、Roald Øien 和 Bogdan Zamfir。Brian Pete 律师根据《美国残疾人法》提供了一些与患者的工作场所相关的问题，Lisa Mc-Cauley Parles 和 Judith Weinstock 律师对"服务保障"这一章给出了修改意见。我们还要感谢所有支持我们工作的人员，包括耶鲁大学的 Monica Podles 和南康涅狄格州立大学的 Eileen Farmer。在资料和参考文献的搜集上，我们要感谢南方大学的学生助理 Sam Tolkin 和 Meaghan Reilly。

我们还要感谢我们的同事，他们热心地帮助我们转载资料，或者对其他资料进行修改 [特别是《孤独症手册》(*Handbook of Autism*)]。感谢威利 (Wiley) 的新编辑 Monica Rogers 和文字编辑 Karen Weller。他们非常出色地完成了本书的编辑工作。最后，我们要感谢我们的孩子，从他们身上我们获取了很多关于儿童生长发育的知识。当然，我们的患者和其家人也发挥了至关重要的作用，通过他们，我们了解了很多孤独症的相关信息。

弗雷德·沃尔克马尔 博士
丽莎·威斯纳 博士

目　录

第一章 孤独症概论

孤独症是什么？我们如何理解它？

一、孤独症是什么？

孤独症的定义多种多样，最简单的就是把孤独症看作一种社交学习障碍。就像"隐性的"学习无能/学习障碍（如阅读问题/阅读障碍）一样，仅通过观察无法立即发现该疾病的存在。孤独症的严重性在于，如果患儿在出生后的一段时间内无法与他人交流和学习，就会错过很多重要的东西。因为孤独症患儿缺乏对人和社交的兴趣，所以无法对其进行早期教育。比如，患儿无法参与**共同注意**（无法关注父母正在关注的东西，因此接收不到重要信息），也就无法进行**偶发性学习**（通过观察学习）或**模仿**。如果患儿不"玩社交游戏"，就无法进行多任务处理和社会活动的协调组织（心理医师称之为**执行功能**）。患儿无法像其他孩子一样在社会生活的各个方面快速地来回切换，比如，这个人在说什么，做什么，有什么感受，语气或手势告诉他们什么。他们不喜欢变化。他们容易对事物产生独特的兴趣——尤其是一成不变的东西，比如，街道标志、字母或汽车引擎盖上的装饰物。患儿对他人缺乏兴趣，意味着他们对他人话语的含义和他人的感受几乎漠不关心，因此对与人沟通，表达个人感觉、想法和需求等兴致缺失。当患儿入学后，他们和其他孩子一样要坐在教室听老师讲课，但老师无法关注到每个孩子，因此这类情况会变得更严重！

上述是理解孤独症的简单（但并非错误）方式。当然，如果你了解了孤独症的广泛临床表现（比如，你会看到一个孩子沉默地坐在椅子上，但身体却不停地摇摆；你也可能会碰到一位年轻人滔滔不绝地谈他收藏的烤箱），你会发现实际情况比前文所述的要复杂得多。孤独症无处不在，它对患者造成的主要影响是使患者失去了有效学习的能力。本章对孤独症和孤独症谱系障碍（autism spectrum disorder，ASD）进行了背景介绍，以便为后文的详细讲解奠定基础。

二、孤独症是何时被视为一种疾病的？

孤独症是近年来才被视为一种疾病的——它在 1943 年被首次命名，但直到 1980 年才被正式用于临床诊断。其他相关疾病，如阿斯佩格综合征，近期才获得正式承认。鉴于如今对孤独症及相关疾病的认识已经发生了变化，至今已有各种不同的术语来描述孤独症患儿的症状。尽管随着时间的推移，知识不断更新，仍会有某些人对孤独症存在误解（尤其是那些不关注该领域的人）。总之，如果你想确认你认识的孩子是否患有孤独症，本书会帮助你了解孤独症和孤独症谱系障碍。

孤独症也称为**孤独性障碍、儿童孤独症**或**婴儿孤独症**，现在称为**孤独症谱系障碍**（这些名字的含义几乎是一样的）。1943 年，利奥·坎纳（Leo Kanner）博士，美国首位儿童精神病医师，首次将其描述为一种疾病。据报道，他通过研究 11 名患儿的行为表现，将该疾病概述为"情感接触方面的先天障碍"。他认为，这些患儿与正常婴儿不同，他们天生对其他人没有兴趣；而对正常发育的孩子来说，人是环境中最有趣的存在。坎纳博士认为，这种社交障碍是先天的，是生来就有的。坎纳博士清晰地描述了第一批病例的异常行为，并对其进行了详细论述（见专栏 1-1）。

专栏 1-1　引述自坎纳的报告

作为最显著的"诊断病征"，孤独症的根本障碍是患儿从出生就无法与他人建立联系。孩子的父母称，他们总是"自给自足""像在一个壳里""独处时最快乐""表现得好像别人不存在一样""完全无视自己的一切""给人一种安静睿智的印象""无法形成正常的社会意识""就像被催眠了一样"。与精神分裂症患儿或成年患者不同，他们没有切断已有的社会关系，也没有从曾经的社会关系中"退出"。孤独症患者从出生起就有一种极度的孤独感，他们会无视、忽略、排斥任何来自外界的东西。身体接触、动作或噪声可能会打破这种孤独感，患者一般会视其为"不存在"，但是如果此类干扰持续存在，患者会感到极度痛苦。

孤独症患者坚持一致性，当看到任何破碎或不完整的东西时，都会感到非常不安。他们的大部分时间都用来保持前后措辞一致和事件顺序一致。

患者恐惧改变和不完整性，是其单一重复行为及自发活动模式局限的主要原因。当面对与最初印象不完全一致的情景、表演或句子时，他们会认为这缺乏完整性。即使是最细微的部分发生了变化，在他们看来，所有的一切都变得不一样了，因此他们会拒绝接受，或者生出怨恨、失去耐心，甚至会产生深深的沮丧感。

摘自：利奥·坎纳（Leo Kanner）. 孤独症的情感接触障碍（*Autistic disturbances of affective contact*）[J]．儿童精神疾病（*Nervous Child*），1943，2：217-250．

坎纳除了强调孤独症的重要特征——"生活在自己的世界里"，还强调孩子们表现出"拒绝改变"的特征。他的意思是，他们的确具有"坚持一致性"的特征。例如，某患儿可能会要求父母去学校或教堂时走相同的路线，如果有任何偏离路线的行为，他会变得非常生气。他们可能对穿什么衣服或吃什么食物要求非常严格。坎纳在 1943 年采用"拒绝改变"一词，指在应对环境或日常事件的变化时，孤独症患儿经常出现的一些异常行为。例如，经常表现出无目的的运动行为（刻板运动），如身体摇摆、摆动手部等。坎纳认为，这些行为是患儿维持一致性的一种方式，是为了让自己产生一种环境并没有发生变化的感觉。坎纳博士提到，孤独症患儿的语言发育水平不同于常人。例如，孤独症患儿可能无法发出正确的语调（也就是说，可能会像机器人一样说话），可能会重复语言（**模仿言语**），或者混淆人称代词（**代词逆转**）。例如，当别人问他 / 她是否想要一块饼干时，患儿可能会回答"想要饼干，想要饼干，想要饼干"。有时，患儿会重复很久以前的语言（延宕仿说）。有时，患儿会立刻重复（立即仿说）。有时，患儿只重复部分语言（缓解仿说）。在最初的报告中，坎纳认为有两种症状对孤独症诊断至关重要：①自闭或社交孤立；②行为异常和坚持一致性。

随着时间的推移，语言 / 交流问题在孤独症诊断中的重要性越来越凸显（语言是社会发展的一个重要方面）。包括语言问题及坎纳提出的早期症状在内，我们提出了孤独症的 4 个特征：①与正常儿童完全不同的社交能力发展障碍；②语言和沟通能力障碍；③拒绝改变或坚持一致性，表现为对一成不变的日常活动的顽固坚持，运动的作态行为，刻板重复行为及其他怪异行为；④在出生几年后开始发病。

当然，在坎纳定义之前，孤独症就存在了。那些在野外生活或由动物抚养长大的孩子，曾被叫作"野人"或"野孩子"，他们很可能是最早的孤独症儿童。他们可能是被父母遗弃，或从父母身边逃走的（关于**逃跑**的问题，后续讨论安全问题时再进行讨论）。在 2016 年出版的《孤独症完整史》(*Excellent history of autism*) 中，唐文（Donvan）和朱克（Zuker）列举了 19 世纪孤独症的病例，当时孤独症还未被视为一种疾病。关于孤独症的发展历史，还需对其他重要事项做深入探究。

三、对孤独症的早期错误认知

虽然坎纳对孤独症的描述仍然十分"经典"，但这并非最终定论。他的原始报告在某些方面误导了人们。多年后人们才纠正了其中的部分错误观点。例如，坎纳最初认为孤独症患儿可能**智力**正常。他这么认为，是因为这些患儿在**智商（intelligence quotient，IQ）测试**的某些环节表现得十分出色。但是，在其他环节，他们表现得很差，或者完全不配合。人们想当然地认为，如果他们在智力测验的所有环节都表现得像那几个环节一样好，那么他们就不存在智力障碍。但是事实上，由于认知能力或智力非常分散，往往难以对其进行评估。换句话说，孤独症患儿通常在某些事情上做得很好，如解谜。但是当涉及语言相关的任务时，他们往往面临极大的困难。孤独症患者的不同能力的水平差异较大——这在正常发育的人群中并不常见，但在孤独症患者中极其常见。例如，一些患有阿斯佩格综合征的儿童，智力测验显示他们的语言能力水平极高，但他们的非语言能力却处于临界状态或属于智力障碍。在早期的孤独症研究中，从测试的整体表现而非其擅长领域来看，许多孤独症患儿显然存在智力障碍。那一时期，临床上还没有有效的循证干预措施。我们多年以后才意识到，大多数患儿没有语言能力，需要精心呵护。综合考虑这些早期病例，即使差异性很大，最终我们发现，大多数孩子都有**智力障碍**。也许 10% 的孤独症患儿会有超出常人的特殊才能，例如，绘画、奏乐、强大的记忆力，或者可以计算过去或未来的某天是星期几（日期推算），但这些能力通常都是孤立的 [《雨人》(Rain Man）中对孤独症患者的刻画非常精彩，但在这方面有误导]。现在将这些具有特殊才能的孤独症患儿称为**孤独症天才**，但有些才能会随着年龄的增长而丧失。然而，正是这些非凡的能力，引起了人们对孤独症的关注（见专栏 1-2）。

专栏 1-2　早期错误

对孤独症的早期错误印象：

- ↑高等教育家庭中的儿童患病率增加。

  提示：个人经历导致孤独症。

  后续研究：有受教育水平高的父母的孩子，其患病率并没有增加。

- 与医疗条件无关（患儿外表出众）。

  提示：排除"器质性"原因。

  后续研究：癫痫患者的孤独症患病率高，且高于某些疾病的预期患病率，尤其是某些遗传疾病。

- 有正常的智力水平（患儿在智力测验的某些部分做得很好）。

  提示：儿童因为缺乏动力而表现不佳。

  后续研究：孤独症儿童的不同能力差异性较大；常见不同能力（如语言能力和非语言能力）之间存在差异。

- 孤独症与精神分裂症相关。

  错误印象：因为使用了孤独症一词（早期用来描述精神分裂症的自我中心思维），所以常混淆孤独症与精神分裂症。

  提示：孤独症可能是精神分裂症最早期的症状表现。

  后续研究：孤独症与精神分裂症无关联。偶尔（不超过预期的偶然），孤独症会发展为精神分裂症。

　　另一个困扰大家许久的问题是坎纳博士认为孤独症与其他疾病无关，但是直到现在我们也无法判断其正确性。多年来已报道了多个与孤独症有关的疾病，但现在看来，只有少数常见的相关疾病。例如，现在已知的与孤独症相关的遗传疾病有**脆性 X 染色体综合征**或**结节性硬化症**。随着遗传学研究的进展，我们逐渐发现有些孤独症患者存在基因 / 遗传异常，继而认识到了孤独症与遗传因素的关联性极大（将在后面的章节中讨论）。根据对孤独症患者的长期跟踪调查，其中许多孤独症患者出现了**癫痫**，稍后讨论。

　　坎纳博士最初猜测孤独症是一种非常独特的疾病，现在这个说法已得到了广泛认可。与此同时，他使用了"孤独症"一词——曾用来描述精神分裂症的异常的、以自我为中心的和孤立的思维表现。他使用"孤独症"这个词向许多人暗示，也许孤独症是**精神分裂症**的早期症状。很多年后，我们才纠正了这一观点。其实孤独症和精神分裂症并无关联。在极其偶然的情况下，孤独症患者可能会在青少年或成人时期患精神分裂症。然而，孤独症在许多方面与精神分裂症不同，包括其临床特征、病程、并发症和家族病史。

　　坎纳在他 1943 年的论文中提到，在监测调查的 11 个家庭中，有 10 个家庭的父母都受过高等教育，并且事业有成。此外，父母和孩子的交流互动存在困难。特别是在 20 世纪 50 年代，那些事业成功的父母往往会忽视或虐待自己的孩子，从而导致了孩子患有孤独症，因此，人们想当然地认为，将孤独症患儿与家庭隔离可能会对孩子有好处。但后来我们认识到了该观点的错误。而且，很明显的是，坎纳的原始样本是经过精心挑选的，也就是说，在 20 世纪 40 年代，只有受过良好教育且事业有成的人，才会同意专家来研究他们的孩子。此外，十分明显的是，亲子沟通的障碍同样可能源自孩子本身，而不是父母。在 20 世纪 50 年代，人们强调应把孤独症患儿送到相关机构接受照顾和治疗，与此相反的是，如今专家认为把孤独症患儿留在家庭、社区和学校里，她 / 他才能得到最好的照料。

　　最后一个错误认知是，坎纳博士认为孤独症是天生的，也就是说，孤独症是先天的。但事实上，他提及的一个案例的患儿曾有过一段正常的发育时期。并且他提到：约 1/5 的案例中，家长们都反映自己的孩子在孤独症发作前发育正常。众所周知，大多数情况下，在孩子 1 岁左右的时候，可能存在极其明显的孤独症警告信号，不过，特定诊断标记或研究的空白使这个问题十分复杂。

　　儿童正常发育到 3 岁或 4 岁才发展成孤独症的情况是极其罕见的。美国精神病学协会的《**精神疾病诊断与统计手册（第 4 版）**》(*Diagnostic and Statistical Manual of Mental Disorders*)（DSM-Ⅳ）对这种罕见现象提出了专门的术语——**童年瓦解性障碍**。无论如何，除个别情况，大多数人或是在出生时，或是在很早就患有孤独症。专栏 1-3 给出了一位孤独症患儿的简短病史。

专栏 1-3　案例报告：孤独症谱系障碍

约翰（John）出生于一个中产阶级家庭，其母亲经过了正常受孕、孕期、分娩等阶段生育了他，他是家里的第二个孩子。婴儿时期的约翰无欲无求，十分安静，运动能力发育正常，但语言发育迟缓。他的父母表示，他们第一次关注他的发育状况是在约翰 18 个月大的时候。那时他们才注意到，约翰还不会讲话，而且与姐姐小时候相比，约翰似乎不喜欢与同龄儿童交往和玩耍，也还未对陌生人感到焦虑，且对父母的依恋行为表现正常。儿科医师一开始向约翰的父母保证，约翰只是"说话晚"，不过他们仍然很担心。约翰似乎对一些不寻常的声音有反应，儿科医师在约翰 24 个月大的时候给他做了听力测试。结果显示，约翰的听力水平对于其语言能力的发育是足够的，于是约翰被转诊以进行智力发育评估。24 个月大时，约翰的运动能力水平与年龄相符，他还表现出了一些解决问题的非语言能力，接近年龄水平。然而，他的语言能力和社交沟通能力却严重发育迟缓，而且他对日常生活的改变有抵触情绪，对无生命环境异常敏感。他的游戏水平非常有限，他使用玩具的方式也非常独特。他的姐姐有学习困难的病史，但家族史呈阴性。综合医学评估显示，约翰的脑电图（electroencephalogram，EEG）和计算机断层扫描（computed tomography，CT）正常，基因筛查和染色体分析也均正常。

约翰参加了特殊教育课程，在那里他慢慢开始学习说话。他讲话的特点是模仿言语、极端的字面化、单音调讲话和代词逆转。他很少在互动中使用语言，通常不与人互动交往。到了上学的年纪，约翰对家庭成员产生了异常的依恋；他有着一些自我刺激的行为，偶尔还会撞头。他仍然对周围的变化极度敏感。智力测验显示其不同能力差异大，他的整体智商处于智力障碍水平。青少年时期，约翰的行为功能恶化，他患上了癫痫。现在已经成年的他住在一个团体之家，在一个庇护工场工作。他的社交十分被动，偶尔会爆发攻击性行为和自伤行为。

意见：孤独症越早干预，患儿后期表现越好。不幸的是，该患儿发展出了一定的语言能力，但他的总体发育结果并不像预期的那样好。

改编自：F. 沃尔克马尔（F.Volkmar），洛德（Lord），C. 克林（C.Klin），A.E. 库克（A.E. Cook）. 孤独症和广泛性发育障碍（*Autism and pervasive developmental disorders*）. M. 路易斯（M.Lewis）. 儿童和青少年精神病学：综合教科书（*Child and adolescent psychiatry: A comprehensive textbook*）[M]. 美国：利平科特出版社，2002：595.

四、阿斯佩格综合征和更广泛的孤独症谱系障碍

在坎纳报道孤独症的第二年，奥地利维也纳的一名医学生汉斯·阿斯佩格（Hans Asperger）报道了一群在参与社会群体方面有困难的男孩。与坎纳报道的病例截然不同的是，这些孩子非常健谈，专注于不停地谈论他们的特殊兴趣（岩石、美国黑帮、火车时刻表等）。阿斯佩格提出了一个重要观点，即这些特殊兴趣会干扰孩子的学习。他还指出，这些兴趣会影响到家人，例如，他们要求必须每天去火车站，以确保下午 6 点 15 分的火车准时到达。他还指出，这

些男孩动作笨拙，部分家人也存在类似的问题。在社会交往方面，尤其是与同龄人之间的交往，存在着极其严重的障碍。他把上述表现称为孤独症型人格障碍，用的是坎纳也用过的孤独症一词。这份报告为后续研究奠定了基础。阿斯佩格综合征在 1994 年（在 DSM-IV 中）被正式承认为临床诊断术语，直到它被 DSM-5 删除（已经被明确诊断为阿斯佩格综合征的人可以保留诊断）。

我们稍后会详细讨论阿斯佩格综合征。需要注意的是，一些人在社会交往中存在极大的障碍。阿斯佩格综合征患者具有特殊兴趣这一表现与坎纳对孤独症的描述不太吻合，这就引出了孤独症的广义与狭义之分。尽管 DSM-5 将名称改成了更受欢迎的孤独症谱系障碍，但事实上，其定义（稍后讨论）变得更狭窄了，就像坎纳的描述一样。所以我们又该如何定义那些不符合这一定义的病例呢？

几十年来，很多儿童（也有青少年和成人）在社交方面存在问题，但并不能诊断为典型的孤独症。人们对更广泛的孤独症（通常称为孤独症广泛表型）越来越感兴趣。在许多方面，这种更广泛的观点越来越符合孤独症的遗传学研究观点。孤独症的遗传因素一直是讨论的焦点。专栏 1-4 给出了一位阿斯佩格综合征患者的简短病史。

专栏 1-4 阿斯佩格综合征

案例报告：阿斯佩格综合征

汤姆（Tom）是独生子。出生史、病史和家族病史正常。他的运动发育有些迟缓，沟通能力发育正常。在他 4 岁上幼儿园时，他的父母开始担心他，因为他们发现汤姆在与同伴交往方面明显存在困难，这导致他无法参加相关活动。小学时，他因为存在学习困难，进入了特殊教育班。他最大的困难就是与同龄人的交往；大家觉得他很古怪，他也没有朋友。他最喜欢的活动是看天气预报，并对此抱以极大的热情。在 13 岁接受检查时，医师发现他的兴趣狭隘，交流方式古怪，有学究气，单音调讲话。测试显示其智商在正常范围内，有明显的分散迹象，语言能力远高于非语言能力。常规沟通测试显示其接受和表达语言的能力与年龄相当，但语用能力明显受损。汤姆现在已经上了大学，在多方帮助下，他学习优异，目前是一名电脑程序员。

评论：保留阿斯佩格综合征患者的语言能力（如果不总是沟通）是治疗重点。阿斯佩格综合征还与**神经多元性**疾病相关。神经多元性运动学者倾向于将该表现视作不同的交流方式，而不是一种疾病。这是一个复杂的问题，但重要的是要意识到，有些人，尤其是那些高功能水平者，宁愿把自己视作与他人不同，也不愿将自己视作障碍者。西尔伯曼（Silberman）的《神经部落》(*Neuro Tribes*) 一书阐述了这些复杂的问题，也提出了其他问题。

五、为什么长时间未被正式认定为一种疾病

孤独症最早在 1943 年被提出。为什么过了这么长时间，直到 1980 年孤独症才在美国被正式认定为一种疾病？首先，早期版本的精神疾病诊断指南并没有多大帮助——它们只专注于理论，而非临床表现。只有**儿童精神分裂症**这个术语可以用来描述有严重残疾（智力障碍除外）的患儿，正如前文提到的，对于"孤独症"一词，人们存在困惑，因为在更早的时候，孤独症是用来描述成人精神分裂症中的自我中心思维的（而不是社交问题）。在 20 世纪 70 年代，几项重要证据表明，孤独症需要被单独认定为一种疾病。

- 孤独症显然是一种基于大脑的疾病，癫痫发作风险很高。
- 孤独症的遗传相关性大，同卵双胞胎患孤独症的风险要比异卵双胞胎大得多。
- 孤独症患者对结构化教学的反应最好。
- 孤独症儿童没有表现出精神分裂症的特征。相反，他们在早期就表现出一种独特的行为和发展模式；事实上，儿童精神分裂症（青春期前）非常罕见。

所有这些证据都支持将孤独症纳入 1980 年全新的、完全修订的指南 DSM-Ⅲ。

六、孤独症和相关疾病的名称

孤独症在 DSM-Ⅲ 中首次被称为"**婴儿孤独症**"。"**残余婴儿孤独症**"用于曾经非常符合婴儿孤独症诊断特征或标准，但现在不再符合的人。随着时间的推移，孤独症的命名和定义方式也有了变化。当前使用的术语"**孤独症谱系障碍**"，在 2013 年得到了美国精神病学协会（American Psychiatric Association）第 5 次修订的诊断指南 DSM-5 的正式承认。这个术语取代了 1980—2013 年使用的"**广泛性发育障碍（pervasive developmental disorder，PDD）**"，曾用于指代包括孤独症的疾病组。广泛性发育障碍是孤独症所属的一组疾病的术语名称，也就是说孤独症是一种 PDD，就像苹果是一种水果。DSM-5 还删除了一些与孤独症有关的术语，包括阿斯佩格综合征和**未特定的广泛性发育障碍（PDD-NOS 或非典型孤独症）**。PDD-NOS 这个术语已经用了几十年，用于指代那些需要治疗但不完全符合孤独症特征的儿童。从 DSM-5 删除这两个术语的举动备受争议，我们将在第三章中进行更详细的讨论。DSM-5 中的术语定义比以往更严格，这也是成问题之事，因为（在美国）疾病标签与服务范围是紧密联系的。DSM-5 还提出了一个新的概念——**社交沟通障碍（social communication disorder，SCD）**，但其并不等同于阿斯佩格综合征或 PDD-NOS。我们将在第二章中详细讨论诊断的相关问题。

这就引出了官方诊断的标准。美国 DSM——美国精神病学协会的《诊断与统计手册》(*Diagnostic and Statistical Manual*) 旨在用于研究和临床工作，当前已更新到第 5 版（DSM-5），其提出的诊断标准已得到广泛应用。另一本书（也在美国和世界各地得到应用）称为《国际疾病分类》(*International Classification of Diseases*) **第 11 版**（ICD-11），提出了另一种诊断标准。上述两个诊断标准既有相同点，也有不同点。主要的区别可能在于 ICD 提出了两种不同的指南，一种用于研究，另一种用于临床工作。它还根据是否存在功能性沟通和 / 或智力障碍对亚型做出了一些区分。当然也有其他的诊断标准，但这两个是当前使用最广泛的，给医师和其他保健医师提供了诊断的相关指南。我们将在下一章中详细讨论这些诊断系统的用途和局限性。

对于孤独症，其最复杂性的地方在于，目前仍没有简单的血液或实验室检测可以确定一个孩子是否患有孤独症。当前我们正致力于寻找其诊断标志（专业术语是**生物标志**），生物标志可能有助于简化诊断。其中之一是使用 EEG 观察人脸的表情。正如我们在本章后续讨论的，现在已经做了多项工作以了解孤独症患者的大脑，这可能对新诊断方法的开发有所帮助。当前针对已知的孤独症的一些遗传风险因素，基因检测在医学评估中发挥了重要作用，一些遗传差异 / 疾病可以在 10% ~ 20% 的时间被识别出来（不过有时仍无法识别微小的遗传差异）。

目前，医师（包括临床医师和研究人员）必须额外关注儿童的病史和临床症状。在第二章中，将讨论一些旨在帮助父母、老师和保健医师寻找孤独症早期预警信号的检查工具。在专栏 1-5 中列出了孤独症的相关术语。

专栏 1-5 孤独症和相关疾病的术语	
当前名称	**意义相同的其他名称**
孤独症谱系障碍	**孤独性障碍**、儿童孤独症，婴儿孤独症、早期婴儿孤独症、残余婴儿孤独症
阿斯佩格综合征	阿斯佩格综合征（在 DSM-5 中已不再是官方术语，由 DSM-IV 衍生而来，用于诊断明确的患者）、阿斯佩格综合征、孤独性精神病态、孤独症性人格障碍
童年瓦解性障碍	黑勒综合征、瓦解性障碍、瓦解性精神障碍。在 DSM-5 中不再被承认
孤独症广泛表型	**非典型孤独症、未分类的广泛性发育障碍、非典型 PDD、非典型人格**。在 DSM-5 中不再被承认，但在已确诊的病例中保留
社交沟通障碍	一种新型疾病（见 DSM-5 的"交流"一节）。该疾病可能与孤独症广泛表型有部分重叠，该疾病属于沟通障碍而非 DSM-5 中的孤独症谱系障碍

七、孤独症儿童服务

1975 年通过了《全体残疾儿童教育法》(*Education for All Handicapped Children Act*)（及其后续各种法案）。孤独症患儿的父母往往对孩子的教育无所适从。研究表明，对于孤独症儿童，结构化教育比非结构化的教育更有效，也就是说，成年人教导要比孩子自学的效果更好。1975 年以前，学校经常告知家长，他们的孩子不可能适应学校教育，建议让孩子待在家或把孩子送往大型州立机构，在那里孩子几乎不会得到任何干预。

现在，与上述情况截然不同的是，美国要求所有的学校应为残疾人提供免费的、适当的教育。随着相关法律条目的日益完善，学校在孤独症儿童教育服务方面也做得越来越好。这意味着学校如今是孤独症儿童干预的主要焦点。越来越多的孤独症患儿在学校获得诊断并接受相关教育服务，而且更重要的是，孤独症群体的待遇更好了。在随后的章节中，我们将更详细地讨论上述相关问题和具体方案。

八、孤独症及其并发症的普遍性

在 20 世纪 60 年代，研究人员进行了孤独症发病率或其流行病学的首次研究。从那时起，相继开展了多项研究。迈尔斯（Myers）及其同事在 2019 年对这一主题进行了最新的全面述评，指出每 145 名儿童中就有 1 人患病（并在现有研究总结下指出了许多问题）。许多国家已经开展了相关研究，包括诊断存在的重要问题，如养育、家族和性别。

（一）孤独症的发病率是否呈上升趋势？

由于近期研究报告的孤独症发病率越来越高，有人担心孤独症的发病率正在增加。然而，受个别原因的影响，其真实性无法确认。首先很明显的是，人们对孤独症的日益关注才使得孤独症更容易被发现。笔者（FV）在 1980 年搬到了纽约，与唐纳德·科恩（Donald Cohen）在美国耶鲁大学儿童研究中心（Yale Child Study Center）研究孤独症。当时有人询问笔者的研究课题，当他说孤独症时，人们会频繁地说，"这不是很奇妙吗？我们需要更多有艺术感的孩子"，那时的人们甚至都不知道这个词的含义！如今，广播和电视上都在播放美国公益广告协会的孤独症广告，而且在某些电视节目背景中也贴有孤独症相关团体的广告。孤独症发病率上升（但不真实）的可能原因是孤独症诊断指南的变化——当前的系统（DSM 和 ICD）可以更好地诊断孤独症。其次，人们倾向于将孤独症（严格定义的）等同于更广泛的、定义更模糊的孤独症谱系障碍。最后，不同寻常的原因是，与其他患儿相比，孤独症患儿往往可以享有更多的服务，即家长可能会出于教育目的而给孩子贴上孤独症的标签，即使孩子可能患有其他疾病（这涉及**诊断替代**的问题，也是我们对州报告的学校服务数据持怀疑态度的原因之一）。这是个现实问题，各州或部分地区的教育服务差异极大——在一些州，只有孤独症患儿才能得到真正所需的服务。还有许多认知水平高的儿童也被诊断为孤独症，因为许多父母希望给他们的孩子贴上孤独症 / PDD 的标签，以便让他们的孩子得到集中的教育服务。

（二）性别差异

很明显，与女孩相比，男孩孤独症的发病率要高 3～5 倍。另一方面，患有孤独症的女孩更容易出现智力障碍。目前尚未了解孤独症性别差异的原因。有一种理论认为，在遗传基础上，女孩一般不太容易患孤独症（因此男孩患孤独症的概率更高），患孤独症的女孩的遗传或中枢神经系统损伤概率更高（因此女孩出现智力障碍的概率更高）。这种性别差异在阿斯佩格综合征中也有所体现，但在更广泛的孤独症谱系障碍（过去称为 PDD-NOS）中似乎没有明显的性别差异。目前多项研究的重点是，女孩是否可能表现出症状较轻的孤独症，因此成为"孤独症广泛表型"的新表现型。

九、孤独症病因

正如前文提到的，坎纳发表的史上第一篇孤独症的论文影响广泛——有好的方面，也有坏的方面。好的一点在于他清晰描述了孤独症的症状（存在社交障碍且对环境反应异常）。他还明确地指出孤独症是先天的，也就是说，孩子天生就患有孤独症。不好的方面在于，他的部分观点也存在错误，正如我们在本章开头所讨论的。从 20 世纪 60 年代开始，特别是在 70 年代，就有多项研究表明，孤独症是一种脑部疾病，具有很强的遗传性。

十、癫痫发作和 EEG 异常

很重要的一点是，与儿童可能发生癫痫相比，医师更应该高度认识到孤独症与父母的行为无关。**癫痫**（又称**惊厥**）是一组脑部神经元异常放电所致的疾病。癫痫症状表现多样，如短暂性抽搐、剧烈倒地抽搐、意识丧失，以及肌肉交替收缩和舒张。稍后讨论癫痫的类型。

医师检查癫痫的方法之一就是通过 EEG 检测大脑的电活动。各项研究都表明，50% 的孤独症患者存在 EEG 异常。EEG 异常虽然并不是孤独症特有的症状，但孤独症 EEG 异常率较高提示了脑部疾病。更引人注目的是孤独症的癫痫发作率，在正常儿童中，首次癫痫发作率在出生前后最高，然后随着时间大大降低。图 1-1 显示了癫痫（反复惊厥发作）发作的时间。该表的数据来自关于孤独症儿童和 PDD-NOS 患者的两项研究，以及英国正常发育的儿童样本。图表显示孤独症儿童的首次癫痫发作率要高于非孤独症儿童。

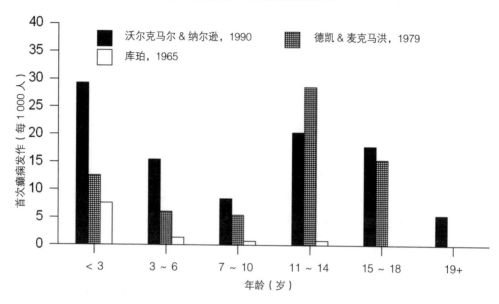

图 1-1　孤独症癫痫发作率

注：两组孤独症患者的首次癫痫发作率（Volkmar 和 Nelson，1990；Deykin 和 MacMahon，1979）和英国正常发育的儿童样本（Cooper，1965）。

十一、其他神经系统特征

孤独症患者还会出现其他神经系统问题。不过不同患者的表现也不同，并非每个孩子都会表现出所有的神经系统症状。有些孤独症患儿表现为发育迟缓，如手的支配能力迟滞（无法使用双手进行绘画）。有的表现为全身肌张力降低，肌肉像婴儿一样"软"（从专业角度看，该情况称为"**肌张力低下**"）。有时孤独症患者会表现出异常的本能反应，这种行为常见于婴幼儿，但也可见于孤独症成年患者。如果把医师反射锤放在婴儿嘴边，婴儿可能会开始吮吸，好像在吸奶瓶或乳房。**觅食反射**有时甚至会见于孤独症成年患者，而对于大多数人，这种反射在童年早期就消失了。其他症状还可能包括孤独症患者的走路方式或姿势异常。

十二、神经化学

神经细胞使用不同的化学物质交互传递信息。研究人员已对孤独症患者的神经系统进行了相关研究，部分迹象表明孤独症患者的神经系统发生了改变。大部分研究集中于**血清素**（有时又称 5-HT 或 5- 羟色胺）。大量研究表明，在孤独症个体中，血液（不一定是大脑中的）中的 5- 羟色胺水平往往会升高。不幸的是，目前还未明确血液中的 5- 羟色胺水平和脑部 5- 羟色胺水平之间的关系。其他研究关注**多巴胺**，它负责调节运动，属于与觉醒水平相关的神经系统。多种孤独症治疗药物都会影响这两种化学物质（见第十一章）。

十三、神经解剖学和脑成像研究

研究大脑的方式多种多样，包括对死亡脑组织的实际研究（死后研究），以及通过**功能性磁共振成像**（functional magnetic resonance imaging，fMRI）对活跃大脑的研究。值得一提的是，尸检和脑成像研究都表明，部分孤独症患者的大脑体积增大了。还有部分研究表明，孤独症患者的大脑结构存在变化的可能——尤其是负责处理情感、社交思维、感知和反应的大脑区域。

近几年，孤独症功能性神经成像研究有了趣味性的发现。笔者（耶鲁大学）的研究小组发现孤独症患儿和阿斯佩格综合征患儿的大脑在面孔信息处理方式上异于常人——大多患儿的相关部位不会"理解"面孔信息。另一个相关发现是，高功能的孤独症患者在看到激烈的社交互动时，倾向于看向人们的嘴巴，而不是他们的眼睛和脸的上部。部分研究也有类似发现，对孤独症的潜在生物标志进行研究时，人们发现 EEG 记录显示孤独症患者观察脸的时间和方式异于常人。该项发现提示孤独症患者处理社交信息的系统与常人不同。见图 1-2 和图 1-3。

十四、遗传学

科学家研究孤独症的遗传学问题时发现孤独症患儿的兄弟姐妹患孤独症的概率也有所增加。据报道，其发病率范围为 10% ~ 20%，看起来似乎不是很高，**但**值得注意的是，孤独症的发病率大约是 1/150。虽然孤独症患儿的兄弟姐妹患孤独症的情况很少见，但相对于一般人群的孤独症发病率，孤独症患儿兄弟姐妹的发病率明显很高。显然，遗传因素在孤独症中起着重要作用，环境因素也发挥了一定作用（可能与遗传因素共同作用）。

孤独症与一些遗传因素有关，遗传可能是孤独症谱系障碍的主要病因。随着研究深入，当前已经可以研究大量孤独症谱系障碍样本。目前人们已经认识到了孤独症的一系列遗传风险因素。可能包括个体的新突变（称为新生突变），也可能包括年长父亲（随着男性年龄的增长，精子更容易携带突变基因）遗传

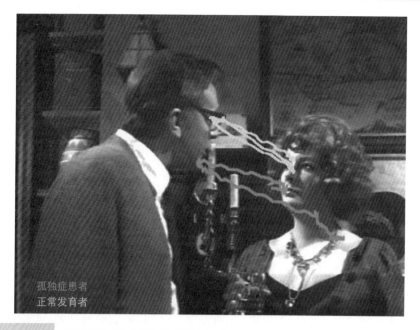

图 1-2	孤独症患者与正常人群关注点对比

注：在电影赏析课上，人们正在观看《灵欲春宵》（Who's Afraid of Virginia Woolf）中的一段视频。孤独症患者的关注点在人物的嘴巴上（灰线），而正常发育的人在观察社交场景时关注的是人物的眼神交流（白线）。高功能孤独症患者因为关注点在说话者的嘴巴上，所以无法理解大部分社交场景中人物所流露出的情绪的含义。

转载自：F. 沃尔克马尔 . 孤独症中的社会性大脑（*Understanding the social brain in autism*）[J]. 发展心理生物学（Developmental Psychobiology），2011，53（5）：428-434. 版权所有 ©John Wiley & Sons, Inc.

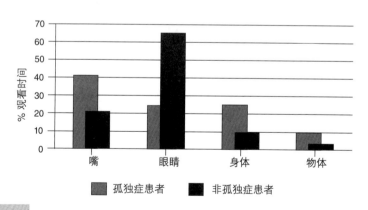

图 1-3	观看时间百分比

数据经许可改编自：A. 克林（A.Klin），W. 琼斯（W.Jones），R. 舒尔茨（R.Schultz），F. 沃尔克马尔（F.Volkmar）和 D. 科恩（D.Cohen）. 孤独症患者和非孤独症患者观看嘴区、眼区和身体区域的集中时间百分比，各部位观看时间差异明显，孤独症患者观察自然社会情境的视觉固定模式预示着其社交能力水平的高低 [J]. 普通精神病学档案（Archives of General Psychiatry），2002，59（9）：809-816.

给孩子的突变基因；基因研究工作的复杂性也使我们意识到了拷贝数变异（copy number variations，CNV）的潜在风险，即部分 DNA 丢失或重复；其他突变可能使发挥功能的基因失活或部分失活。经鉴定，许多基因可能与孤独症或大脑功能相关，如神经与神经之间的连接。孤独症涉及多个基因或遗传机制的观点也得到了观察结果的支持，即孤独症患者的兄弟姐妹尽管没有患上孤独症，他们出现言语和学习困难的风险也很大。

孤独症与表观遗传因素有关。表观遗传因子可能暴露于药物、毒素或其他环境因素而发生变化，稍后讨论。众所周知，某些药物会对胎儿的生长和发育产生负面影响。先天性风疹曾一度被认为与孤独症有关。不过先天性感染的破坏性非常大，这使得人们难以从广泛的疾病中区分出孤独症。人类染色体的某些部分似乎对表观遗传因子的变化十分敏感。总之，可以确定的是环境因素在孤独症中发挥着一定的潜在作用，但目前与表观遗传因素相比，遗传因素的相关研究要更深入。

尽管越来越多的研究强调遗传因素对孤独症的重要影响，但其真实性尚未得到证实。孤独症的遗传学研究十分复杂，似乎有多个基因参与其中：据估计，可能涉及数百个，甚至多达 1 000 个。更复杂的是，不是所有类型的孤独症都有相同（或任何）的遗传基础，也可能存在其他病因。比如，在受孕的那一刻就可能会发生问题，某些遗传物质可能会丢失，或者发生基因变化（突变）。还有一种观点认为，个人经历（如早产）可能与孤独症的遗传因素相互作用。当前研究的重点是孤独症相关基因的确定。

十五、环境风险因素

尽管第一个双胞胎研究发现孤独症与遗传因素相关性极大，但环境因素（广义上的）对孤独症也具有潜在影响——可能与特定的基因有关。如上所述，这些因素可能包括孕期因素——接触药物、毒素和其他怀孕风险。很多人关注孤独症是否可能由受孕、孕期和围生期问题引起。多项研究都关注这一点，并使用了一些评定量表来评估怀孕和 / 或围生期的风险程度。早期研究表明，基于评定量表的观察，风险有所增加。与孤独症风险增加相关的因素还包括父母年龄较大、早产和围生期相关问题。当然，可以合理假设，如果在受孕那一刻就有问题，则孩子自出生就可能患孤独症。所以怀疑孤独症与受孕期问题相关，也无可厚非。孤独症遗传因素的研究与这一观点相一致。尽管少数研究表明一些潜在风险率增加，但大量研究（也就是所谓的荟萃分析）并没有显示这一发现。分娩期间的问题，尤其是出现严重的胎儿窘迫时，不仅没有任何帮助，反而还会加重婴儿的孤独症。

十六、孤独症的心理模型

早期孤独症心理模型的设计基于了错误的观点，即个人经历和父母的疏于照顾或虐待导致了孤独症。在 20 世纪 70 年代，人们发现了该观点是错误的。随后的几十年里，人们提出了多种心理模型或相关理论，旨在从心理学角度上解释孤独症患者的行为，即孤独症患者是如何学习、记忆和反应的。这些尝试卓有成效，既有助于指导相关理论和研究、改善治疗方法，也有助于增进各位家长对孤独症的认识。

这些心理模型各有利弊，到目前为止也没有一种最佳的模型，不过都可以作为孤独症的替代模型。

心智理论强调，孤独症儿童在与他人共情方面存在问题。心智理论是关于何种动机、意图等会对他人行为产生影响的理论。该理论最早由萨莎·拜伦 – 科恩（Simon Baron-Cohen）提出（见阅读清单），这一理论简洁明了，且在研究方面卓有成效。然而，该理论模型存在两个问题。一个问题是严重社交障碍影响了婴幼儿的行为。因为在婴幼儿"换位思考"的能力形成发展之前，社交障碍就已经出现了。另一个问题是，许多孤独症谱系障碍中的高功能个体虽然可以很好地完成"心智理论"的测试，但他们仍然患有严重的社交障碍。

另一个理论称为**执行功能障碍**（executive dysfunction，ED），该方法关注"执行功能"不足（将在第六章展开详细论述）。执行功能基本上指的是提前计划和解决问题的能力。比如，面对涉及多个步骤的复杂任务，可以确定预期结果，从预期结果的角度绘制解决方案，并在需要时给出替代方案。该理论认为，孤独症患者由于缺乏推理能力和对反馈的即时调整能力，所以他们表现出坚持一致性、**重复行为**、**持续言语**，以及计划与解决问题的能力水平低等特征。正如我们在后续讨论的那样，患有孤独症谱系障碍的儿童往往在执行功能方面存在严重问题。然而，从一般理论来看，该理论也存在一些问题。更重要的是，执行功能障碍并不是孤独症特有的，换句话说，患有注意缺陷多动症（attention deficit hyperactivity disorder，ADHD）的儿童也可能存在执行功能障碍（但并没有孤独症患者的社交障碍）。

还有一种不同的理论提出孤独症与"**弱中央统合**"有关。该理论认为，孤独症患者没有"大局观"（Happé 等，2001），换言之，他们无法看到事物的内在联系——这是一个"只见树木不见森林"的问题。这个理论可以解释为什么一些孤独症患者在某一领域具有特殊才能，但在其他领域能力低下。虽然这一理论在很多方面合情合理，但其实验证据却十分薄弱，甚至自相矛盾。其他理论，如克林及其同事在 2003 年提出孤独症的主要原因是社交困难，许多症状源于兴趣局限，以及脑部和心理发育迟缓。

十七、了解孤独症相关疾病的病因

除雷特综合征之外，我们对孤独症相关疾病病因的了解并不像孤独症那样深入。再次强调，已知的所有病症都存在脑部疾病。癫痫发作率及偶尔出现的其他异常情况都说明了这一点。由于已经发现了一个相关基因，现在已经明确了遗传因素在**雷特综合征**中的作用。有趣的是，在最初描述阿斯佩格综合征时，阿斯佩格指出，患者的父亲也存在社交障碍。这一观点得到了部分研究的支持，但迄今为止，阿斯佩格综合征的基因研究还很有限。

十八、总结

本章讲述了孤独症及相关疾病的背景。这些病症的主要特征都是社交障碍。孤独症／孤独症谱系障碍是人们最熟悉的术语。多年来，随着专门术语的更新，也涌现了其他疾病术语，如阿斯佩格综合征、未特定的广泛性发育障碍，以及孤独症广泛表型。这些疾病与孤独症既有相似之处，又有不同之处。显而易见，随着治疗方法和诊断方法的日益完善，孤独症的治疗效果也越来越好。人们发现，孤独症常与脑损伤相关，如癫痫发作，所以父母（和医师）应该警惕孩子发生癫痫的可能。对于正常发育儿童和 ASD 患儿的社交大脑的运作机制，了解也越发深入。社交信息处理异常可能是孤独症儿童出现发育迟缓和学习困难的主要原因——对症治疗以解决学习困难。

如今人们也意识到遗传因素与孤独症的关联性极大。早期研究并没有可靠的遗传因素证据基础，但现在在某些方面已经有了惊人的发现。早期未研究孤独症的发病率，在首次研究了双胞胎孤独症后，人们才认识到孤独症可能与遗传相关。对双胞胎的研究表明，如果是同卵双胞胎（基因构成完全相同），并且其中一个患有孤独症，那么另一个患孤独症的概率极高；如果双胞胎是"异卵双胞胎"（具有不完全相同的基因组成，但其基因和普通的兄弟姐妹的相似度一样），那么另一个患孤独症的概率就较低。渐渐地，人们开始认识到其他问题，如言语、学习和社交障碍也可能有一定遗传性。世界各地正活跃开展研究，以寻找孤独症的致病基因。

参考资料和推荐读物

1. Altevogt, B. M., Hanson, S. L., & Leshner, A. I. (2008). Autism and the environment: Challenges and opportunities for research. Pediatrics, 121, 1225–3000.

2. American Psychiatric Association. (2000). Diagnostic and statistical manual of mental disorders (4th ed., text revision). American Psychiatric Press.

3. American Psychiatric Association. (2013). Diagnostic and statistical manual (DSM-5) (5th ed.). American Psychiatric Press.

4. Anderson, G. M., & Hoshino, Y. (2005). Neurochemical studies of autism. In F. R. Volkmar, A. Klin, R. Paul, & D. J. Cohen (Eds.), Handbook of autism and pervasive developmental disorders (Vol. 1, pp. 453–472). Wiley.

5. Asperger, H. (1944). Die "autistichen psychopathen" im Kindersalter. In U. Frith (Ed.), Archive fur psychiatrie und Nervenkrankheiten (pp.117, 76–136). Reprinted (in part) in (1991). Autism and Asperger syndrome. Cambridge University Press, 1991.

6. Attwood, T. (2006). The complete guide to Asperger's syndrome. Jessica Kingsley.

7. Baron-Cohen, S. (1995). Mindblindness. MIT Press.

8. Baron-Cohen, S. (2003). The essential difference: The truth about the male and female brain. Basic Books.

9. Baron-Cohen, S. (2004). The essential difference: Male and female brains and the truth about autism. Basic Books.

10. Baron-Cohen, S., Tager-Flusberg, H., & Cohen, D. (Eds.). (2000). Understanding other minds: Perspectives from developmental neuroscience (2nd ed., pp. 357–388). Oxford University Press.

11. Bashe, P. R., & Kirby, B. L. (2001). The OASIS guide to Asperger syndrome. Crown.

12. Cohen, D. J., & Volkmar, F. R. (1997). Handbook of autism and pervasive developmental disorders (2nd ed.). Wiley.

13. Donvan, J., & Zuker, C. (2016). In a different key: The story of Autism. Penguin/Random House.

14. Exkorn, K. (2005). The autism sourcebook: Everything you need to know about diagnosis, treatment, coping, and healing. Regan Books.

15. Folstein, S. E., & Rutter, M. (1977). Genetic influences in infantile autism. Nature, 265, 726–728.

16. Fombonne, E. (2005). Epidemiological studies of pervasive developmental disorders. In F. R. Volkmar, R. Paul, A. Klin, & D. Cohen (Eds.), Handbook of autism and pervasive developmental disorders (3rd ed., pp. 42–69). Wiley.

17. Frith, U., & Hill, E. (Eds.). (2004). Autism: Mind and brain. Oxford University Press.

18. Grinker, R. R. (2007). Unstrange minds: Remapping the world of autism. Basic Books.

19. Happé, F. (2005). The weak central coherence account of autism. In F. R. Volkmar, A. Klin, R. Paul, & D. J. Cohen (Eds), Handbook of autism and pervasive developmental disorders (Vol. 1, pp. 640–649). Wiley.

20. Happé, F., Briskman, J., & Frith, U. (2001). Exploring the cognitive phenotype of autism: Weak "central coherence" in parents and siblings of children with autism: I. experimental tests. Journal of Child Psychology and Psychiatry, 42(3), 299–307.

21. Hermelin, B. (2001). Bright splinters of the mind: A personal story of research with autistic savants. Jessica Kingsley.

22. Howlin, P. (1998). Children with autism and Asperger syndrome: A guide for practitioners and carers. Wiley.

23. Huerta, M., Bishop, S. L., Duncan, A., Hus, V., & Lord, C. (2012). Application of DSM-5 criteria for autism spectrum disorder to three samples of children with DSM-IV diagnoses of pervasive

developmental disorders. American Journal of Psychiatry, 169(10), 1056–1064.

24. Ingersoll, B., & Wainer, A. (2014). The broader Autism phenotype. In F. R. Volkmar, R. R. Paul, S. J. Rogers, & K. A. Pelphrey (Eds.), Handbook of autism and pervasive developmental disorders (4th ed.). Wiley.

25. Jackson, S. L. J., & F. R. Volkmar (2019). Diagnosis and definition of autism and other pervasive developmental disorders. In F. R. Volkmar (Ed.), Autism and pervasive developmental disorders (pp.1–24). Cambridge University Press.

26. Kanner, L. (1943). Autistic disturbances of affective contact. Nervous Child, 2, 217–250.

27. Klin, A., Jones, W., Schultz, R., & Volkmar, F. (2003). The enactive mind—from actions to cognition: Lessons from autism. Philosophical Transactions of the Royal Society, Biological Sciences, 358, 345–360.

28. Klin, A., Jones, W., Schultz, R., Volkmar, F., & Cohen, D. J. (2002). Defining and quantifying the social phenotype in autism. American Journal of Psychiatry, 159(6), 895–908.

29. Klin, A., McPartland, J., & Volkmar, F. R. (2005). Asperger syndrome. In F. R. Volkmar, R. Paul, A. Klin, & D. Cohen (Eds.), Handbook of autism and pervasive developmental disorders (3rd ed., pp. 88–125). Wiley.

30. Klin, A., Sparrow, S. S., & Volkmar, F. R. (Eds.). (2000). Asperger syndrome. Guilford Press.

31. Mesibov, G. B., Adams, L. W., & Klinger, L. G. (1997). Autism: Understanding the disorder. Kluwer Academic/Plenum Publishers.

32. Mesibov, G. B., Shea, V., & Adams, L. W. (2001). Understanding Asperger syndrome and high functioning autism. Kluwer Academic/Plenum Publishers.

33. Minshew, N. J., Sweeney, J. A., Bauman, M. L., & Webb, S. J. (2005). Neurologic aspects of autism. In F. R. Volkmar, A. Klin, R. Paul, & D. J. Cohen (Eds.), Handbook of autism and pervasive developmental disorders (Vol. 1, pp. 453–472). Wiley.

34. Myers, S. M., Voigt, R. G., Colligan, R. C., Weaver, A. L., Storlie, C. B., Stoeckel, R. E., Port, J. D., & Katusic, S. K. (2019). Autism spectrum disorder: Incidence and time trends over two decades in a population-based birth cohort. Journal of autism and developmental disorders, 49(4), 1455–1474. https://doi.org/10.1007/s10803–018–3834-0

35. Neisworth, J. T., & Wolfe, P. S. (2005). The autism encyclopedia. Brookes.

36. Odom, S. L., Morin, K., Savage, M., & Tomaszewski, B. (2019). Behavioral and educational interventions. In F. Volkmar (Ed.), Autism and pervasive developmental disorders (pp. 176–190). Cambridge University Press.

37. Ozonoff, S., Rogers, S. J., & Hendren, R. O. (2003). Autism spectrum disorders: A research review for practitioners. American Psychiatric Press.

38. Ozonoff, S., South, M., & Provencal, S. (2005). Executive functions. In F. R. Volkmar, A. Klin, R. Paul, & D. J. Cohen (Eds.), Handbook of autism and pervasive developmental disorders (Vol. 1, pp. 606–627). Wiley.

39. Pennington, B. F., & Ozonoff, S. (1996). Executive functions and developmental psychopathology. Journal of Child Psychology and Psychiatry, 37, 51–87.

40. Powers, M. D. (2000). Children with autism: A parent's guide (2nd ed.). Woodbine House.

41. Powers, M. D., & Poland, J. (2003). Asperger syndrome and your child: A parent's guide. HarperCollins.

42. Romanowski-Bashe, P., Kirby, B. L., Baron-Cohen, S., & Attwood, T. (2005). The OASIS guide to Asperger syndrome: Completely revised and updated: Advice, support, insight, and inspiration. Crown.

43. Russell, J. (1997). Autism as an executive disorder. Oxford University Press.

44. Rutter, M. (2005a). Aetiology of autism: Findings and questions. Journal of Intellectual Disability Research, 49(4), 231–238.

45. Rutter, M. (2005b). Genetic influences and autism. In F. R. Volkmar, A. Klin, R. Paul, & D. J. Cohen (Eds.), Handbook of autism and pervasive developmental disorders (Vol. 1, pp. 425–452). Wiley.

46. Schreibman, L. (2005). The science and fiction of autism. Harvard University Press.

47. Schultz, R. T., & Robbins, D. L. (2005). Functional neuroimaging studies of autism spectrum disorders. In F. R. Volkmar, A. Klin, R. Paul, & D. J. Cohen (Eds.), Handbook of autism and pervasive developmental disorders (Vol. 1, pp. 515–533). Wiley.

48. Siegel, B. (1998). The world of the autistic child: Understanding and treating autism spectrum disorders. Oxford University Press.

49. Silberman, A. C. (2015). NeuroTribes: The legacy of autism and the future of neurodiversity. Penguin Random House. Smith, I. C., Reichow, B., & Volkmar, F. R. (2015). The effects of DSM-5 criteria on number of individuals diagnosed with autism spectrum disorder: A systematic review. Journal of Autism and Developmental Disorders, 45(8), 2541–2552.

50. Szatmari, P. (2004). A mind apart: Understanding children with autism and Asperger syndrome. Guilford Press.

51. Thompson, T. (2007). Making sense of autism. Brookes.

52. Towbin, K. (2005). Pervasive developmental disorder not otherwise specified. In F. R. Volkmar, R. Paul, A. Klin, & D. Cohen (Eds.), Handbook of autism and pervasive developmental disorders (3rd ed., pp. 165–200). Wiley.

53. Van Acker, R., Loncola, J. A., & Van Acker, E. Y. (2005). Rett syndrome: A pervasive developmental disorder. In F. R. Volkmar, R. Paul, A. Klin, & D. Cohen (Eds.), Handbook of autism and pervasive developmental disorders (3rd ed., pp. 126–164). Wiley.

54. Vivanti, G., Yerys, B. E., & Salomone, E. (2019). Psychological factors in autism spectrum disorders. In F. R. Volkmar (Ed.), Autism and pervasive developmental disorders (pp. 61–89). Cambridge University Press.

55. Volkmar, F. R. (Ed.). (2007). Autism and pervasive developmental disorders (rev. ed.). Cambridge University Press.

56. Volkmar, F. R., Klin, A., & Pauls, D. (1998). Nosological and genetic aspects of Asperger syndrome. Journal of Autism and Developmental Disorders, 28, 457–463.

57. Volkmar, F. R., Koenig, K., & State, M. (2005). Childhood disintegrative disorder. In F. R. Volkmar, R. Paul, A. Klin, & D. Cohen (Eds.), Handbook of autism and pervasive developmental disorders (3rd ed., pp. 70–86). Wiley.

58. Volkmar, F. R., Paul, R., Klin, A., & Cohen, D. (Eds.). (2005). Handbook of autism and pervasive developmental disorders (3rd ed.). Wiley.

59. Weber, J. (2000). Children with fragile X syndrome: A parents' guide. Woodbine House.

60. Wetherby, A. M. & Prizant, B. M. (2000). Autism spectrum disorders: A transactional developmental perspective. Brookes.

61. Whitman, T. L. (2004). The development of autism: A self-regulatory perspective. Jessica Kingsley.

62. Wing, L. (1981). Asperger's syndrome: A clinical account. Psychological Medicine, 11(1), 115–129.

63. Wing, L. (2001). The autistic spectrum: A parent's guide to understanding and helping your child. Ulysses Press.

64. Wing, L., & Potter, D. (2002, August). The epidemiology of autistic spectrum disorders: Is the prevalence rising? Intellectual Disability & Developmental Disabilities Research Reviews, 8(3), 151–161.

65. Yuenn, R. K. C., Szatmari, P., & Vorstman, J. A. S. (2019). The genetics of autism spectrum disorders. In F. R. Volkmar, Autism and pervasive developmental disorders (pp. 112–128). Cambridge University Press.

第二章 孤独症诊断

疾病诊断作为标签，便于专业人员和非专业人员进行沟通交流。你可能认为孤独症及相关疾病易于诊断，但目前并没有有助于诊断的简单血液检测或其他医学检测。当前正在进行孤独症特定**生物标志**的研究工作。部分研究基于脸部感知或对社会刺激的反应（如进行 EEG 检查时观察患者的面部表情）；有的基于基因检测，包括对疾病的相关基因标志进行检测，比如，与孤独症相关的脆性 X 染色体综合征。但就目前而言，仍需依靠细致评估才能得出准确的临床诊断。

孤独症及相关疾病的诊断既有实用性，也有其局限性。实用性在于有助于依据患者需求制定服务或治疗方案，如教育、言语、语言交流和其他服务。局限性在于诊断有时存在不确定性，特别是对于婴幼儿，稍后讨论这一问题。一些临床医师，尤其是经验不足的临床医师，可能会误诊（经验丰富的临床医师也可能做出错误诊断，但这种情况较少见）。重要的是要认识到诊断只有助于识别常见疾病，对特殊疾病的识别帮助不大。有时，孤独症儿童，尤其是认知水平较高的儿童，会被漏诊，直到儿童期后期，甚至到青春期或成年期才被确诊。有些父母出于教育目的，希望孤独症得到诊断以使孩子得到更好的教育服务。

日常生活随处可见孤独症的诊断线索。例如，孩子是否会说话？是否有运动障碍？孩子的社交关系如何？是否存在影响孩子执行功能的行为障碍，等等？在孤独症和相关疾病患儿中可以观察到上述一系列障碍表现。尚不清楚孤独症的确切病因，当前仅依靠观察、评估和了解病史进行诊断。目前开发了多个指南、评定量表和检查表，以帮助诊断，但它们无法取代经验丰富的临床医师，因为经验不足的检查者可能会误用或误解上述指南或量表。

本章主要讲述 ASD 的相关诊断问题。我们将讨论诊断的实用性与局限性，优秀诊断评价的组成，以及父母和专业人员观察孤独症患儿及其行为的常规方法。我们还会讨论诊断中复杂且常见的问题。读者需要注意一点的是，并非每个患儿的行为表现和疾病进展都与文中病例相一致。本章将以患儿父母为中心，帮助家长理解评估过程。在第三章中，我们将讨论诊断评估与服务的关键性问题，后续章节对不同年龄阶段的 ASD 患者展开讨论。

一、首要问题

父母是如何意识到孩子的发育存在问题的？如下所示：

· 有时父母会渐渐意识到孩子身上的异常之处，如孩子对父母的兴趣不大，或者对声音或噪声存在异常反应。

· 有的父母因为某些事情开始担心，如孩子与其他同龄孩子不同。

· 偶尔，祖父母、朋友、日托人员或医师，可能会提及孩子的异常表现。

· 有些父母表示，当他们关注到发育问题时，也许问题早已存在很久了。

· 有的父母会说他们的孩子在婴儿期表现"太好了 / 极佳"，十分安静、温顺。

· 有的父母表示，孩子自出生后不久就存在障碍，例如，难以安慰或挑剔、苛刻。

· 不太常见的是，孩子起初发育良好，直到 18 个月大时才出现发育迟缓甚至停滞。

· 有的父母将幼儿与头几胎进行比较，开始意识到孩子的发育存在异常。

表 2-1 列出了孤独症的常见预警信号。最常见的是言语发育迟缓。父母常担忧孩子出现失聪，不过通常情况下，与失聪儿童不同，孤独症儿童对声音有反应。孤独症患儿会用手指指物，或者拉着父母的手（通常眼神交流很少甚至没有）去拿想要的东西。似乎很少向他人分享自己关注的事物，例如，孩子很少指着东西给父母展示。一些父母，尤其是初次为人父母，可能没有意识到孩子行为的异常，直到孩子 18 个月或 20 个月大时，发现孩子仍不会说话，才就诊。

在某些情况下，如儿童缺乏社交互动，即对父母和其他人缺乏兴趣，会更早引发父母的担忧。如果父母有过照顾孩子的经验，就更容易发现这一异常情况。孩子似乎不喜欢与父母接触，而是对环境存在异常兴趣（比如在角落里摇晃），也会偶尔引发父母的担忧。父母也会对孩子**过渡物**的选择感到担忧，如孩子选择硬的、奇怪的物体，而不是选择柔软的（如毛毯或玩具）物体。孩子往往更关心物体的种类而不是特定物体。比如，孩子喜欢随身携带杂志，但不关心它是哪一期杂志。有时孩子会对某些事情具有激烈的、灾难性的反应。比如，当使用吸尘器时，孩子会哭着跑到楼上，安慰几个小时都无法停止。有时孩子会异常厌恶某些食物或气味。孩子正常发育一两年，然后发育逐渐迟缓或突然停滞的情况十分少见。

表 2-1 孤独症的早期预警信号

0 ～ 12 个月

社交互动问题：

- 不参与社交活动
- 不与人进行眼神交流
- 对游戏不感兴趣
- 对家庭成员依恋
- 乐于独处

沟通问题：

- 叫名字时无应答
- 不看别人展示的物品

重复和刻板行为：

- 不喜欢被触碰
- 频繁用嘴咬东西

1 ～ 3 岁

社交互动问题：

- 拒绝与人对视
- 较少关注别人
- 言语表达较少
- 对游戏兴趣小
- 轻度运动模仿
- 游戏水平差（不会玩扮演游戏，不会正确玩玩具）

沟通问题：

- 言语 / 非言语交流少
- 不与他人交流兴趣（比如，展示物品）
- 叫名字时应答反应不佳
- 对手势无反应
- 将他人作为沟通工具（比如，拉住母亲或父亲的手来要东西，但无眼神交流）
- 发出怪叫

经许可改编自：K. 查瓦斯卡（K.Chawarska），F. 沃尔克马尔（F.Volkmar）. 孤独症和广泛性发育障碍手册（*Handbook of autism and pervasive development disorders*）[M]. 3 版 . 美国：威利出版社，2005：230.

　　当问及患儿父母第一次关注到孩子的异常是在什么时候，许多人表示是孩子 1 岁时，而大多数人表示是 16 ～ 20 个月时。到孩子 2 岁的时候，约 3/4 的父母会开始担心孩子的异常行为。到孩子 3 岁的时候，基本上所有的父母，即使孩子的认知水平高，也都能意识到孩子存在异常。

　　对于其他 ASD，如阿斯佩格综合征，往往在父母注意到孩子的异常之前，孩子的年龄就很大了。阿斯佩格指出，当孩子进入幼儿园，与正常发育的同龄儿童表现不同时，父母才能关注到孩子的异常。通常，有的父母认为孩子只是有天赋并且早熟（如对阅读有兴趣），并没有注意到孩子良好的言语能力恰好与社交水平低和运动障碍形成鲜明对比。事实上，孩子在某些方面的良好表现可能会误导教育工作者和其他专业人员，或使他们忽视孩子的障碍表现。这也反映了一个事实，即情境不同，发现孩子异常的可能性也大不相同。

过去往往需要父母极力劝说，医护人员才可能发现孩子存在异常。幸运的是，如今医疗保健医师对发育问题更加警惕了，对于只有语言发育迟缓，社交互动正常，无其他孤独症异常行为的儿童，医师会安慰父母，说他们的孩子"只是语言发育迟缓"。

二、风险因素

孤独症的部分风险因素已被确定。高危因素就是遗传因素。如果家庭中有一个孩子患孤独症，那么后几胎孩子患孤独症或 ASD 的概率会更高——复发风险率为 10%～20%。部分证据表明，出生并发症可能是孤独症的相关风险因素，解决遗传脆弱性对出生并发症的复杂潜在影响是一项艰巨的任务。确凿证据支持，父亲年龄大也是一个风险因素（父亲的精子可能随时间发生基因变异）。

三、适用于 3 岁以下儿童

在美国，专业机构、专家、评估小组负责对疑似残疾的儿童进行评估。各州的相关机构名称不一，如早期干预方案、0～3 岁方案。有的受州教育部门管控，有的由发育残疾部门或卫生部负责。这些部门通常会成立专业小组，以确定 3 岁以下儿童的干预服务需求。3 岁后，公立学校负责相关服务。

对于年幼儿童，由于专业小组对孤独症的了解程度不同，其评估结果也往往存在巨大的差异。通常情况下，专业小组通过对儿童进行初步评估、与其父母交谈、了解病史，有时会让儿童完成检查表或评定量表，来确定其功能水平和潜在需求。表 2-2 列举了部分评估工具——你会发现，评估结果往往基于父母的报告，而不是相关检查。现在有 40 多个筛查和诊断工具。有的专业小组对诊断信心满满，有的小组却会避免给出诊断标签。早期评估的重点是确定儿童是否有资格获得服务而不是获得确切诊断。有的专业小组会避免给出诊断，因为服务资格的确定与诊断的相关性不大，而且他们也无法确切诊断。然而，尤其是对孤独症患者而言，越早干预越好。因为早期干预可以对大多数患儿的后续发育产生重要影响。在其父母看来，哪怕是得到一个临时的诊断，也有助于孩子参与最适合的干预项目。正如上文提到的，通常在孩子 3 岁以后，才会被诊断为阿斯佩格综合征。DSM-5 不再认可阿斯佩格综合征，不过对于已确诊的个体可以保留诊断。希望临床医疗团队可以认识到阿斯佩格综合征儿童的特殊需求，并继续提供适当服务。

幼儿评估小组可以使用多种筛查和评估工具。有时儿科医师或基层医疗医师也可以使用（通常在幼儿 18、24 个月时分别使用）。1 级筛查表用于广泛性发育障碍，相比之下，2 级筛查表针对孤独症。相关对比及详细信息见表 2-2。

表 2-2　孤独症检查工具

量表名称（缩写）	年龄范围/工具类型	给药	备注
MCHAT（Robins 等，1999）	16～30 个月 1 级	第一阶段给出 23 项问题（父母），随访筛选阳性	易于操作，经常使用 容易过度诊断
M-Chat-R/F（Robins 等，2009）	16～30 个月 1 级	略微缩短，第一阶段给出 20 个问题，根据需要进行随访	改良版本；随访效果更佳
ESAT（Swinkels 等，2006）	14～15 个月 1 级	14 个问题	易于发现诊断，但可能会过度诊断为其他疾病
SCQ（Rutter 等，2003）	＞4 岁 2 级	40 个问题	检查当前行为
GARS-3（Gilliam，2013）	3～22 岁 2 级	56 个问题 6 个分量表	被 DSM-5 承认
CARS-2（Schopler 等，2010）	2 岁至成人 2 级	15 个问题 /4 个积点量表（0～4= 正常至严重孤独症）	可用于诊断，医师需要接受一些（最低限度的）培训
STAT（stone 等，2000）	24～35 个月 2 级	询问儿童的 12 个问题	可以很好地鉴别诊断孤独症与其他疾病
SRS-2（Constantin 和 Gruber，2012）	＞2.5 岁 2 级	易于操作，针对不同年龄的有不同的形式	护理者（或自我）报告总评分反映严重程度和 5 个子量表的评分；不同年龄组的量表形式不同（成人可以进行自我报告）；易于管理和评分；有助于临床诊断

经许可改编、转载自：F. 沃尔克马尔（F.Volkmar），E. 威斯纳（E.Wiesner）. 孤独症治疗基本临床指南解析（*Essential clinical guide to understanding and treating autism*）[M]. 美国：威利出版社，2017：30.

注：婴幼儿孤独症检查量表（Modified Checklist for Autism in Toddlers, M-CHAT）；改良婴幼儿孤独症筛查量表（Modified Checklist for Autism Revised with Follow-up, M-Chat-R/F）；孤独症特征早期筛查量表（Early Screening of Autistic Traits Questionnaire, ESAT）；社交沟通量表（Social Communication Questionnaire, SCQ）；吉列姆孤独症评定量表 -3（Gilliam Autism Rating Scale-3, GARS-3）；儿童孤独症评定量表第 2 版（Childhood Autism Rating Scale, 2nd ed, CARS-2）；2 岁儿童孤独症筛查量表（Screening Tool for Autism in 2-year-old, STAT）；社交反应量表第 2 版（Social Responsiveness Scale, 2nd ed, SRS-2）。

在 1 级筛查表中，M-CHAT/M-CHAT-R/F 是最常用的。阅读清单中有其他相关的筛查工具，包括用于被漏诊的大龄儿童和成人的筛查工具［详细描述见伊巴涅斯（Ibanez）等人在 2014 年的报告］。M-CHAT-R 易于操作，只需对医疗保健医师进行少量培训，有时甚至无须进行培训（见 www.mchatscreen. com）。在第一阶段，家长回答的是 20 个是 / 否的问题（仅需花费几分钟）。如果筛查结果为阳性，则向父母询问一系列结构化问题，以获得更多信息（估计时间为 5 ~ 10 分钟）。新版本从几个方面进行了改良，包括删除了最初版本中不太好用的几个项目，简化了语言，并给出了示例。因为不清楚旧版筛查工具的评估效果，所以许多欧洲国家已经放弃了早期筛查工具的使用，而是依赖于家长的观察和医疗保健医师的警觉度进行诊断。某些美国联邦机构小组也建议使用这种方法，目前美国儿科学会也仍建议使用这种方法。如果诊断延迟，可以使用其他筛查工具来帮助学校诊断学生是否患有孤独症。当筛查结果呈阳性时，医疗保健医师应随时跟进转诊和进一步检测的情况。

四、综合性诊断评估

由国家指定早期干预服务提供者进行初步（通常有些简短）评估，以确定儿童是否有资格享有相关服务。通常会在儿童 3 ~ 5 岁时做出诊断。当前的评估更加详细复杂（通常先进行"筛查"或家长报告，然后对儿童的发育进行常规测试，即智力或沟通测试，稍后将讨论）。孩子 3 岁左右，就可以被确切诊断孤独症（Campi 等，2020）。孤独症患儿在 3 岁时就有资格享受学校提供的服务项目，学校也许会对患儿进行更全面的评估，或建议父母将患儿转诊至专业医师或专业机构以接受详细评估和治疗。学校其实无须诊断就可以开始教育服务项目，不过有时家长更希望获得更详细的评估或其他人的意见。

除了学校，全国各地的专家和组织也可以为有孤独症风险的儿童提供全面的诊断评估。有时由专家提供详细评估（有的会与其他学科的专业人员合作），有时由服务团队进行详细评估（Volkmar 等，2014）。各州服务差异巨大——一些州有指定机构，负责孤独症干预的综合服务。一般情况下，大学医学院、诊所、儿童医院都设有相关评估科室，可以向其他家长咨询服务提供者。

全面诊断评估通常包括若干要素，根据儿童的年龄和目前的功能水平，通常包括详细病史（有助于确定诊断，并提示需要进行的额外检查）、心理测试（包括发育或**智力**测验），以及**适应性技能测试**。还可能包括孤独症的特异性诊断测试。

心理评估结果一般可作为基准（可据此评估后续病情进展），又可辅助制定治疗计划（观察与测试结果有助于明确患儿的强项和弱项），还有助于鉴别诊断。言语病理学家（speech-language pathologist，SLP）通常会对语言和沟通能力进行评估；有时由学校负责评估，如果学校的评估团队经验丰富，这可能会有所裨益。重要的是，应该让有经验的人或团队负责语言沟通能力的评估。测试不只局限于词汇，而是广泛地着眼于沟通能力和孤独症的特征表现。在沟通能力培养的干预计划制订方面，言语病理学家贡献卓越。职业评估和物理治疗评估更侧重于感觉、粗大运动和精细运动能力的评估。医学评估包括详细病史、体格检查，有时还包括进一步的医学测试。根据病史和检查结果，其他专业人员也可以参与部分相关检测，如进行听力测试的听力矫治专家、进行有视力测试的眼科医师，还有神经医师和遗传学家，等等。表2-3对综合评估进行了概述。

表 2-3　评估程序：ASD

1. 病史信息

a. 早期发育和发育特征
b. 年龄和发作性质（比如，缓慢发作或突然发作）
c. 病史和家族病史（尤其是孤独症，但也包括其他疾病）

2. 心理 / 沟通检查

a. 智力水平（尤其是非语言智力水平）的评估；取决于年龄和功能水平、发育测验或 IQ 测试
b. 沟通水平评估（接受性和表达性语言、非语言沟通、语言运用等能力的评估）
c. 适应性行为（孩子如何适应现实世界和应用技能？）
d. 与非语言智力水平相关的社会和沟通能力的评估（是否存在显著差异？）

3. 精神病学检查

a. 社会相关性表现（目光接触、共同注意、模仿、依恋行为）
b. 行为特征（刻板 / 自我刺激、拒绝改变、对环境异常敏感、自伤行为等）
c. 游戏技能（游戏工具的非功能性使用、游戏的能力水平）、沟通、与同龄人玩耍的能力
d. 可使用孤独症专用的各种评定量表、检查表和工具

4. 医学评估

a. 检查相关疾病（遗传、感染、产前和围产期风险因素等）
b. 如果检查呈阴性（参见美国人类遗传学学会的当前建议），就进行特定的基因检测（第 1 级，包括染色体微阵列和脆性 X 染色体检测）
c. 听力测试（始终提示，但不限于简单的三音筛查）
d. 视力检查
e. 如果表现异常（如癫痫发作、微小躯体异常、小头畸形、退化），依据病史和当前检查进行其他检查和咨询（如 EEG、CT/MRI 扫描）

5. 额外治疗

a. 根据需要进行职业或物理治疗
b. 呼吸治疗和 / 或骨科治疗（如雷特综合征）

经许可改编自：F. 沃尔克马尔（F.Volkmar），E. 库克（E.Cook），C. 洛德（C.Lord），M. 路易斯（M.Lewis）. 儿童和青少年精神病学：综合教科书（*Child and adolescent psychiatry: A comprehensive textbook*）[M]. 美国：Williams & Wilkins 出版社，2002.

评估困难

ASD 患儿的评估极其困难复杂。孤独症儿童的评估工作既是一门科学，也是一门艺术。要做好这项工作，检查者需要同时完成多项任务。他们既需要观察、解释与儿童互动的发现，还要区别正常发育的儿童和孤独症儿童的行为表现。考虑到孤独症儿童在社会参与和学习方面存在障碍，检查者会使用多种方法以确保检查结果的有效性，以求反映儿童能力的真实水平。

评估的科学性在于检查者必须明确其工作范围（如测试的具体操作方法）。评估的艺术性在于，评估人员也须灵活理解如何在合理范围内调动儿童的兴趣以完成测试。单独测试的目的是在不违反测试规则的情况下，使受测儿童实现最佳表现。为此，检查者可以使用奖励或**强化物**（贴纸、食物、奖品、表扬、玩耍）。优秀的检查者可以快速理解受测儿童，使儿童从一项测试快速适应到另一项测试。评估结果会综合分析检查者的观察结果与受测者的测试得分。

如果家长担心孩子的表现不典型或不具有代表性，可以让其参与观察评估，或者在条件允许下，利用单向镜进行观察（可以看到孩子在参与测试，但孩子看不见家长和评估人员）。单向镜既便于家长观察测试，又便于评估人员向家长讲解孩子的异常行为。家长会偶然意识到，如果转变评估方式或评估材料，受测儿童可能会达到理想的表现结果（比如，以常规方式向孩子展示物品时，孩子会做何表现）。家长往往会对孩子的强项和弱项感到惊讶。

检查者的经验水平极其重要。比如，有的智力测验侧重于语言表达，但孤独症儿童语言水平低下，表现往往较差。有些测试无需使用语言，有助于孤独症儿童参与，但无法测试儿童的语言应用水平。相关测试与受测者匹配度不大，会导致受测者表现不佳，且其检查结果往往无意义。

对于互动性测试，检查者不仅要了解儿童的能力，还要了解其强项、弱项或可能影响检查的特殊兴趣。同时，评估人员会警惕观察到的特殊问题和异常行为，以便于后期诊断或者进行干预。比如，可以通过行为（行为矫正）或药物干预治疗攻击性行为、自伤行为或刻板行为。

专栏 2-1　孤独症评估过程中存在的困难

- 功能水平差异极大（自身功能水平不同或不同受测者的功能水平不同）。
- 不同环境下的功能差异很大。
- 行为问题可能使评估复杂化。
- 儿童缺乏社交兴趣，难以配合评估工作。

五、心理评估

心理评估的目的是明确儿童建立整体认知能力的水平（**智力**或**智商**），简要描述他们的强项和弱项。可以使用多种测试方法（随后会提及）。至少进行认知能力测试或智力测验、适应能力评估测试、语言行为观察，以及与患儿家长进行交流。

（一）观察评估

孤独症患儿行为多变。正如上述提到的，孤独症儿童的评估面临着多种问题。面对新的环境，他们往往会出现异常表现。通常，在熟悉的环境中或在结构化的背景下（对行为有准确要求），其表现最好。评估人员应该试着了解其行为，其父母也可以帮助评估人员了解孩子的典型特征。

对于大多数评估，检查者会用极其结构化的方法协助受测儿童参与测试，尽量让儿童以最好的状态进行测试或评估。可以通过建立友好的、刺激较少的环境，以及挑选适合孩子的工具／测试，以使儿童达到最佳表现状态。如前所述，孤独症患儿的评估既有科学性，也有艺术性。在有限的时间里，检查者不仅需要适当减少结构化的互动，还需要决定评估的正确节奏——这也取决于受测儿童，有些儿童对快节奏测试反应较好，而有些儿童喜欢缓慢轻松的测试节奏！

对孤独症儿童进行临床评估时，评估人员通常会邀请家长观察整个或部分评估过程，因为他们可以告知评估人员孩子的异常行为或典型表现。上述做法可以使测评过程透明化。不过，必须提醒家长几件事。在测试或评估过程中可能会以特殊的方式进行提问。有的家长会在测试后被告知，如果用不同的方式或不同的工具进行提问，孩子就可以回答这个问题。这一点对测试帮助极大。如果想得知受测儿童对标准化问题的回答，就必须在特定程序下进行。有时，家长可能过于急切，甚至会帮孩子回答问题！当上述情况发生时，可以让家长通过单向镜观看测试过程，以便于告知评估人员孩子的典型行为，以及何种测试或工具不会影响孩子的反应。

（二）孤独症诊断测试

与筛查工具一样，为了明确诊断结果，诊断测试也需做出相应调整，有的依靠家长报告，有的则依靠临床观察。有的测试要求相关人员接受系统性培训，有的则要求不大。诊断测试旨在帮助而非取代临床诊断［见洛德（Lord）等人在 2014 年对诊断工具所做的综合性总结］。

诊断量表的开发人员面临着重大挑战，与典型发育的评估不同，诊断量表的开发要求开发人员了解孤独症提示症状的发作频率和严重程度。经验丰富的临床医师或团队仅依靠单一工具就做出明确诊断，其诊断可靠性值得怀疑。正如上文所讨论的，最好由跨学科团队细致剖析儿童的发育和行为表现，共同做出诊断。

测试工具的使用涉及多方面问题（再次强调，对测试工具理解匮乏是一件危险的事）。有的人会以错误的方式使用评估工具。例如，一位没有接受过相关培训的，且对孤独症知之甚少的学校管理人员用评分量表进行评分，在这个情况下，他会（错误地）依据评定量表的分数（受测者的分数仅比孤独症患者的分值低了半分），判定某个孩子不可能患孤独症。有些量表要求评估人员接受大量培训。但量表无法替代经验丰富的临床医师作出仔细周到的评估。表 2-4 列出了部分量表。

目前最常用的两种工具是**孤独症诊断访谈量表修订版**（Autism Diagnostic Interview-Revised，ADI-R）和**孤独症诊断观察量表**（Autism Diagnostic Observation Schedule，ADOS）。ADI-R 指的是对家长进行访谈，关注孩子的社交和沟通技能，以及其他行为表现。这项测试可能需要一段时间才能完成，最初是为研究而设计的（以确保不同地区的研究人员可以用相同的方式诊断孤独症）。

表 2-4　孤独症诊断评估工具

名称	流程和评价
ADI-R（Lord 等，1994）	与父母面谈，根据儿童病史验证孤独症的诊断（需要大量培训）；用于研究的测试也非常完善；以分类（DSM/ICD）标准为关键词；通常需要 90 分钟或更长时间；用于 2 岁以上实际年龄和智力年龄的儿童；有临界病例的问题
ADOS（Lord 等，1999 原版）	对儿童的评估，涵盖了多种能力水平，范围广泛、跨度较大；评估与孤独症诊断相关的行为和特征；ADI-R 的配套仪器也做得非常好；需要大量培训，旨在引起孤独症类型行为；有 4 个基于个人语言水平的模块；对非语言成人/青少年不太有用；有不同语言能力水平的版本
CARS-2（Schopler 等，2010）	对校内经常使用的旧工具进行的修改；可以很容易地学习；15 个项目各有 4 档评分（正常至非常孤独症）；＞ 30 分提示孤独症；用于评价孤独症的严重程度；较新的版本效果很好；经常在学校使用
奇兰姆孤独症评定量表第 2 版（Gilliam Autism Rating Scales 2nd，edition，GARS-2）（Gilliam，2013）	参考标准；重点关注 3～22 岁；需要 5～10 分钟；42 个项目分为 3 类；最近修订的结构化访谈格式可以为 IEP 的开发提供信息；较老的版本可能低估了可能的孤独症
社交反应量表第 2 版（Constantino，2012）	护理者（或自我）报告总体总分，以反映严重程度和 5 个子量表评分；不同年龄组有不同形式（成人可以自我报告）；容易管理和评分

经许可转载自：F. 沃尔克马尔（F.Volkmar），E. 威斯纳（E.Wiesner）. 孤独症治疗基本临床指南解析（*Essential clinical guide to understanding and treatment autism*）[M]. 美国：威利出版社，2017：37.

它参考了 DSM-5 中孤独症的诊断标准，具有相当大的优势。ADOS 是 ADI-R 的辅助工具，它专注于以各种活动为背景对儿童进行评估。

目前常用的工具还有 **CARS-2** 等。量表根据父母或教师的报告来观察评估孤独症的严重程度。也已经开发出了阿斯佩格综合征的评估工具（见沃尔克马尔和威斯纳 2009 年第 71 页的简要总结，以及洛德等人在 2014 年对诊断工具进行的详细论述）。

当然还有评估阿斯佩格综合征的其他量表。作为一种官方诊断工具，阿斯佩格综合征评定量表的存在时间要比孤独症的短得多，所以不足为奇的是，关于哪种量表最好用的看法并不一致。

（三）认知能力测验

对于低龄儿童，可采用发育测验；这些测验可以显示相对于其他同龄儿童，孤独症患儿在不同领域的功能水平。对于年龄稍大的儿童（大约 5 岁或 6 岁），可采用传统的**智力测验**。

发育测验和智力测验之间的区别是可变的。部分可以反映这一事实，即大多数儿童进入学校后，测验结果会更加稳定。这并不令人惊讶，因为智力测验最初是为了确定谁需要学校的额外教育辅导而开发的。一般来说，心理医师会进行更常规的智力测试，各专业人士也可以主持发育测验。智力测验会给出整体的智商评分，以及语言和非语言能力的评分。语言技能包括定义词汇或解释近义词的能力等，而非语言或表演能力包括识别、再现或组合拼图的能力等。

在典型的孤独症患儿中，尤其是年幼患儿，非语言能力通常比语言能力强得多。也就是说，患儿通常具有的非语言能力更强。比如，年幼孤独症患儿的非语言能力可能达到 IQ 75 或 IQ 80（**标准分数**）的水平，而他们的语言能力可能只有 IQ 40 的水平。对于高功能孤独症儿童，其语言水平与非语言水平通常差距不大，但仍然存在一定的差距。证据表明，阿斯佩格综合征恰恰相反，患者的语言能力通常比非语言能力要好。

（四）IQ 测验的选择

有许多不同的智商测验可以选择。测验的选择取决于相关因素。比如，语言能力（是否理解或应答要求）、测验要求转场和变换任务的次数、测验的社交需求，以及对测验的速度是否存在要求。一般来说，孤独症儿童在较少需要语言、社会参与、转场和任务变换的测试中表现最好。由于不同的 IQ 测验具有很大的差异，因此同一个孩子在不同的测试中可能会得到不同的分数。所以心理医师要依据儿童的具体情况和需求来细致挑选测验。测验（或测试）的选择取决于心理医师。他或她可能会尝试从他们认为对孩子更容易或更有趣的事情开始。对孤独症儿童来说，测验中的微小差异（语言测试的多少）可能会导致测验结果的变化；因此，心理医师要有与孤独症儿童打交道的经验，还要了解 IQ 测验的内容。表 2-5 列举了常用的测验。

表 2-5　智商 / 发育测验

测验名称	注释
韦氏智力量表：WPPSI-IV，2012；WISC-V，2015；WAIS-IV，2008	优秀测验；适用于学龄前阶段（4 岁左右）到成年期阶段；评估一系列认知能力。有些任务是限时的，这对许多患有孤独症和相关疾病的儿童来说是一个挑战（可能有助于记录非定时测试的需求）。典型的能力剖析见孤独症和阿斯佩格综合征
SB5（Roid，2003）	优秀测验；可用于年龄较小的儿童。适用年龄范围广。非语言量表可能会低估 ASD 患者的能力
KABC-II（Kaufman 和 Kaufman，2018）	优秀测验；可用于 3 ~ 18 岁人群。包含部分语言测试（但不多）。对孤独症儿童来说更易适应。采用的工具材料可以唤起 ASD 患儿的兴趣。语言要求小，对文化偏误敏感性高。近年常用
Leiter-3（Roid 等，2013）	最初为评估失聪儿童开发的测试，近期进行了修订。包括非语言认知能力的评估。可用于无法进行言语表达的儿童。可用于教学。局限性在于没有语言任务
穆伦早期学习量表（Mullen，1995）	可用于年幼儿童。可对解决问题的非语言能力、接受和表达语言能力，以及粗大运动和精细运动能力进行评分。通常无法依据上述发育测验得分预测后续能力的发展
DAS-II（Elliott，2007）	便于操作；年龄范围广（2.5 ~ 18.0 岁），可评估多种技能（不仅仅是整体智商）。早期量表适用于 9 岁以下的低功能儿童的智商测验

注：还有其他可用测验，各个测验也在进行不断修订。阅读清单列举了一些为非专业人员编写的智商测验的优质书籍。
经许可转载自：F. 沃尔克马尔（F.Volkmar），E. 威斯纳（E.Wiesner）. 孤独症治疗基本临床指南解析（*Essential clinical guide to understanding and treatment autism*）[M]. 美国：威利出版社，2017：320.
韦氏学前儿童智力量表，第 4 版（Wechsler Preschool and Primary Scale of Intelligence, 4th edition, WPPSI-IV）；韦氏儿童智力量表，第 5 版（Wechsler Intelligence Scale for Children, 5th edition, WISC-V）；韦氏成人智力量表，第 4 版（Wechsler Adult Intelligence Scale, 4th edition, WAIS-IV）；斯坦福 - 比奈智力量表，第 5 版（Stanford Binet Intelligence Scale, 5th edition, SB5）；考夫曼儿童成套评估，第 2 版（Kaufmann Assessment Battery for Children, 2nd edition, KABC-II）；雷特国际通用操作量表，第 3 版（Leiter International Performance Scale, 3rd edition, Leiter-3）；差异能力量表，第 2 版（Differential Ability Scales, 2nd edition, DAS-II）。

（五）适应技能

除了发育和智商测验，还包括儿童在典型环境下的表现的相关测验。此类测验侧重于**适应技能**的评估。孤独症儿童常以极其结构化的方式做事，但在难以将其应用于现实生活中。可以通过与家长面谈来评估孩子的适应技能水平。研究结果会从现实角度，帮助家庭和学校确定可以协作解决的问题。

适应性功能（适应技能）不同于 IQ。例如，一位阿斯佩格综合征青少年患者，他的语言 IQ 为 140（天才水平），他擅长解复杂的数学方程式。但却不能走进麦当劳，买个芝士汉堡然后换零钱！后一种情景，即数学能力应用到现实生活，描述的就是适应技能。无论是首次诊断还是后续的多次诊断，都不能忽视适应技能评估的重要性。例如，如果患儿的认知能力（IQ）和适应技能差距较大，就需要对其进行专项教学。

文兰适应行为量表的评估能力范围最广，包括沟通能力（接受、表达和书写）、日常生活技能（个人、家庭和社会技能）、社交技能（人际关系、游戏休闲、模仿技能），以及 6 岁以下儿童的运动技能（粗大运动和精细运动）。该测试通过与父母或护理者面谈的方式进行。只有在没有提示的情况下进行的测试，孩子的评估测试才有价值。根据评估的设置方式，心理医师也可以让儿童通过游戏、绘画或其他活动的形式参与测验。适应能力测验的基本概念大体相同——人如何满足日常生活的需求。有时还需要进行其他类型的心理测试。

（六）其他测验

其他评估包括成就测验（学了多少）。尤其对于 ASD 患者，神经心理测验也十分重要。例如，**执行功能**——评估个体的预先计划与解决问题的组织能力。上述测验以谜题和其他问题的解决为基础。有时还需进行人格测验和投影测验，特别是对于孤独症 /ASD 患者（青少年和成人）、阿斯佩格综合征患者。这两项测验可用于记录思维和现实问题，并非程序化测验。

六、言语 – 语言 – 沟通评估

沟通困难是孤独症的核心特征之一，也是干预的重点。孤独症和阿斯佩格综合征的高功能患者也是如此，他们在社交语用方面有重大问题。

正常发育中的儿童早在开口说话前就已经可以良好地沟通了。在 ASD 儿童中，其沟通技能的发展水平不一样，例如，早期（语前）的交流方法包括伸手指物，交流能力相当缺乏。

孤独症儿童的语言表达独具风格。语韵（音乐角度）可能会明显偏离，因此孩子说话机械化（言语病理学家称之为**单音调讲话**）。许多孤独症儿童在代词使用（对于说话者和被提及者，需要变换代词）方面存在困难；通常，孤独症儿童会颠倒代词，比如，说"你"而不是"我"。另一常见特征是**模仿言语**，即一遍又一遍地重复同一个单词 / 短语。比如说，有人问："你想要饼干吗？"孩子会回答："想要饼干，想要饼干，想要饼干。"孤独症患儿的模仿言语行为会持续存在。相反，正常发育的同龄儿童的沟通技能会慢慢成熟，其模仿言语行为也会逐渐减少。高功能孤独症患者，在保持对话、回应复杂性话语（如幽默、讽刺、挖苦）方面存在障碍。这就是言语病理学家所说的（社会）语用能力。

必须认识到，沟通问题不是孤立存在的，它会对儿童的社交能力和解决问题的能力产生重大影响。例如，孤独症患儿会以特殊的方式进行沟通，这将进一步导致社交困难。再例如，孩子可能会在任何意料之外的事情发生时说"邮递员来了"，这是因为他记得有一次邮递员出乎意料地提前来了。父母可能理解这句话的意思，但大多数人不会！无论孤独症及相关疾病患儿的功能水平如何，他们都需要进行言语 - 沟通评估。例如，理解能力的评估适用于失语儿童。SLP 关注的是更广泛的沟通能力，而不仅仅是言语表达能力。他们可以帮助还不会说话的儿童通过非口语方式进行交流。

沟通评估包括几个必要部分。如同心理评估的要求，测试和评估程序必须与受测儿童的情况相符。例如，如果儿童的发音存在困难，SLP 就应该专注于该领域进行评估。包括各种词汇**标准化测验（接受性词汇——能理解的词汇，表达性词汇——能正确使用的词汇）**；也有与语言运用相关的复杂性测试，以准确观察受测者是如何运用语言的。对于年幼的儿童，可用的评估工具较少，可以通过标准化测验增强社会功能（如游戏）的观察结果。

根据孩子的年龄和沟通能力，SLP 将进行不同的评估。沟通能力包括单字词汇水平（接受和表达）、语言的实际运用等。孤独症儿童的单字词汇量和语用能力往往存在巨大差距。正如前面提到的，有时会根据儿童的特殊需要进行评估，对言语形成（如发音）的具体问题进行专项评估。评估应始终关注儿童的社会语用能力（见表 2-6）。

检测方法多种多样。有的依靠父母的报告进行技能评估，有的则是基于SLP 对孩子进行评估。为孤独症和相关疾病患儿制定的各种评估措施，通常以游戏为基础，适用于幼龄儿童和沟通能力较弱的孩子。

对于还不会使用单词进行交流的儿童，SLP 更专注于构建语言模块，包括社交互动、游戏和其他交际行为。目的包括了解孩子的沟通（手势和单词的使用），即孩子是否理解沟通意图（沟通原因），以及孩子的沟通方式（行为、单词、发声、手势）。SLP 也会专注于孩子作为沟通者的有效性和持久性。例如，孩子是否试图从对方身上得到一些东西，孩子是否经常使用传统方式进行交流？例如，指着他们想要的东西，然后看着评估人员提出要求，这是更传统的做法；少见的是拉住评估人员的手指或手去拿东西，却没有眼神交流。此外，注意孩子的沟通意图。也就是说，他们交流只是为了得到东西、抗议或与他人接触吗？社会素质和交流频率也很重要。例如，孩子是否在交流时辅以眼神交流或手势？

对于能够组合单词的孩子，需要使用另一种评估工具。理解接受性语言和表达性语言的能力，以及理解词语关系的能力更易于评估。应根据儿童的年龄和语言水平调整具体的测试。有时需要做出妥协或迁就，以获得有助于诊断和设计治疗计划的信息。如果孩子年龄较大，但语言能力有限，SLP 可以选择适用于幼龄儿童的测验。如果孩子有特殊问题，无法参与常规测试，可以适当做

表 2-6 言语 – 沟通评估工具

名称	注释
PPVT–4（Dunn 和 Dunn，2007）	测验接受性语言能力（理解词汇的能力）。所得分数可能低于实际语言能力。适用年龄范围为 2.5 ~ 90.0 岁
EOWPVT（Martin 和 Brownell，2011）	测验命名能力（可以标记的物体）。所得分数可能高于实际语言能力。适用年龄范围在 2 ~ 80 多岁
雷尼尔语言发展量表，美国版（Reynell 和 Gruber，1990）	测验语用能力。得分通常低于单词图片词汇测验的分数。测试包括言语理解和表达性语言能力。测验材料可以引起受测儿童的兴趣，适用年龄范围为 3.0 ~ 7.5 岁
PLS–5（Zimmerman 等，2011）	一种直接评估，用于测验接受性和表达性语言能力，常在学校使用。适用于 8 岁以下幼龄儿童
CASL（Carrow Woolfolk，1999）	仅要求受测者可以作出口语或非口语（指示）反应（无须阅读或书写能力）；测试各种语言能力，包括语用能力（社交语言使用）和修辞能力。适用年龄范围为 3 ~ 21 岁
CELF–5（Wiig，2013；Semel 等，2013）	评估与学校要求相关的各种语言技能。更适用于年龄较大和功能水平较高的儿童。适用年龄范围为 3 ~ 21 岁（有两个版本）
TLC（Wiig 和 Secord，1989）	专注于复杂性语言（例如，一语多义、修辞语言、抽象语言）。适用年龄范围为 5 ~ 18 岁

注：许多其他测试可用。

经许可转载、改编自：F. 沃尔克马尔（F.Volkmar）和 E. 威斯纳（E.Wiesner）. 孤独症治疗基本临床指南解析（*Essential clinical guide to understanding and treatment autism*）[M]. 美国：威利出版社，2017：324.

皮博迪图片词汇检查，第 4 版（Peabody Picture Vocabulary Test, 4th edition, PPVT–4）；表达性单字图像词汇评分，第 4 版（Expressive One Word Picture Vocabulary Test, 4th edition, EOWPVT）；学龄前语言评量表（Preschool Language Scale–5, PLS–5）；口语综合评价（Comprehensive Assessment of Spoken Language, CASL）；语言基础临床评价，第 5 版（Clinical Evaluation of Language Fundamentals, 5th edition, CELF–5）；语言能力测试（Test of Language Competence, TLC）。

出调整。如重复指令、强化或向儿童提供线索。调整后的测验的评分和解读会更为复杂，但会为治疗提供有用信息。

除了进行正式测试外，SLP 通常还会进行游戏或互动，以便记录语言样本。语言样本通常是录音或录像，可以在评估后使用，分析儿童自然语言的水平和复杂程度。对于年龄较大且语言水平较高的儿童（包括阿斯佩格综合征患儿），其常规词汇水平和语言能力测试的结果可能优于儿童的语言技能，从而误导学校工作人员。对于这类儿童，评估应侧重于更复杂的语言能力，包括语用能力，如理解幽默和非文字语言（如"他的眼睛比他的胃大"）的能力。文兰适应行为量表测试（见上文）往往比许多常规语言测量提供的信息还多。对于可以讲话的个体，SLP 通常会特别关注儿童在特定主题或地点下调节或缓和语气和音量的能力。

七、职业和物理治疗评估

职业治疗师（occupational therapists，OT）和**物理治疗师**（physical therapists，PT）可作为评估团队成员和 / 或参与学校干预项目。物理治疗师侧重于评估儿童粗大运动（大肌肉）的能力，职业治疗师往往更关注精细运动（手）的能力。他们还可帮助评估孩子是否存在严重的感觉困难，如对声音、物体质地或感觉物体等的夸大和过度反应。这些专家可以为老师和家长提供咨询服务，以帮助他们应对和理解挑战性行为，运动障碍，如写作障碍和异常敏感。表 2-7 列出了部分运动发育或感知运动技能评估。

表 2-7　运动和感觉评估

名称	流程和注释
SEQ（Baranek 等，2006）	用于 2 ~ 12 岁孤独症患儿；重点关注异常感觉体验；包括 35 个项目
ESP（Parham 和 Ecker，2002）	用于 2 ~ 12 岁儿童；分为 5 个分量表，共包括 76 个项目
Sensory Profile 2（Dunn，2014）	用于 0 ~ 15 岁儿童，以大容量样本为标准；护理人员和教师的汇集中于儿童异常的感觉反应
TIME（Miller 和 Roid，1994）	用于 0 ~ 47 个月儿童；根据观察到的运动行为进行评估，有重点关注领域；该表要求评估人员接受大量培训
VMI（Beery 等，2010）	用于 2 岁至成年期人群；广泛使用个体化且标准化的管理工具（包括成人）；评估视觉感知和运动协调；由经过相关培训的评估人员操作；有助于记录精细运动和视觉运动延迟
PDMS-2（Folio 和 Fewell，2000）	用于 0 ~ 5 岁儿童，评估精细运动和粗大运动能力的常规参考量表

注：还有许多其他测试。

经许可转载自：F. 沃尔克马尔（F.Volkmar），E. 威斯纳（E.Wiesner）. 孤独症治疗基本临床指南解析（*Essential clinical guide to understanding and treatment autism*）[M]. 美国：威利出版社，2017：327.

感觉体验问卷（Sensory Experiences Questionnaire，SEQ）；感觉讯息处理评估表（Evaluation of Sensory Processing，ESP）；感觉处理能力剖析量表 2（Sensory Profile 2）；婴幼儿运动评价（Toddler Infant Motor Evaluation，TIME）；视觉运动统合测试（Visual Motor Integration，VMI）；皮博迪动作发展量表，第 2 版（Peabody Developmental Motor Scales，2nd ed，PDMS-2）。

八、医学评估

在转诊进行早期干预或进行综合诊断评估时，也可以进行医学评估。通常情况下包括以下检查：至少有体格检查、听力筛查，如果语言发育迟缓，还需进行全面的听力学评估、脆性 X 染色体筛查和结节性硬化症评估。在过去几十年中，人们对孤独症遗传基因的认识和相关基因检测都有了极大改变。从简单的**核型分析**转向了更复杂的评估——染色体结构变异（拷贝数变异）、基因重复和缺失，其他未知因素，等等。事实上，在该领域的研究中，人们了解更加深入，研究成本也更低。

美国人类遗传学学会提出了相关建议（Schaefer 等，2013），并指出，临床医师应了解现行指南与新型研究，并仔细记录临床推理过程，以制定出更先进的测试，如特定的**生理缺陷**。新指南建议进行两级评估。第一级评估的诊断率最高。第一级评估建议进行**染色体微阵列**和脆性 X 染色体筛查（诊断 10%~15% 的病例）。如果第一级评估结果为阴性，建议进行第二级评估（诊断率较低），包括检测与雷特综合征相关的 *MPEC-2* 基因（诊断性别差异不大，但特别针对提示具有雷特综合征或雷特综合征变体的临床特征的男性）。

九、综合评估

完成评估后，评估小组应整合多项评估结果。特别是跨学科小组，应尽可能地整合评估结果，并将其转化为简单易懂的话语，以便与父母或老师进行沟通。作为客户和家长，患儿父母应了解报告内容和干预建议，并随时咨询不理解的内容。往往难以整合不同专家的评估结果，这是非常严重的问题。在这种情况下，家长可以咨询其中一名专家或基层医疗医师，以获取帮助来整合多项评估报告。

许多疾病与孤独症有相似之处，包括各种语言 - 交流障碍、学习障碍、智力障碍（过去称为智力缺陷）和感觉障碍，但其治疗方式并不完全相同。此外，各种医学疾病（癫痫发作、脆性 X 染色体综合征和结节性硬化症）也可能与孤独症相关。年龄较大、认知能力更强的儿童可能在晚期才会确诊疾病，如焦虑性障碍、注意力缺陷障碍和抑郁症等。更复杂的情况下，某些疾病（特别是智力障碍）可能与孤独症共存；或者随着年龄的增长，许多人除了表现出孤独症外，还表现出焦虑性障碍。语言发育障碍提示可能存在孤独症，而有语言问题的儿童会（与孤独症儿童不同）正常使用常规手势，也可以用手指感兴趣的物体，并向父母展示。智力障碍难以与孤独症的智力障碍相区别，因为许多智力障碍儿童也有社交迟缓，重复、刻板动作的表现（后者是孤独症的唯一可靠的体征）。考虑到儿童的整体发育水平，孤独症的社交障碍通常比预期要严重得多，在幼龄且认知严重受损的儿童中，可能难以进行鉴别诊断。对于患有典型孤独症 / ASD 的儿童，3 岁后更易于诊断（Campi 等，2020）。对于已经诊断为阿斯佩格综合征或 PDD-NOS 的大龄儿童，他们可以根据 DSM-5 保留其诊断标签；对于未确诊的病例，根据 DSM-5 可能难以诊断。不应因为诊断不明确，而推迟诊断。

十、服务提供

如果筛查结果为阳性，或者无论筛查结果如何，首要考虑的问题是下一步该做什么？我们在第五章和第六章中详细讨论了这些问题。对于幼龄儿童，可以利用早期干预 /0 ~ 3 岁服务，或在 3 岁后（在美国）由学校提供服务。正如上文已经指出的，有可能出现漏诊情况，因此重要的是要随时跟进，并为患儿及其家庭提供服务。

受医疗保险、家庭住址和其他因素的影响，可供选择的评估小组是有限的。如果条件允许，请尝试与以前一起工作过并且在诊断孤独症 /ASD 和相关疾病方面有丰富经验的人员建立联系。学校可能有进行评估的专业团队。如果需要，其他家长和学校工作人员可以提供校外合格评估人员的信息。有时，基层医疗医师也可以帮助患儿的父母获得当地服务和资源。学校专业评估人员(心理医师、言语病理学家、职业和物理治疗师）越来越熟悉孤独症 /ASD。如果存在分歧，可以独立于学校进行评估。

最好由跨学科团队进行评估。有时，家长和老师会收到缺乏整合的多位专家的报告。有时，合作不佳，且彼此了解甚少的跨学科团队，不同专业人员往往会得出单独报告。理想情况下，跨学科团队应整合报告，提出简单明了、通俗易懂的评估结果。

其实，无论是来自评估小组还是护理人员的评估报告，都应该是易于理解的。可以将评估结果与孤独症 /ASD 患者享有的服务项目相对应。例如，撰写报告时可以告知家长，报告中的条目很可能与**个别化教育方案**（individualized education plan，IEP）相对应（见第四章）。

十一、总结

在本章中，我们先讨论了首要问题、筛查和诊断评估，然后讨论了诊断之复杂，涉及专家之多。诊断不仅需要综合评估儿童与病史，还需根据情况进行医学、心理或言语沟通测试。优秀的评估是干预的起点。评估旨在明确疾病性质与最佳干预措施。尽管现在难以明确疾病的遗传因素或医源性因素，而且尚未确定孤独症的**生物标志**（一种可靠的诊断标志），但医学检测（尤其是基因检测）已经有了极大的进步。护理人员或治疗团队需具备临床经验；患儿父母也应积极参与评估，并对不理解的内容随时提出疑问。随着干预服务的进行，越来越多的儿童可以得到更好的发展。

延伸阅读和参考文献 *

* 表示特别推荐阅读。

1. American Psychiatric Association. (2013)Diagnostic and statistical manual of mental disorders (5th ed.).

2. Baranek, G. T., David, F. J., Poe, M. D., Stone, W. L., & Watson, L. R. (2006). Sensory experiences questionnaire: Discriminating sensory features in young children with autism, developmental delays, and typical development. Journal of Child Psychology and Psychiatry, 47(6), 591–601.

3. Baranek, G. T., Little, L. M., Parham, L. D., Ausderau, K. K., & Sabatos-DeVito, M. G. (2014). Sensory features in autism spectrum disorders. In F. R. Volkmar, S. J. Rogers, R. Paul, & K. A. Pelphrey (Eds.), Handbook of autism/ ASD and pervasive developmental disorders (4th ed., pp. 378–407). Wiley.

4. Beery, K. E., Buktenica, N. A. & Beery, N. (2010). Beery-Buktenica developmental test of visual–motor integration (6th ed., Beery VMI). Pearson.

5. Bolton, P. F., Carcani-Rathwell, I., Hutton, J., Goode, S., Howlin, P., & Rutter, M. (2011). Epilepsy in autism: Features and correlates. British Journal of Psychiatry, 198(4), 289–294. http://doi.org/10.1192/bjp.bp.109.076877

6. *Campi, E., Lord, C., & Grzadzinski, R. (2020). Screening for autism spectrum disorder and developmental delays in infants and toddlers. In K. Chwarska & F. Volkmar (Eds.) Autism spectrum disorder in the first years of life: Research, assessment, and treatment. Guilford Press.

7. Carrow-Woolfolk, E. (1999). Comprehensive assessment of spoken language. American Guidance Service.

8. Chawarska, K., & Volkmar F. R. (2020) Autism spectrum disorder in the first years of life. Guilford.

9. Constantino JN, Gruber CP (2012). Social Responsiveness Scale, Second Edition (SRS-2). Torrance, CA: Western Psychological Services.

10. Coonrod, E. E., & Stone, W. L. (2005). Screening for autism in young children. In F. Volkmar, A. Klin, R. Paul, & D. J. Cohen (Eds.), Handbook of autism and pervasive developmental disorders (3rd ed., in press). Wiley.

11. Dunn, L. M., & Dunn, D. M. (2007). Peabody picture vocabulary test. 4th rf. (PPVT-4). Pearson.

12. Dunn, W. (2014). Sensory profile 2. Pearson.

13. Elliot, C. D. (2007). Differential abilities scale-II (DAS-2). Pearson.

14. Folio, M. R., & Fewell, R. R. (2000). Peabody developmental motor scales (2nd ed.) (PDMS–2). Pearson.

15. Gardener, H., Spiegelman, D., & Buka, S. L. (2009). Prenatal risk factors for autism: Comprehensive meta-analysis. British Journal of Psychiatry, 195(1), 7–14. http://doi.org/10.1192/bjp.bp.108.051672

16. Gilliam, J. (2013) Gilliam autism rating scale, (3rd ed.) (GARS-3). Pearson.

17. Goldstein, S., Naglieri, J. A., & Ozonoff, S. (2018). Assessment of autism/ASD spectrum disorders. Guilford Press.

18. * Hogan, T. P. (2002). Psychological testing: A practical introduction. Wiley.

19. Huerta, M., Bishop, S. L., Duncan, A., Hus, V., & Lord, C. (2012). Application of DSM-5 criteria for autism spectrum disorder to three samples of children with DSM-IV diagnoses of pervasive developmental disorders. American Journal of Psychiatry, 169(10), 1056–1064. https://doi.org/10.1176/appi.ajp.2012.12020276.

20. Ibanez, L. V., Stone, W. L., & Coonrod, E. E. (2014). Screening for autism in young children. In F. R. Volkmar, S. J. Rogers, R. Paul, & K. A. Pelphrey (Eds.), Handbook of autism and pervasive developmental disorders (Vol. 2, pp. 585–604). Wiley.

21. *Jackson, S. L., & Volkmar, F. R. (2019). Diagnosis and definition of autism and other pervasive developmental disorders. In F. Volkmar (Ed.), Autism and the pervasive developmental disorders (pp. 1–24). Cambridge University Press.

22. Kaufman, A. S., & Kaufman, N. L. (2018). Kaufman assessment battery for children, 2nd edition normative update. WPS.

23. King, T. M., Tandon, S. D., Macias, M. M., Healy, J. A., Duncan, P. M., Swigonski, N. L., Skipper, S. M., & Lipkin, P. H. (2010). Implementing developmental screening and referrals: Lessons learned from a national project. Pediatrics, 125(2), 350–360. http://doi.org/10.1542/peds.2009–0388.

24. *Lord, C., Corsello, C., & Grzadzinski, R. (2014). Diagnostic instruments in autistic spectrum disorders. In F. R. Volkmar, S. J. Rogers, R. Paul, & K. A. Pelphrey (Eds.), Handbook of autism and developmental disorders (4th ed., Vol. 2, pp. 610–650). Wiley.

25. Lord, C., Rutter, M., & Le Couteur, A. (1994). Autism Diagnostic Interview-Revised: A revised version of a diagnostic interview for caregivers of individuals with possible pervasive developmental disorders. Journal of Autism and Developmental Disorders, 24(5), 659–685. https://doi.org/10.1007/BF02172145.

26. Lord, C., Rutter, M., DiLavore, P. C., & Risi, S. (1999). Autism Diagnostic Observation Schedule-Generic (ADOS-G) [Database record]. APA PsycTests. https://doi.org/10.1037/t17256–000.

27. Lord, C., Wagner, A., Rogers, S., Szatmari, P., Aman, M., Charman, T., & Yoder, P. (2005). Challenges in evaluating psychosocial interventions for autistic spectrum disorders. Journal of Autism & Developmental Disorders, 35(6), 695–708; discussion 709–611. http://doi.org/10.1007/s10803–005–0017–6.

28. Mandell, D. S., Ittenbach, R. F., Levy, S. E., & Pinto-Martin, J. A. (2007). Disparities in diagnoses received prior to a diagnosis of autism spectrum disorder. Journal of Autism & Developmental Disorders, 37(9), 1795–1802. http:// doi.org/10.1007/s10803–006–0314–8.

29. Martin, N. A., & Brownell, R. (2011). EOWPVT-4: Expressive one-word picture vocabulary test (4th ed.). Pro-Ed.

30. McClure, I. (2014). Developing and implementing practice guidelines. In F. Volkmar, S. Rogers, R. Paul, & K. Pelphrey (Eds.), Handbook of autism and pervasive developmental disorders, Volume 2: Assessment, interventions, and policy (pp. 1014–1035). Wiley.

31. McClure, I., & Melville, C. A. (2007). Early identification key in autism spectrum disorders. Practitioner, 251(1697), 31.

32. Miller, L. J., & Roid, G. H. (1994). The T.I.M.E.: Toddler and infant motor evaluation. The Psychological Corporation.

33. Mullen, E. M. (1995). Mullen scales of early learning (AGS ed.). American Guidance Service Inc.

34. *National Research Council. (2001). Educating young children with autism. National Academy Press.

35. Parham, L. D., & Ecker, C. (2002). Evaluation of sensory processing–research version 4. In Bundy A. C., Lane S. J., & Murray E. A. (Eds.), Sensory integration: Theory and practice (2nd ed., pp. 194–196). F. A. Davis.

36. *Paul, R., & Wilson, K. P. (2009). Assessing speech, language, and communication in autism spectrum disorders. In S. Goldstein, J. A. Naglieri, & S. Ozonoff (Eds.), Assessment of autism/ASD spectrum disorders (pp. 171–208). Guilford Press.

37. Prizant, B. (2015). Uniquely human: A different way of seeing autism. Simon and Schuster.

38. Reynell, J. & Gruber, C. (1990). Reynell developmental language scales. Western Psychological Services.

39. Robins, D. L., Casagrande, K., Barton, M., Chen, C.-M. A., Dumont-Mathieu, T., & Fein, D. (2014). Validation of the modified checklist for autism in toddlers, revised with follow-up (M-CHAT-R/F). Pediatrics, 133(1), 37–45. http://doi.org/10.1542/peds.2013–1813.

40. Robins DL, Fein D, & Barton M. The Modified Checklist for Autism in Toddlers, Revised with Follow-Up (M-CHATR/ F). Self-published; 2009.

41. Robins DL, Fein D, Barton M The Modified Checklist for Autism in Toddlers (M-CHAT). Self-published; 1999.

42. Roid, G. S. (2003). Stanford-Binet intelligence scales (5th ed.). WPS.

43. Roid, G., Miller, L., Pomplun, M. & Koch, C. (2013). Leiter international performance scale (3rd ed.). Stoelting.

44. Rutter, M. (2006). Autism: Its recognition, early diagnosis, and service implications. Journal of Developmental & Behavioral.

45. Pediatrics, 27(2 Suppl), S54–58. https://doi.org/10.1097/00004703–200604002–00002.

46. Rutter M, Bailey A & Lord C (2003). The Social Communication Questionnaire. Los Angeles: Western Psychological Service Saulnier, C. A., & Ventola, P. E. (2012). Essentials of autism spectrum disorders evaluation and assessment. Wiley.

47. * Schaaf, R. C., Benevides, T. W., Kelly, D., & Mailloux-Maggio, Z. (2012). Occupational therapy and sensory integration for children with autism/ASD: A feasibility, safety, acceptability and fidelity study. Autism/ASD, 16(3), 321–327.

48. Schaefer, G. B., Mendelsohn, N. J., & Professional and Clinical Guidelines. (2013). Clinical genetics evaluation in identifying the etiology of autism spectrum disorders: 2013 guideline revisions. [Erratum appears in Genet Med. 2013 Aug;15(8):669]. Genetics in Medicine, 15(5), 399–407. http://doi.org/10.1038/gim.2013.32.

49. Schopler, E., & Van Bourgondian, M. (2010). Childhood Autism Rating Scale™, Second Edition (CARS™–2) Western Psychological.

50. Smith, I. C., Reichow, B., & Volkmar, F. R. (2015). The effects of DSM-5 criteria on number of individuals diagnosed with autism spectrum disorder: A systematic review. Journal of Autism and Developmental Disorders, 45(8), 2541–2552. https://doi.org/10.1007/s10803–015–2423–8.

51. Sparrow, S. S., Cicchetti, D. V., & Saulnier, C. (2016). Vineland adaptive behavior scales (3rd ed.). (Vineland III). Pearson.

52. Stone, W. L., Coonrod, E. E., & Ousley, O. Y. (2000). Screening Tool for Autism Two-Year-Olds (STAT): Development and preliminary data. Journal of Autism & Developmental Disorders, 30(6), 607–612.

53. Swinkels, S. H., Dietz, C., van Daalen, E., Kerkhof, I. H., van Engeland, H., & Buitelaar, J. K. (2006). Screening for autistic spectrum in children aged 14 to 15 months. I: the development of the Early Screening of Autistic Traits Questionnaire (ESAT). Journal of autism and developmental disorders, 36(6), 723–732.

54. Tager-Flusberg, H., Paul, R., & Lord, C. (2014). Language and communication in autism/ASD. In F. R. Volkmar, S. J. Rogers, R. Paul, & K. A. Pelphrey (Eds.), Handbook of autism/ASD and pervasive developmental disorders (4th ed., pp. 335–364). Wiley.

55. Tsatsanis, K. D., Powell, K., Volkmar, F. R., Paul, R., Rogers, S. J., & Pelphrey, K. A. (2014). Neuropsychological characteristics of autism spectrum disorders. In F. R. Volkmar, S. J. Rogers, R. Paul, & K. A. Pelphrey (Eds.), Handbook of autism/ASD and pervasive developmental disorders (4th ed., pp. 302–331). Wiley.

56. * Volkmar, F. R., Booth, L. L., McPartland, J. C., & Wiesner, L. A. (2014). Clinical evaluation in multidisciplinary settings. In F. R. Volkmar, S. J. Rogers, R. Paul, & K. A. Pelphrey (Eds.), Handbook of autism/ASD and pervasive developmental disorders (4th ed., pp. 661–672). Wiley.

57. Volkmar, F. R., Klin, A., Siegel, B., Szatmari, P. et al. (1994). Field trial for autistic disorder in DSM-IV. The American Journal of Psychiatry, 151(9), 1361–1367.

58. Volkmar, F. R., & McPartland, J. C. (2014). From Kanner to DSM-5: Autism as an evolving diagnostic concept. Annual Review of Clinical Psychology, 10, 193–212. http://doi.org/10.1146/annurev-clinpsy-032813-153710.

59. *Volkmar, F., Siegel, M., Woodbury-Smith, M., King, B., McCracken, J., & State, M. (2014). Practice parameter for the assessment and treatment of children and adolescents with autism spectrum disorder. Journal of the American Academy of Child & Adolescent Psychiatry, 53(2): 237–257.

60. Wechsler, D. (2008). Wechsler adult intelligence scale (4th ed.). Pearson.

61. Wechsler, D. (2012). Wechsler preschool and primary scale of intelligence (4th ed.). Pearson.

62. Wechsler, D. (2014). Wechsler intelligence scale for children (5th ed.). Pearson.

63. White, S. W., Ollendick, T. H., & Bray, B. C. (2011). College students on the autism spectrum: Prevalence and associated problems. Autism, 15(6), 683–701. http://doi.org/10.1177/1362361310393363

64. Whitten, K., … Fernandez, B. A. (2015). Molecular diagnostic yield of chromosomal microarray analysis and whole-exome sequencing in children with autism spectrum disorder. JAMA, 314(9), 895–903.

65. Wiig, E., & Secord, W. (1989). Test of language competence. Psychological Corporation.

66. Wiig, E., Semel, E., & Secord, W.A. (2013). Clinical evaluation of language fundamentals (5th ed.) (CELF-5). Pearson.

67. Wiig, E., Semel, E., & Secord, W.A. (2013). Clinical evaluation of language fundamentals (5th ed.) (CELF-5). Pearson.

68. Wilson, C., Roberts, G., Gillan, N., Ohlsen, C., Robertson, D., & Zinkstok, J. (2014). The NICE guideline on recognition, referral, diagnosis and management of adults on the autism spectrum. Advances in Mental Health and Intellectual Disabilities, 8(1), 3–14. ISSN: 2044–1282.

69. * Wodrich, D. L. E. (1997). Children's psychological testing: A guide for nonpsychologists. Brookes.

70. Zimmerman, I. L., Steiner, V. G., & Pond, E. R. (2011). Preschool language scale (5th ed.). Pearson.

71. Zwaigenbaum, L. (2010). Advances in the early detection of autism. Current Opinion in Neurology, 23(2), 97–102. https://doi.org/10.1097/WCO.0b013e3283372430.

附录1：评估结果解析

　　学校通常会对孩子进行评估，家长也可以寻求独立医疗机构或跨学科团队进行评估。独立机构和评估团队通常会给出相对较长的叙述性报告。一般来说，会有多位不同专业的专家一起参与评估，理想的评估团队应该整合发现和观察结果，给出一致的、简单易懂的报告。在孤立情况下进行的几乎没有解释的一系列测试，帮助性不大。在本附录中，我们提供了阅读和理解评估报告的简短指南。如果你已经有了相关了解，无须阅读本附录。但如果你了解不多，快速浏览该附录可能会有所帮助。在附录最后，给出了读者可能感兴趣的阅读清单。患儿父母应该理解专家给出的评估报告，所以有疑问时请随时提问，如询问报告中数字的含义！

　　通常情况下，需要进行多项测试才能评估孩子在各个领域的能力。除了孤独症/ASD筛查和诊断测试（不同能力的适用测试已在前文讨论），**标准化测试**的个人得分是基于开发测试的"**标准化样本**"的（即"正态群体"）。请记住，除了数字，在测试过程中对孩子的观察也可以提供诊断信息。此外，尤其是对于ASD患者，评估结果解析至关重要，例如，儿童可能只有一项极强的能力，但其他能力较弱。可以理解的是，父母可能会取长补短，只关注优势，而以忽视其他能力的发展为代价。

　　在进行标准化测试时，评估人员应遵循相关规则进行评估。如果评估过程违反了规则，那么评估结果就无法与全国性或标准化的样本进行比较。家长会非常沮丧地对检查者说："如果你用另一种方式问问题，他就知道怎么回答了"。家长的观点是正确的，但他们并不是评估人员！少数情况下，一些测试允许在孩子不懂的情况下接受相关教学指导。孤独症/ASD患者的问题在于，他们通常会孤立地了解事物，缺乏灵活性，无法在不同的环境中理解同一事物，这使得他们很难归纳（需要了解的重要）知识。最后，对评估人员而言，在测试中如何应对ASD患者的社交障碍、行为障碍和沟通困难是个现实挑战。这意味着检查者需要花更多的时间与ASD患者打交道，因此经验往往会有所帮助！

　　评估人员会对特定的问题行为保持警惕，或是因为这个异常行为有助于明确诊断结果，或是因为它们是课堂和家庭中需要干预的重要领域。比如，可以通过行为技术（行为矫正或放松技术）或使用视觉线索/时间表来纠正攻击性行为、自伤行为或刻板行为。如"先完成三个任务，然后再玩iPad"。同样，在标准测试的允许范围内，检查者可以做出灵活性的改变。如视觉线索有帮助吗？孩子是否需要频繁的休息和运动才能继续完成任务？什么样的任务最难？基于评估过程中的观察，上述所有信息都可以成为报告中有价值的部分，且对课堂教学、老师和学校团队帮助极大。

可以用多种方式表示标准分数。在所有案例中，都会有**平均值**（总体平均值）和**标准差**（与平均值差异的大小）。对于智力、成就和沟通的测试，标准分数有助于自我比较和与他人比较。很久以前，诸如智商等分数的计算方法是用年龄当量分数（心理年龄）除以孩子的实际生理年龄，然后再乘以100的。因此，一个心理年龄为3岁、实际年龄为5岁的孩子，智商为60（3/5×100）。如今，虽以更复杂的方式开发测试并使其标准化，但总体思路是一样的。**标准分数**呈常态曲线分布。平均值将在中间，其他分数在其周围。一般人的智商测试平均值是100。也就是说，大约有50%的人得分在100以上，50%的人得分在100以下。通常标准差为15分左右（衡量分数如何分散在平均值附近）。这意味着参加考试的大多数人（约2/3）的分数将在平均水平以下15分到平均水平以上15分之间，即85～115分。只有约2.5%的人的分数会高于或低于平均值30分以上（两个标准差）。也就是说，只有大约2.5%的人得分会在70分以下或130分以上。不同测试的平均值和标准差也不同，例如，有些测试使用"T值"，即平均值是50，标准差是10。

在一般人群的智商测试中，多数人的分数集中在相同的数字附近，但在ASD人群中并非如此，因为他们的能力维度分散性大。这种分散性通常可以为诊断提供有用信息，如提供更详细的优缺点信息。当智商测试的差异较大时，如有的孩子分数差异多达70分时，通常不会报告总分，因为考虑到不同技能的差异性，总分具有一定的误导性。

其他类型的评分方式也经常使用。最容易理解的是**年龄当量分数**，但往往不如标准分数有用。例如，难以把年龄当量分数为5岁2个月的6岁儿童与**年龄当量分数**为5岁3个月的5岁半儿童进行比较。此外，年龄当量分数的波动性通常比标准分数大（如在一两个项目上，年龄当量分数的增加或减少范围可能比标准分数更大）。也有其他类型的评分，如百分位数评分。阅读清单列举了许多有助于读者获得更多相关评估信息的资料。

第三章 教育项目和干预措施概述

　　孤独患者在幼龄时期，由于社交、沟通和行为问题，在学习领域面临着严峻挑战。在坎纳发现孤独症后的最初几年里，除心理治疗（帮助不大）外，专家们难以在其他治疗方法上达成共识。不过，随着时间的推移，人们渐渐发现，结构化教学对孤独症有一定的作用。此外，在进行结构化教学时，人们还可以利用在心理学行为研究中发现的基本学习原则。在《94-142 公法》（将在下一章详细讨论）通过之前，许多学校拒绝为"不可教育"的孩子提供课程，因此许多家长别无选择，只能把孩子送到州立的寄宿机构 / 慈善机构中，让孩子在那里度过漫长的一生。

　　《94-142 公法》及其后继法案，还有如今的《残疾人教育法》(Individuals with Disabilities Education Act，IDEA)，都要求学校为残疾儿童提供服务，我们将在下一章详细讨论这个问题。当孤独症患儿满 3 岁并"毕业"于幼儿干预项目时，学校将承担起他们的主要教育工作。正如我们将在下一章讨论的，对于残疾儿童当前面临的各种障碍，学校必须开发并定制个性化的项目，并与其长期发展计划相一致，以满足患儿当前的需求和适应能力的发展。干预的主要目标是治疗孤独症的核心症状——社交和沟通障碍，但同时也关注其他障碍，如学习障碍。此外，学校还必须帮助学生提高制定预先计划的能力和组织能力（通常称为"执行功能"），以及将所学知识运用于其他环境的能力（适应性技能）。当然，学校不能忽略知识教育。

　　在孤独症被提出后的前几十年里，出现了干预项目，这些项目通常是由那些不想把孩子送入机构的家长开设的，其中一些项目至今仍然存在。还有些项目，是私人与学院或大学联合开办的，通常是中心机构（需要家长把孩子带到机构接受相关干预），但随着时间的推移，这些项目已经走入了社区、学校和家庭中。大多确立已久的项目仍处于发展阶段。在本章中，我们将快速回顾个别"示范项目"和具有一定证据基础的具体干预措施。此外，父母应该了解 IEP 的开发，并参与干预项目的设计。

2001 年，美国国家孤独症儿童教育研究委员会提出了一份具有影响力的报告，该报告审查了 10 个干预项目，发现至少有一个项目的同行评审研究支持其疗效。该报告指出了这些项目之间的相似之处和不同之处，并证实了循证治疗的有效性。从那时起，该领域的研究就呈现出增长趋势，而且循证治疗的标准也更为严格了。在本章中，我们还将回顾部分治疗方法和干预项目。值得注意的是，本章讨论的治疗方法和干预项目均有一定的循证研究支持。而且在笔者看来，这些模型治疗方案和干预措施证据基础都是强有力的。在本章中将不可避免地引述相关作品，且参考资料繁多（可参阅阅读清单）！专栏 3-1 对循证治疗的个别方面进行了强调论述。

专栏 3-1　循证的含义

循证实践始于医学领域，起因于相关人员意识到需要对经常性的治疗方式进行更严格的审查。该思想逐步影响到心理学、言语－沟通、教育和其他领域。循证实践已用于最优疗法的开发，具体干预技术、干预模型及预先干预项目的评估。

随着时间的推移，循证实践工作变得更复杂。最好的循证依据是依赖于随机安慰剂对照试验的研究（给予 50% 的人糖丸，其余的接受实验性治疗，而参与者和支持者并不清楚谁接受了相关治疗。理想的对照是在不同的地方进行对照实验），或是荟萃分析研究，本质上是对研究进行研究。荟萃分析研究结合了多项研究结果，增强了研究结果的可信度。从其他类型的研究对照试验（例如，缺乏随机对照组或安慰剂对照组）到单一案例报告和广泛认可的观点（学校教授的知识），标准水平是逐渐下降的。有些研究［例如，许多**应用行为分析**（applied behavior analysis，ABA）研究］是基于大量的单个案例进行的（观察干预前后的行为）。同样，州立干预项目，如北卡罗来纳州的孤独症及相关障碍患儿治疗教育课程（TEACCH[1]），难以符合常规模型，因为这是个州立项目。此外，应该注意的是，一些常用项目从未接受过随机试验研究（例如，从飞机上带降落伞跳伞和不带降落伞跳伞）。

可塑性研究往往会引起教育和心理领域的争议，例如，将专门（学术）治疗应用于现实治疗。官方的临床实践指南通常会总结现有的证据水平，从而为有潜力的治疗方案提供建议。

在评估病例研究和案例报告时，请记住极其重要的一点。**案例研究**常见于 ABA 领域，即在一个孩子（或者很多孩子）身上应用一项技术，并收集应用前后的数据，以解释行为或发育的变化。案例研究也属于循证治疗。案例报告就只是单个特别病例的报告，本质上就是奇闻轶事。案例报告的内容十分有趣，但并不属于循证治疗范畴。虽然这些案例报告往往会引起新闻媒体的轰动，但是请记住马克·吐温（Mark Twain，他曾是一名记者）曾经说过的一段话——报纸交织着真实与虚假！

在教育、咨询、心理学、特殊教育和相关服务领域，都重点强调使用有相关证据基础的干预措施。证据基础通常是以在科学（专家评审）期刊上发表的研究为基础。阅读清单中列举了一些教育实践的优秀评述及其证据基础，如（Odom 等，2019；Steinbrenner 等，2020）。其他优质资源包括国际循证医学协作组（Cochrane collaboration）（https://www.cochrane.org）、Campbell Collaboration（https://www.campbellcollaboration.org）和 What Works Clearing- house（https://ies.ed.gov/ncee/wwc/FWW）。关于孤独症的治疗方法，还有一些十分精彩的评述（Odom 等，2019；Paul 和 Fahim，2016；Steinbrenner 等，2020；Watkins 等，2019）。

再次强调，研究伊始设置的标准，将决定研究结果。在教育和医学领域的挑战就是如何将循证知识转化为具体的个体化护理措施。前文已经论述过，重点是首先对每个孩子进行良好的评估，然后根据他们的优势和劣势制定个人计划。如果仅仅使用有循证研究支持的方法，而不去制定相关的优质计划，那么评估疗效根本毫无意义可言！如今围绕循证治疗开发了一些干预项目，并将个别循证干预措施应用于公立学校。在本章中，我们会对个别干预措施，以及具有强有力证据基础的示范项目展开讨论。在随后的章节（第十四章）中，我们将对证据基础较少，甚至没有证据基础的治疗方法展开论述。仁者见仁，智者见智。值得一提的是，并不是每个人都同意本书的观点，因为每个人对循证的理解都不同，相应的，设计出的项目也不尽相同。例如，你只想进行包括随机安慰剂对照试验的研究，而排除无法将 ABA 方法作为循证基础的单个病例研究（即使这是孤独症最成熟的治疗方法）！同样地，如果你只想进行包括一个观察员的研究（也就是说排除老师和家长的报告），那么研究结果会有极大的局限性。下面我们将首先讨论一些示范项目，然后讨论具体的干预方法。据笔者判断，这些方法具有强有力的证据支持基础。

一、示范项目

当前已经开发出了几种类型不同且证据支持水平不同的项目（Paul 和 Fahim，2016；Reichow 等，2014）。这些项目既有相似之处，也有不同之处。请记住，在运用干预项目时，应考虑到孩子的实际需要。老师和家长可以提供有效的信息和证据支持，特别是如果他们了解当地提供服务的学校的话。专栏 3-2 中提供了部分重要术语和概念。

专栏 3-2　示范项目

重要概念和术语

- **项目类型**
  - 以中心机构为基础的项目在特定环境下提供服务，如特定的学校或诊所（可能以某种方式附属于学院或大学项目）。这些项目可能是单一的（仅针对 ASD 患儿或有特殊需求的儿童），也可能是开放的（包括正常发育的儿童）。
  - **家庭项目**主要在家庭内提供服务（有时会包括户外支持项目、课堂/干预服务或其他家庭之外的服务）。通常用于幼龄儿童。
  - **学校项目**指提供校内服务。如设置综合的、包容性的课堂（包括正常发育的儿童和患有 ASD 或其他疾病的儿童），或者是专门的（隔离的）孤独症或特殊教育课堂（以及介于这两者之间的其他课堂形式）。
- **项目定向**
  - **行为/ABA**：最初的洛瓦斯项目和罗杰斯项目就是很好的例子。
  - **发育**：Early Start 和 JASPER（包括共同注意、象征性游戏、参与和调节）项目就是很好的例子。
  - **混合型**：结合了 ABA 和发育项目，关键反应疗法就是一个很好的例子。
  - **折衷研究方式**：该类型的项目借鉴了许多资源——北卡罗来纳州的 TEACCH[1] 项目就是一个很好的例子。

　　可以将干预示范项目分成几个常规组。这种分组方式反映了方法或理论取向的差异。有时可以将上述干预方法认定为具体的干预技术，当我们提及具体的方法时，会将其列出。请记住，专栏 3-2 只罗列了部分项目，相关研究一直在持续。

- 以行为为基础/焦点的项目，或 **ABA** 项目，均采用行为心理学原则来培养学习技能，特别是"学会学习"的技能（如坐着集中注意力）。奖励可以用来"塑造"行为。**回合式教学**是 ABA 常用的教学方法。回合式教学包括先行、行为和结果三步。举例说明，如果你试图让孩子说出"橘子"这个词，你可能会拿出一个橘子问，"这是什么？"（先行），然后孩子会做出一个行为（例如，说出橘子这个词，伸手去拿橘子，或者只是发出声响），最终你可以得到结果（如果孩子说了橘子、近似的词语，或者一些声音，就给她/他这个橙子；如果他们没有说，就不给）。回合式教学会把教授的内容分解成更细致的步骤，然后每个步骤都使用提示/奖励（多次），最后随着训练次数增加逐渐去除提示/奖励。关于干预措施的有效性，有大量文献，但应该指出的是，这些文献几乎全都基于单个病例报告/研究（Odom 等，2014）。美国各地已经发展了许多这样的干预项目，例如，道格拉斯发育障碍中心项目（Harris 和 Handleman，2000；Lovaas 和 Smith，1988）、普林斯顿儿童发展研究所（McClannahan 和 Krantz，2004），且都有中等到强的证据支持它们的疗效。洛瓦斯模型（http://www.lovaas.com/about.php）是该领域最早的项目之一，当前也已经开发出了类似的项目，如 ASD 基石中心（https://www.autismspeaks.org/resource/stepping-stones-center-autistic-spectrum-disorders-inc）和孤独症及相关疾病中心（https://www.center forautism.com）。上述治疗均采用回合式教学法，有时也与其他循证实践（如综合游戏小组和小组教学）相结合。

· **以发育为导向的项目**，如萨莉·罗杰斯（Sally Rogers）开发的 Early Start 模型（Rogers 和 Dawson 等，2012；Rogers 和 Vismara，2014）以儿童的兴趣为基础，采用以发育为导向的方式，对 12～48 个月的孤独症患儿进行干预。该模型倡导利用游戏来促进儿童的社会联系能力、共同注意，以及认知技能。它基于对幼儿学习发展的理解，通过日常活动和玩耍建立积极的社会关系。相关人员可以教授家长如何应用该模型，并为他们提供小组和个人培训。许多研究已经对该项目进行了评估，至少有一份研究报告指出该项目可以促进大脑发育，并附有相关的优质介绍（Rogers 和 Dawson，2010）。

· **混合项目**包括发育和行为两种干预方法。JASPER 模型（Kasari 等，2010）也结合了关键的发育和行为原则。它旨在培养重要的社交沟通技能（游戏、模仿、共同注意和任务参与）。它还运用了自然主义原则，现在已经得到了充分的研究支持。该项目已应用于幼儿至学龄早期儿童，并可由父母、老师和专业辅助人员应用，附有相关操作手册。

核心反应训练（pivotal response training，PRT）类似于混合项目，因为其干预也同样基于 ABA，但不同点在于，其以发育为导向，关注学习和其他技能的关键行为（Koegel 和 Koegel，2006）。此类干预的重要目标之一是技能的泛化（在不同环境下应用相同的技能）。PRT 程序已用于提高言语、游戏和社交技能，而且其证据基础广泛。该干预措施还专注于对家长进行个人和小组教育，利用孩子的兴趣和动机进行相关训练。可参阅相关优秀介绍（Koegel 和 Koegel，2019）。与 Early Start 模型一样，一些研究显示经该干预项目治疗后，患儿大脑发生了变化（Voos 等，2013）。

自然发育行为的自然主义干预（Schreibman，2005）也在教学法中纳入了发育和行为原则，并融合了不同理论的观点，使用"自然主义"的形式。该干预方法基于技能的发育过程，在教学中采用行为分析技术，遵循孩子的兴趣，以自然主义的形式，应用于家庭和社区的日常活动中。

- **折衷干预**，如 Division TEACCH®（Schopler，1997）借鉴了各种技术和方法。这个独特的项目是美国第一个在全州范围实施的孤独症项目，而且在多方面都有强有力的实证支持。与此同时，在这个以循证治疗为王的时代，该方法可能是最难以验证的，因为它确实带有折衷主义的色彩（Mesibov 和 Shea，2010）。话虽如此，这些折衷项目也是具有重要性和独特性的，而且部分干预措施是有实证基础的（https://teacch.com）。
- **学校支持的项目**，如 LEAP 等包容性学前项目（Strain 和 Bovey，2011），以及高山学习小组（http://www.alpinelearninggroup.org/about-us/staff-and-leadership.php）和梅氏协会（https://www.mayinstitute.org）等特殊学校项目。

我们可以注意到，上述大多项目仅适用于于学龄前和学龄期儿童。不过，残疾学生中学教育中心（Center on Secondary Education for Students with Disabilities，CSESA）（http://csesa.fpg.unc.edu）虽然主要关注于青少年（Odom 和 Duda 等，2014），但是也开发了支持大学生和社会人士的新项目（White 等，2019）。

其中一些项目严重依赖于患儿社会关系的发展，如葛斯汀（Gutstein）及其同事开发的关系发展模型（Gutstein 和 Sheely，2002），以及格林斯潘模型，上述项目虽然有部分证据基础，但它们应该被视为新型疗法，而不是成熟的循证治疗（Paul 和 Fahim，2016）。

美国国家研究委员会（National Research Council，NRC）2001 年做出的原始报告仍影响深远。该报告总结到，关于低龄儿童的干预项目存在部分共同点，这些共同点至少有一项（或更多的）评估 / 结果研究支持。如下所示：

- 尽早提供相对密集的课程（在教学时间和教师支持水平方面）。
- 促进功能性发育，鼓励患儿自主沟通。
- 不同环境下的社会教育。
- 对于低龄儿童，提高游戏技能和协作游戏能力（对于大龄儿童，可以扩展到课外活动）。
- 提高学习和认知能力，还包括解决问题、多任务处理等一系列能力。
- 对异常行为进行积极的行为干预，并减少干扰儿童学习的行为。
- 使用辅助手段，如视觉支持、辅助沟通等。
- 适当的功能性学习技能。
- 家庭参与（有助于培养泛化技能）。
- 根据特定的培养目标，提供与正常发育的同龄人互动的机会。
- 为学习提供适当的、支持性的物理环境（如减少干扰）。

干预的首要目标是帮助孩子掌握尽可能多的技能，使他们在成年期时尽可能自力更生、自给自足。正如反复强调的那样，家庭参与对这一目标的实现至关重要。在可能的情况下，患儿个人也需要参与到 IEP 的规划设计中，尤其是在他们长大的时候。根据法律，该举措应该在其高中时就明确到位。

二、以孤独症为中心的干预措施和课程

有效的干预课程应实现个体化，此外，教学目标应实现可测量性，并与学生的长期发展目标相一致（Olley，2005；Hume 和 Odom，2007）。不应该过分强调课程以学生为中心，反之亦然。应该为每位学生特别规划课程，完善 IEP 规划，将老师和辅助手段作为关键支持。有趣的是，包容课程（Hume 和 Odom，2007）会给孤独症或 ASD 儿童带来严重影响，例如，有些课程要求儿童在社区中学习，但这会使孩子远离传统的课堂环境。卡博特（Kabot）和里夫（Reeve）在 2014 年对孤独症儿童的相关课程设置进行了出色的概述。

有时，ASD 儿童会在学术领域上表现出一个或多个孤立的才能。他们往往会对标志性（视觉性）图像感兴趣，从汽车上的标志或引擎盖装饰延伸到字母和数字都属于标志性图像。孤独症儿童也常会对积木上的字母或数字着迷，却忽略了它们作为积木的建筑用途，这种情况并不少见。有些孩子在很小的时候就具有极强的阅读能力，我们用**高读症**来描述这一现象。高读症指的是，与儿童的年龄或其他障碍相比，儿童在单词认读方面表现出的超乎想象的能力。有孤独症或其他 ASD 疾病（如阿斯佩格综合征）的患儿在早期就掌握了阅读能力。然而，有时候，其阅读能力（大声说出单词）可能会大大超出对文章的理解能力。在儿童参与干预项目之前，应确保阅读能力测试的内容包括理解和阅读能力。

在进行干预项目时，必须谨慎关注学习环境和其他影响学习的因素。可以使用简单的组织辅助工具（如视觉时间表、功能例程表或活动时间表），并通过协助过渡、提供学习结构和减少异常行为来促进 ASD 患儿的学习。

三、以循证为中心的干预实践和方法

值得注意的是，除了示范项目，特殊教育行为技术也是有实证基础的。（在早期）研究发现结构化教学对孤独症患儿更有帮助，这一研究结果激励了人们使用学习理论设计行为干预措施。多种 ABA 干预方法都有效利用了学习理论，特别是经验丰富的临床医师，对患者的需求和障碍有极佳的判断力。我们将在行为干预一章（第十二章）中详细讨论具体的干预方法。请记住，尽管大多数干预措施是以单一案例研究（也就是在干预前、中、后均针对同一个病例）的方式得出的，但他们通常具有强有力的研究基础。美国国内最佳的示范项目就使用了单一案例研究的方法。可在网上查询最新的循证干预措施（Steinbrenner 等，2020）。表 3-1 列出了一些用于孤独症儿童的循证实践。

表 3-1　具有强有力实证支持的循证实践

斯坦布伦纳（Steinbrenner）等人近期（2020）做出的综合评述		
区域	实践	研究个数 1990—2017
AAC	可视化支持	65
	功能性沟通	31
	辅助沟通和替代沟通	44
行为 /ABA	替代性、不兼容性或基于前提的干预	49
	行为动力	12
	替代性、不兼容性的或 OB 的差异强化	58
	DTT	38
	退化	25
	功能性行为评估	21
	示范	28
	自然干预措施	75
	其他行为	140
	辅助重定向	
	RIR	106
	强化	
	反应中断策略	29
	任务分析	13
	时间延迟	31
认知 / 行为	自我管理	26
	CBIS	50
运动 / 锻炼	锻炼和运动	17
音乐相关的干预措施	音乐干预	7
以父母为中心	PBII	55
感觉 **	感觉统合®	3
社会	社交技能训练	74
	社交叙述	21
	PBII	44
教学 / 电脑 / 视频	DI	8
	录像示范	97
	计算机辅助	40
	指导干预	

注：** 指的是吉恩·艾尔斯（Jean Ayres）2005 年开发的模型。
辅助 / 替代性沟通（augmentative/alternative communication，AAC）；其他行为（Other Behavior，OB）；离散单元教学法（discreat trials teaching，DDT）；重定向（redirection，RIR）；认知行为 / 教学策略（cognitive behavioral/instructional strategies，CBIS）；父母干预（parent-implemented intervention，PBII）；同伴指导干预（peer-based instruction and intervention，PBII）；直接教学（direct instruction，DI）。

（一）社交技能

社交困难是孤独症的核心障碍，所以需要提高患者的社交技能。更强的社交（和社交沟通）技能更有助于学生获得同伴接纳和融入社区。基本上有三种社交技能教学方法：成人主导教学（老师或临床医师指导/治疗）、同伴主导教学，以及前两者的结合（例如，有一名或多名成年人指导的同龄社交小组）。到目前为止，同伴主导这种教学方法的研究基础最强，并且往往以学龄前儿童和学龄儿童主流教育的整合为主（Kohler 等，2005）。同伴教学是非常有效的，但需要（简单的）相关人员指导他们如何互动。例如，与伙伴"待在一起、玩耍、交谈"的方法（Goldstein，1992）和 LEAP 项目（Strain 和 Bovey，2011）。

在校期间，从简单性游戏到规则性游戏（包括体育），对社交技能的要求也越来越复杂。正常发育的儿童通常会在此阶段获得人生中第一段真挚的友谊，而孤独症儿童更可能会产生疏离感。学龄组的社交技能干预往往涉及成人（即一对一指导）或混合方法（包括一个成人和其他儿童）。

成人主导教学，包括针对认知或社交能力较弱的学生进行的 ABA 教学，以及自然主义教学（Reichow 等，2013）。可以先由言语病理学家对学生进行一对一的社交技能教学，然后由老师和家长协助学生发展泛化技能；也可以运用行为技术和视觉支持（Myles，2013）。当前已经开发出了几个优秀的教学模型，如 Social Stories™，可用来教授学生解决问题的方法，得出更受社会认可的解决方案（Gray，1998）。

处于正常发育时期的青少年往往具有高水平的社会认知（青少年的社会化水平极高）。当以字面化和以规则为导向的青春期到来时，正常发育的青少年会意识到讽刺性和比喻性语言的使用，而患有 ASD 的青少年或年轻人往往对此会产生极度的不适感。

社交技能小组是教授社交技能的常见形式之一，特别是在中小学阶段。小组人员可以只包括有社交障碍的儿童，也可以包括正常的同龄人，并以同龄人为榜样。成年人负责监督小组活动，进行适当干预，目标是尽可能让小组成员提供有益的反馈。阅读清单中提供了社交技能小组和社交技能训练的大量优质资源。想让孩子参加校外社交技能小组的家长可以与其他家长进行交流，以获取经验丰富的社交技能小组机构的相关信息。重要的是要认识到，社交技能小组的工作人员虽然接受了一系列培训，但当前没有正式的认证程序。社交小组通常由心理医师、社会工作者、言语病理学家等人组织。除组织社交小组之外，教师也可以在课堂上直接教授社交技能。

虽然社交技能的相关资源正不断涌现，但当前关于 ASD 青少年和成人社交技能干预的研究却相对较少（Walton 和 Ingersoll，2013）。上文所述的许多方法都可以使用，尤其是对于语言能力较差的个体。可悲的是，到这个年龄，发育正常的同龄人已经掌握了一定的社交经验，所以同伴主导教学对患者的帮助就没那么大了。幸运的是，成人主导教学是相当有效的，尤其是在帮助个人学习特定的技能 / 任务方面。当前，在社交问题方面，已经开发了优秀的教学指南，例如，《隐性课程》(*The Hidden Curriculum*)(Myles，2004) 介绍讨论了一些常见的社交场合，并为认知水平较高的 ASD 个体提供了社交问题的解决方法。近期，一项荟萃分析发现，干预整体社交技能对孤独症个体起到中等程度的疗效（Reichow 等，2013）。

（二）沟通和言语

广义上来说，沟通技能的发展（不仅仅是说话）是干预项目的关键组成部分。部分优秀资源家长也可以使用（Paul 和 Fahim，2016）。正常发育的孩子在出生后的最初几个月里，语言发育不会遇到障碍。出生后，正常的婴儿会渐渐适应父母的脸和声音。到 6 个月大时，他们能以良好的语调发声（言语的音乐方面），开始在没有视觉提示的情况下对声音做出反应，开始察觉声音传达的感觉，并对自己的名字做出反应。到 1 岁的时候，甚至在学会说出第一个单词之前，他们的语言进步其实已经很大了。1 ~ 2 岁时，语言能力有了质的进步，这时婴儿能够开始进行象征意义的思考。到 2 岁的时候，孩子通常会有数百个单词的词汇量。

与正常儿童的沟通技能发展进程相比，孤独症和相关障碍患儿却截然不同。考虑到沟通对长期发展目标的重要性，沟通障碍既是早期干预的核心挑战，也是重要干预目标。患有孤独症的婴儿可能不会咿呀学语，或者发出各种各样的声音，或沉浸于特有的声音。正如坎纳最初注意到的，当语言发展时，患儿往往会出现不寻常的特征。不会讲话的儿童往往在建立意图性、共同注意、换位思考和非语言能力方面存在问题。ASD 患儿开始讲话时，其词汇往往十分匮乏，且语言表达的灵活性差。综合性学习（模块学习）风格常在重复言语中有所体现。坎纳还注意到了模仿言语的存在（一遍又一遍地重复某事），但随着时间的推移，孩子会开始分开语言块并做出改变（缓解仿说）。语音、语调问题（语韵）表现为单音调讲话或机械式讲话。孤独症患儿也常出现代词运用问题和语言的社会运用的问题（即语用问题）。有些孩子具有强烈的个人言语风格，也就是说，他们使用的单词或短语的意思是个人独有的，常人往往无法理解。有的孩子虽然掌握的单词量大，但他们的语言理解落后于阅读拼写能力（与正常发育的儿童相反）。有趣的是，ASD 患儿的某些语言发育领域并没有受到损害，例如，发音或说单词的方式。不过，无论患儿的语言水平如何，社交语言技能都是需要重点干预的目标。当孩子开始发展语言技能并尝试用语言表达个人经历时，社交技能的发展就显得更为重要。在学习交流之前，必须教会患儿通过他人的行为推断语言意义或意图，有时还需要使用非语言视觉辅助 / 支持（交换图片或物体）。

当前已开发了多个用于教授沟通和语言技能的程序 / 方法，保罗和法希姆（Paul 和 Fahim，2016）的新书对这些方法和相关证据基础进行了精彩的概括。一般会经学校的治疗团队协商后选择适宜的干预方法，并决定是否由言语病理学家（或学校心理医师等人）实施 / 监督。干预方法也会根据儿童的年龄、认知能力和沟通能力水平而有所不同。家长也可以在家中使用各种方法来促进孩子的语言学习。同龄儿童小组活动是促进语言学习的绝佳方式；Early Start 和JASPER 项目极其注重沟通技巧的培养。

培养沟通能力的方法多种多样（Tager-Flusberg 等，2014）。有的是基于学习理论的说教性的、以教师为中心的方法。有的方法更具自然主义思想，也是基于学习理论的，但更考虑孩子的天性，主张在自然的学习环境中进行教学。另一组方法称为发展主义教学或实用主义教学，教学的重点是在试错的基础上，使用一系列的材料和方法，找出最有效的学习方法。可以看出，有些方法更侧重教师指导，而有些则强调孩子的自然天性。

重要的是要意识到，沟通能力也与行为密切相关。如果孤独症患儿的交流方式有限或不同寻常（有时极具个人特色），就可能导致沟通障碍。即使是年龄更大、能力水平更高的儿童和成人也可能出现沟通障碍。阿斯佩格综合征患儿表现出的不停讲话行为，往往会给现实对话造成困难。因此，对每个 ASD 患者来说，培养沟通技能都应是干预项目的主要目标。

幸运的是，孤独症儿童从未学会说话的情况慢慢减少了。可以使用特殊的方法促进交流（更广泛的定义），如辅助沟通，不过家长有时会担心，如果在孩子身上使用这些**辅助沟通**方法，是不是就意味着学校放弃了教会孩子说话。但事实上，任何沟通方法都有助于培养儿童的言语能力（Mirenda，2014）。这些方法各不相同，但都可以根据孩子的言语水平和沟通模式进行调整，还可以与其他方法结合使用。此外，还可以运用计算机 / 应用程序培养孩子的沟通和组织能力。有的设备可以代替孩子讲话，例如，当孩子按下一个按钮时，机器会代替孩子说"你好"或"饼干"。这样的设备相当复杂，且对他人回应的能力十分有限。对一些孩子来讲，上述方法可能过于先进了，在这样的情况下，就可以使用实物来辅助交流。

针对孤独症早期语言发育的另一种干预方式则侧重于自然和发育。哈宁中心（Hanen Centre）就开发了这一类型的干预方法，以帮助家长刺激残疾儿童的语言发育。弗恩·萨斯曼（Fern Sussman）(1999) 的《尽在不言中》(*More than words*) 一书就使用这种方法概述了基于语言发育的一系列干预措施，包括模仿发声和语句，示范和参与游戏，使用视觉和音乐支持，以及关注儿童发出的任何交流线索。在这一干预模式中，患儿的任何一个行为都可以被视为一种沟通方式。

Early Start 模型对学习风格和能力各异的孩子都是有效的。ESDM 可以帮助儿童在社交技能、语言技能和认知技能方面取得进步。无论学习困难的严重程度如何，儿童都可以从中获益。同时，家长参与是 ESDM 的关键组成部分。治疗师应解释并示范操作方式，便于家长在家中实践。

另一个群体干预项目是社会沟通情绪调节支持（Social Communication Emotional Regulation Transactional Support，SCERTS）模型（Prizant 等，2004）（www.scerts.com）。该模型采用了多学科干预方法，重点关注孤独症和相关障碍患儿的沟通能力和社交情绪的培养，强调培养社会沟通能力、帮助儿童调节情绪，以及支持人际交往。家人应积极参与这个过程。普里赞（Prizant）等人（2004）提供了更多关于 SCERTS 方法的信息，以及可访问的 SCERTS 网页（http://www.scerts.com）。值得注意的是，虽然该模型使用的干预方法有着强有力的证据基础，但对于该模型，目前尚无相关实证研究。

奎尔（Quill）在 2000 年开发了类似的干预课程，侧重于提高社交和沟通能力。该课程借鉴了一系列方法，包括高度结构化的教学和自然的课堂环境。正常同龄人会接受相关指导，然后作为交流者和游戏伙伴来帮助孤独症儿童进行有效学习。

基于自然主义的，以发展为导向的教育方式很受学校和家长的欢迎。然而，对这种方法进行的比较研究非常有限。与结构化的、以行为导向的教学方法相比，自然主义的方法要求对相关人员进行大量训练，并且在一定程度上会要求治疗团队中有掌握特定方法的人员。重要的是认识到，要想成功地应用自然主义教学法，仍然需要进行大量的规划和研究。

（三）扩展语言能力和特殊语言特征

一旦孩子们开始使用一些单词，或者开始将单词组合在一起，那就可以运用多种方法来提高沟通技巧。这些方法可以包括基于 ABA 的回合式教学、核心反应训练，以及自然主义教学，例如，设置孩子感兴趣的情境，引导其使用个人语言。《教我说话》(Teach Me Language)(Freeman 和 Dake，1997) 一书中就提供了帮助孩子从单一的单词过渡到更复杂语言的教学方法。

认知能力较强且年龄较大的个体，如阿斯佩格综合征和高功能孤独症患者，既会存在相同的障碍问题，也会出现不同的问题。对这些学生来说，沟通障碍通常与发音和词汇积累的关联性较小，而与社交语言运用的关联性较强。问题的表现方式也形式各异。对一些孩子来说，主要问题表现为语韵和大声讲话。

可以使用录音机、录像机或其他设备等解决语韵问题（用于语韵练习与反馈）。已经开发了一些计算机程序，以解决语韵问题，可能对孤独症有帮助。对于那些说话声音很大的孩子（言语病理学家称之为"音区"），培养音调的意义不大。相反，更有意义的是关注三种音量的教学：小、中、大，然后告诉他们不同音量的适用情景。例如，课间大声说话，课堂上用中等音量，教堂里轻声说话。对话和社交技能方面的培训（包括倾听、轮流发言、邀请反馈或使用语言来表达感受和自我调节）可以很好地配合社交技能小组或社交技能教学项目。可以直接教授社会习俗。孤独症患者倾向于照本逐字，缺乏想象力，这可能会导致各种各样的误解。因此，可以直接教授比喻语言、习语和俚语［见迈尔斯（Myles）等人在 2004 年提出的案例］。有许多优秀的教学资源可供选择。

不同的语言交流干预措施的证据基础也不同，有些方法有相当广泛的研究个体，而有些方法则很少。保罗和法希姆的书中（2016）提供了有用信息，家长（和老师）可以使用它来研究具体的方法。

（四）组织问题 / 支持技术

患有 ASD 的儿童、青少年和成人在学习方面面临着许多挑战，因为他们在多任务处理（通常称为**执行功能**）方面存在问题（参见专栏 3-3）。执行功能很可能就是社会残疾的元凶，而社会残疾又会造成其他问题。通常情况下，患儿在早期就会在一些方面出现问题，如学习的能力，即与他人分享自己正在关注的事物，坐着、专注于老师，等等。要发展执行功能意味着个人干预要以长期目标为导向，专注于灵活、计划、组织、自我监督和多任务处理等能力的发展。上述能力在人的一生中都发挥着重要的角色，有的能力障碍并非是孤独症独有的，但也会给学习带来困难。

专栏 3-3　执行功能缺陷 / 障碍

存在问题的领域	导致的困难
计划和持续评估	在前瞻规划和监测方面存在困难，进而导致患者只能关注于短期目标，未能看到"大局"
灵活性	思维模式僵化，只看到单个问题的解决方案，即卡在某个项目的一个步骤 / 阶段，不会变通；独特的个人言语风格会造成行为问题
抑制	坚持一致性，坚持以前的反应 / 策略，不会变通

　　有各种可以有效处理组织和执行功能缺陷的策略。其应用形式也多种多样。在教室或家中最容易应用的是视觉支持。例如，一个4岁的孤独症儿童在环境转变方面存在极大的困难。常用的一种方法就是把日常活动的图片放在一个视觉时间表上。根据孩子的语言和认知水平，视觉时间表也可以做出相应改变。比如，如果合适的话，可以写个"循环时间"的标签。同样，在家里，可以用磁铁把孩子一天的任务贴在冰箱上，当一项任务完成时，就把图片翻过来。在一天结束的时候，家长可以可视化的形式回顾孩子做了什么。现在已经有一系列关于视觉支持的文献，并且实践证实对老师和家长都很有帮助。琳达·霍奇登（Linda Hodgdon）(2011，2003) 创作了关于使用视觉策略的系列优秀、实用书籍，并为老师和家长如何在课堂上使用这些方法提供了有益的指导。

　　也可以使用复杂的应用程序、计算机软件和学习程序。有的程序更注重组织（使用可视化列表、计时器、提醒物等）。有的则更专注于课题（例如，写论文或做笔记）。阅读清单中列举了许多相关资源。《教养聪明小跳豆》(*Smart but Scattered*) 系列书就非常有帮助（Dawson 和 Guare，2009；Guare 等，2013）！

　　对需要视觉提醒的学生来说，视觉计时器可以帮助他们从视觉上清楚地知道任务的剩余时间。特别是当学生有卡顿的情况时（经常发生在拼写方面），就可以使用计时器来指示学习时间。还可以使用其他的辅助工具，包括电子记事本、录音机和电脑。有些工具虽然属于高科技，但操作起来也相当简单。例如，有一个四年级的男孩，他的认知水平很高（但缺乏规划性），他的任务是写一篇关于埃及历史的两三页的论文。这个男孩十分高兴可以使用电脑完成论文，并迅速从互联网和其他地方收集了数百个图片及相关信息。他的问题是如何把这些信息写成一篇论文。在与该男孩的父亲，一名推销员，交谈时，笔者及其同事建议这位父亲拿出电脑，启动幻灯片制作程序，设置几张幻灯片，每张设置一个标题并写上孩子的名字。第一张的标题是"埃及：一段历史"，后面依次为"法老时代的埃及""耶稣时代的埃及""穆罕默德时代的埃及""今天的埃及"。孩子负责在每张幻灯片的下半部分填上五六条相关的观点/事实。然后，父亲和男孩一起把幻灯片转换成提纲，把要点转换成句子，每张幻灯片都对应着论文的段落。请记住，在这个日益以计算机和互联网为中心的社会，随着孩子年龄的增长和职业的选择，掌握计算机技能会给日后生活带来极大的便利。尤其是对于患有阿斯佩格综合征的孩子，很早就开始在学校使用笔记本电脑有相当大的优势。通常情况下，对阿斯佩格综合征患儿来说，写草书是一件非常困难的事情，不过笔记本电脑就提供了很好的解决办法。

　　笔记本电脑和键盘打字技能还可以提供其他技术支持，如拼写检查，等等（如果家长和老师希望的话）。重要的是，家长和老师要明白，电脑确实可以进行适当调整。根据具体情况，电脑可以配备各种支持，包括拼写检查、文本转语音的语音合成器等。组织软件和信息支持来自 Kidspiration（https://education. fcps.org/trt/kidspiration）等网站。对于更有能力的学生，可以让其家长和老师访问满足其他残疾儿童需求的网站 [如学习障碍（www.ldpride.net）或 ADD（www. addwarehouse.com）]，来寻找新的工具、软件，等等。请记住，根据具体情况，一些技术含量较低的方法也会很有帮助。在阅读清单中列举了一些关于执行功能和组织问题的优秀书籍。

（五）与现实生活相关的适应性技能和泛化技能

"适应性技能"这个术语是指将在学校学到的概念应用到课堂之外的现实生活中。例如，数学知识既可以帮助解决数学问题，也可以适用于杂货店购物。对在所有年龄阶段和处于任一功能水平的 ASD 学生来说，跨环境应用泛化技能通常是一个重大的挑战。这两种能力是决定患者独立和自给自足的主要因素。

ASD 学生的干预目标是尽可能地实现独立。不幸的是，第一，现实世界是不可预测的，如果患者倾向于坚持一致性，这就会产生严重问题。第二，现实世界是高度社会化的，如果患者有社会脆弱性，这也会带来问题。第三，现实世界是快节奏的，人们的生活需求和信息需求也很大。最后，如果患者倾向于以一种极其狭隘的方式学习，那么她 / 他将在泛化技能方面存在困难，如有的人可以只能在家如厕，无法在学校如厕；同样，有的人可以心算出复杂的数学方程，却无法在快餐店点一份芝士汉堡。

通常，与 ASD 患者在熟悉的和高度结构化的环境中表现出的能力相比，他们在现实环境中表现出的能力水平更低，而且往往要低得多。因此，学校和家长必须特别考虑将泛化和适应性技能的培养作为儿童干预项目的一部分（见专栏 3-4）。

第二章讨论了一些适应性能力的评估方法。特别是随着学生年龄的增长，教育计划也应对这些技能明确关注，将其作为重要的干预部分。当然，上文已经讨论过社交技能和沟通技能，都要求患儿将课堂上所学的内容应用于现实环境。也有针对日常生活技能、应对技能和自理能力的多种教授方法。阅读清单为家长和老师列举了相关资源（Odom 等，2019）。

四、感觉和运动干预

感觉问题在 ASD 中极为常见，当前已有多个相关的干预项目。这些项目通常由职业治疗师提供。如前所述，吉恩·艾尔斯开发的经典方法有相关研究支持（尽管相对较少），而其他的感觉干预（将在第十四章进行详细讨论）实际上几乎没有支持研究（研究根据非传闻）。巴顿（Barton），赖肖（Reichow）及其同事（2015）总结了这一主题的主要工作。

专栏 3-4　教授适应性技能

与其他技能一样，直接集中的教学帮助性更大。

- 尽量利用孩子的自然学习动机。
- 教学内容要明确。
- 使用流程 / 脚本，并随着患儿进步，逐渐减少脚本支持。
- 教授泛化技能（同一行为应用不同的工具 / 情境 / 背景）。
- 使用与学校相同的教学方法：
  - 视觉时间表。
  - 书面材料。
  - 照片。
- 保持一致性（逐渐引入变化）。
- 尽量在自然环境中教学，并使用奖励强化和自然后果法（"自然后果法"是法国启蒙思想家卢梭提出的一种道德教养方法，主张让儿童通过体验其过失的不良后果去认识错误、吸取教训、自行改正——译者注）。

另一方面，越来越多的研究表明锻炼是有益处的。多项研究表明，定期锻炼对身体健康和行为表现都有极大的好处。均可采用个人和团体项目，但个人项目更容易实现。除了有益于降低问题行为水平外，例如，在肥胖和整体健康方面，运动还有重要的健康价值。

五、主流教育和课堂环境

法律规定，应该尽可能地将患有孤独症及其相关疾病的儿童纳入主流教育（在无法实现的情况下，不做强制要求）。随着对 ASD 儿童和正常发育的同龄儿童的支持越来越成熟，大部分 ASD 儿童可以得到包容性环境的支持。主流环境的相关术语极多，包括**包容教育**和**融入教育**。教育模式也形式各异，例如，可以在特殊教育综合班纳入一些正常孩子。通常，主流课堂是围绕传统课堂模式构建的，而融合课堂对特定学生有个体规划。有可能出现普通教师和特殊教育教师在同一个班级教学的情况。在将 ASD 儿童纳入包容教育时，家长和学校必须综合考虑包容的教育环境、儿童需求、成人监督的需求、同龄人的期望等。且专注于课堂活动、互动结构和惯例，以及课堂物理环境都有助于实现成功的社交互动。教师经常需要获得支持，以掌握包容和管理行为问题的教学技巧。助教和专业辅助人员等支持性工作人员需接受相关培训，其目标之一就是通过强调同伴介导而非成人干预，在现实环境中帮助支持儿童。不幸的是，相关人员不得不经常花费大量的时间满足孩子的特殊需求，以致忽略了培训！

　　主流/综合班的一大优势，就是培养社交技能。迄今为止，虽然有部分针对大龄儿童的研究工作，但大多数的研究工作都集中于学龄前儿童。话虽如此，但很明显的是，对孤独症儿童的干预不只局限于教室环境。如果要让同龄人提供帮助，老师和同龄人必须做好适当的准备。现在已经开发了一整套在正常同龄人、自由游戏和其他情况下教授社交技能方法和程序的工作。成人监督通常用于协助发起互动和监测正在进行的活动。同伴主导也可以起到一定的作用。对于年龄较大的孩子，需要应用更为精细、复杂的策略。在这一方面，同伴互动、自我监测和自我评估也可以有所帮助。

　　ASD 患者与同龄人共处一个课堂的帮助性很大。正如预期的那样，年幼的 ASD 患者比年长的需要更多的支持和监督。主流教育中促进互动的策略多种多样，其中包括社会演词，例如，教授幻想游戏（许多孤独症儿童存在巨大困难的领域）。教孩子如何回应社交互动和主动参与也很重要。至关重要的是，ASD 儿童能够适当地发起对话和做出回应，不过，后者要容易得多。视频支持，甚至虚拟现实都可以作为老师的有效辅助手段。例如，孩子可以和老师一起回顾录像带，观察什么时候出了问题，讨论替代反应，等等。鉴于孤独症患者的视觉学习风格，视频反馈会十分有效。相关研究工作也越来越广泛。

　　研究人员开发了各种包容模型。对于认知能力较差的儿童，侧重于社区参与相关技能的培养。过渡起点为一对一教学，逐渐演变为小组教学和包容性更强的班级，最终发展为包含正常同龄人的班级。向主流教学环境过渡的过程中，应仔细计划和监督。部分学区经常试图让患儿进入看似最容易管理的环境：体育课、课间休息和学校食堂。但由于缺乏结构化和成人对 ASD 儿童的监管水平降低，这通常会导致最糟糕的情况。这些环境的监管性极差，也是霸凌最有可能发生的地方！

　　精心设计的过渡计划，应该逐步增加孩子与主流教育环境接触的机会，并根据孩子的反应进行仔细、周到的调整。对学龄前儿童来说，适用于主流活动的方式包括讲故事、自由玩耍，以及吃零食或午餐。在恰当的支持下，也可以利用休息时间进行活动。对大一点的孩子来说，音乐、艺术和类似的活动可以起到积极的作用。对于认知能力较强的孩子，主流的学术课程可能较为合适，而且难度比非结构化活动更低。初高中的主流教育复杂性更高，难度更大，但主流化也可以成功。认知能力较低的孩子确实会面临更多的问题，相关人员要在接触正常同龄人和以职业为重点的过渡性活动之间进行权衡。以我们熟悉的案例为例：一个认知能力极低的青少年，无法独立洗澡或如厕，被安排在传统的美国历史课上；与美国宪法规定其享有的专项教育服务相比，人们更应该关注的是其缺乏基本的自我护理技能。专栏 3-5 列出了一些包容策略。

专栏 3-5　支持包容教育的包容策略

- 基于同伴的干预（例如，同伴示范、伙伴系统）。
- 教授游戏技能。
- 促进社交技能小组的参与。
- 为课堂提供视觉活动时间表。
- 教授社交演词（然后随着时间的推移慢慢撤出演词）。
- 教授自我管理技能（发起活动、坚持任务、社会常规）。
- 支持包容（鼓励同伴反应，老师通过同伴反应回馈孩子，设置恰当环境支持同伴互动）。
- 主动管理问题行为。
- 情绪教学，换位思考。

经许可改编自：J.S. 汉德曼（Handleman, J.S.），S.L. 哈里斯（Harris, S.L.），M.P. 马丁斯（Martins, M.P.）. 表 40-1. 帮助孤独症儿童融入主流教育（*Helping children with autism enter the mainstream*）. F.R. 沃尔克马尔（F.R.Volkmar），R. 保罗（R.Paul），A. 克林（A.Klin）和 D. 科恩（D.Cohen）. 孤独症和广泛性发育障碍手册（*Handbook of autism and pervasive developmental disorders*）[M]. 3 版. 美国：威利出版社，2005：1038.

　　应该将课堂环境作为教学的场景。患有 ASD 的儿童往往会在组织、选择性注意力、感觉等方面存在困难。典型学校课堂往往有复杂的社交和感知环境。因此，应设置平衡的教学环境，既要留给患儿一定的自我空间，又要为他们提供参与团体及小组工作的机会。课堂环境既能起到积极的作用，又能阻碍孩子的有效参与和有效学习。因此，应采取连续一致的教学方法，鼓励社交小组以灵活协作的方式团队合作，有助于实施教学方案和监督 IEP 目标的实现。

　　以下是在课堂组织和设计方面需要考虑的问题。

教室的布置：

- 放置玩具 / 家具来帮助孩子组织（自然边界）。
- 注意明显的干扰。
- 摆放课桌，起到让孩子专注于老师，而不是外界的作用。
- 桌子摆放时应远离热闹区域（如门口）。
- 不要把电脑显示屏放在孩子能看到的地方。
- 在房间里设置一个很少让孩子分心的区域，如果需要，孩子可以在那里静处。

谨慎处理视觉学习和泛化 / 组织等问题：

- 用彩色胶带标出特定的区域，例如，孩子的位置。

· 使用视觉时间表 / 支持。

· 使用组织支持（预先教学、组织软件）。

关注社交环境：

· 考虑出入口问题。

· 考虑距离问题。

总体目标是优化物理环境，以提高社会参与度和注意力。

六、患有阿斯佩格综合征的学生

具有较高认知能力的学生，尤其是阿斯佩格综合征患者，面临的障碍与其他学生有所不同。教师和学校工作人员往往会对患儿的社会功能残疾程度缺乏一定的认识，甚至忽略。换句话说，因为阿斯佩格综合征患儿的语言能力极强（但不是沟通能力），所以人们常容易忽视其弱点。我们往往会看到这样的评论，"他太聪明了，不用接受特殊教育"或"她那么健谈，怎么可能患有 ASD"。这就像说，"他太聪明了，不会得肺炎"或"她太健谈了，不会得脊髓灰质炎"。

阿斯佩格综合征患儿的沟通专注点与高功能孤独症患儿有些不同。这两个群体通常需要进行社会沟通方面的干预（语用学）。如发起对话、保持交谈和结束交流的方式，同样还包括话题分享、换位思考、幽默、讽刺、轮流发言，以及接话茬等。组织能力和叙述技巧的培养也至关重要。阿斯佩格综合征患儿虽然语言能力很强，但他们有时无法发表适当的言论，所以应该教给他们自我监督和自我纠正的方法，甚至是教授固定话术，如"我是不是说太多了？"或者"你现在想谈谈吗？"等都可以为患儿带来有效的反馈。视频和音频反馈是学习自我监督和监督能力进展的实用方法。语韵（说话的语调）和音量教学也会起到一定的作用。

语韵学习与音量学习（针对不同语境调整音量）至关重要，大多数人在很小的时候就学会了，无须进行正式教学（在一些环境下要保持安静，比如，教堂或犹太教堂，在操场上要大声交流）。事实上，大多数人有着数百种的音量变化，且能够区分不同的环境，并用合适的音量进行交流。孤独症患者往往语调单一且声音大，即使掌握三种音量（柔和的、中等的和响亮的），并了解其适用语境（柔和的用于教堂，中等的用于课堂，响亮的用于操场），帮助也很大。

前文讨论过的许多策略都适用于有阿斯佩格综合征的学生，但个别方法存在严重差异。老师在教学时要注意两点：①学生通常存在"融入"课堂的强烈动机；②教师应拥有良好的语言表达能力，这更利于直接教授自我调节策略和掌握课堂规则。然而，"一边倒"的教学方式往往忽略了正常学生的感受，教师应呵护他们的心灵，同龄协作就不失为一个好方法。患儿长大后常面临霸凌问题（将在第八章详细讨论）。

对阿斯佩格综合征学生来说，人们对其弱点缺乏认识的另一个促成因素是，在不同的环境中，其行为会发生频繁变化。例如，有些患者在课堂上很投入、很热情，但他们可能会在操场上或餐厅里迷路。社交障碍如果没有得到解决，往往会引起行为问题。这些行为问题可能会导致诊断异常，诊断标签因州而异。如果患儿有行为障碍（behavior disturbed，BD）、情感障碍（emotionally disturbed，ED）或社交－情感失调（social-emotionally maladjusted，SEM）的标签，她／他往往会被安置在特定的残疾班级里。班级里通常都是男孩，十分容易失控。我们注意到这样一个案例，一个非常聪明但社交能力较弱的一年级学生因为和老师顶嘴（反复提醒老师圆圈活动时间晚了）而被安排在行为障碍班。他在这个行为障碍课上只待了不到 5 分钟，就有患行为障碍的男孩（他在社交方面非常老练）告诉他，"去拉墙上那个红盒子的把手，就会发生很多事情"，结果确实发生了。开设这样的课堂会导致很多问题。在处理导致行为问题的沟通问题时，沟通专家的支持通常会起到极大的帮助。运行行为管理程序时，应了解儿童的优势和劣势，并尽可能帮助儿童进行自我监督／自我管理（见专栏3-6）。

专栏 3-6 针对阿斯佩格综合征学生的干预策略

教学要直接、明确、详述

· 用语言表达期望／规则。

· 教社会角色。

· 避免假设。

让事情更生动

· 教授叙述和观察技巧。

· 教授孩子问"Wh-"问题的技巧：

· 谁（Who）？ 做了什么（What）？ 在哪（Where）？ 何时（When）？ 为什么（Why）？

教有关情绪和情感的语言

· 鼓励自我感觉意识和问题情况。

· 帮助学生体验焦虑、抑郁，以及对新奇事物的反应。

教授明确的应对策略

· 自我对话和言语应对。

· 鼓励自我监督，并邀请他人给予反馈（询问"我是不是说得太多了？"）。

· 当孩子陷入困境时，为他们提供备选方案。

· 给孩子一个可以使用"安全地址"的人——例如，给孩子一张通行证，让孩子找到这个人快速签到，然后迅速返回课堂。

对能力水平更高的患者来说，我们应该先了解孩子的残疾状况，再选择适当的行为管理策略。在孩子的角度看来，常人眼中的异常行为是正常的。但是过于循规蹈矩会导致麻烦，例如，孩子可能会对一项日常活动相当坚持，在一定程度上是因为他们已经把它当作了生命线中的一部分。阿斯佩格综合征学生常有特殊兴趣，有时也见于患有其他 ASD 的学生，无论对学生，还是对老师来说，这都是严峻挑战。只要有可能，就要在适当的时候，积极利用学生的自然兴趣/动机进行教学。有时，需要帮助学生学会包容他人的兴趣，例如，仔细思考除自己喜欢的岩石或恐龙之外，还可以和其他人交谈什么话题；还可以鼓励孩子（在非常离散的时期）追求个人的兴趣，用作其他活动的激励。

七、总结

在本章中，我们研究了各种技能的教学方法，并讨论了不同领域的几种干预措施：课程设置、社交技能、沟通技能、日常生活（适应性）技能和组织技能。至关重要的是，家长和教育者应该一起努力，共同制定针对儿童优缺点的个别化教育方案。家人在泛化技能教学方面也发挥着极其重要的作用，换言之，他们可以协助孩子学会在其他环境中应用所学知识。

虽然关于上述干预方法的研究寥寥可数，但幸运的是，当前有越来越多的干预工具可供家长和老师使用。考虑到孤独症及相关障碍患者的学习风格，应将干预重点放在泛化技能和日常生活所需的技能上。此外，家长（和教师）不应只专注于患儿的擅长领域，虽然这是干预项目的重点发展领域，但更应当注意的是，其他弱势领域需要进行更强化的干预。

如今，已经开发了各式各样的教学方法，以匹配有一定实证基础的示范项目。学校可以采用任何示范项目和各种循证干预方法。为了监测个体的发育进程，IEP 应该具有表述清晰的干预目标和监测干预进程的方法。正如上文所述，学校工作人员也可以协助基层医师的工作。

延伸阅读和参考文献 *

* 表示特别推荐阅读。

1. *Adreon, D., & Myles, B. S. (2001). Asperger syndrome and adolescence: Practical solutions for school success. Autism Asperger.

2. Al-Ghani, K. I. (2009). The red beast: Controlling anger in children with Asperger's syndrome. Jessica Kingsley.

3. Anderson, S. R., Jablonski, A. L., Thomeer, M. L., & Knapp, V. M. (2007). Self-help skills for people with autism: A systematic teaching approach. Woodbine House.

4. Ayres, A. J. (2005). Sensory integration and the child: Understanding hidden sensory challenges. Western Psychological Services.

5. Baker, J. (2001). Social skills picture book: Teaching play, emotion, and communication to children with autism. Future Horizons.

6. *Barbera, M. L., & Rasmussen, T. (2007). The verbal behavior approach: How to teach children with autism and related disorders. Jessica Kingsley.

7. Barton, E. E., Reichow, B., Schnitz, A., Smith, I. C., & Sherlock, D. (2015, February). A systematic review of sensory-based treatments for children with disabilities [Systematic Review]. Research in Developmental Disabilities, 37, 64–80. https://doi.org/10.1016/j.ridd.2014.11.006.

8. *Beukelman, D. R., & Mirenda, P. (2005). Augmentative and alternative communication: Supporting children and adults with complex communication needs (3rd ed.). Brookes.

9. *Bondy, A., & Frost, L. (1998). The picture exchange communication system. Seminars in Speech and Language, 19(4), 373–388; quiz 389, 424.

10. Buron, K. D., & Myles, B. S. (2004). When my autism gets too big! A relaxation book for children with autism spectrum disorders. Autism Asperger.

11. Carter, M. A., & Santomauro, J. (2007). Pirates: An early-years group program for developing social understanding and social competence for children with autism spectrum disorders and related challenges. Autism Asperger.

12. *Cohen, M. J., & Sloan, D. L. (2007). Visual supports for people with autism: A guide for parents and professionals. Woodbine House.

13. Coulter, D. (2005). Manners for the real world: Basic social skills (DVD). Coulter Video.

14. Dawson, P., & Guare, R. (2003). Executive skills in children and adolescents: A practical guide to assessment and intervention (The Guilford practical intervention in schools series). Guilford Press.

15. Dawson, P., & Guare, R. (2009). Smart but scattered: The revolutionary "executive skills" approach to helping kids reach their potential. Guilford Press.

16. Dawson, G., Rogers, S., Munson, J., Smith, M., Winter, J., Greenson, J., Donaldson, A., & Varley, J. (2010). Randomized, controlled trial of an intervention for toddlers with autism: The Early Start Denver Model. Pediatrics, 125(1), e17–23. https://ovidsp.ovid.com/ovidweb.cgi?T=JS&CSC=Y&NEWS=N&PAGE=fulltext&D=medl&AN=19948568.

17. Delmolino, L., & Harris, S. L. (2004). Incentives for change: Motivating people with autism spectrum disorders to learn and gain independence. Woodbine House.

18. *Dunlap, G., & Fox, L. (1996). Early intervention and serious problem behaviors: A comprehensive approach. In L. K. Koegel, R. L. Koegel, & G. Dunlap (Eds.), Positive behavioral support: Including people with difficult behavior in the community. Journal of Applied Behavioral Analyses, 20(2), 119–132 (pp. 31–50). Brookes.

19. Dunn, M. A. (2005). SOS. Social skills in our schools: A social skills program for children with pervasive developmental disorders, including high-functioning autism and Asperger syndrome, and their typical peers. Autism Asperger.

20. Fein, D., & Dunn, M. (2007). Autism in your classroom. Woodbine House.

21. Fovel, J. T. (2002). The ABA program companion: Organizing quality programs for children with

autism and PDD. DRL Books.

22. Freeman, S., & Dake, L. (1997). Teach me language: A language manual for children with autism, Asperger's syndrome, and related developmental disorders. SKF Books.

23. *Gagnon, E. (2001). Power Cards: Using special interests to motivate children and youth with Asperger syndrome and autism. Autism Asperger.

24. *Goldstein, H. (2002). Promoting social communication: Children with developmental disabilities from birth to adolescence. Brookes.

25. Goldstein, H., Kaczmarek, L., Pennington, R., & Shafer, K. (1992). Peer-mediated intervention: attending to, commenting on, and acknowledging the behavior of preschoolers with autism. Journal of Applied Behavior Analysis, 25(2), 289–305.

26. Gray, C. (1994). Comic strip conversations. Future Horizons.

27. Gray, C. (2000). The new social story book: Illustrated edition (2nd ed.). Future Horizons.

28. *Gray, C. A. (1998). Social stories and comic strip conversations with students with Asperger syndrome and highfunctioning autism. In E. Schopler & G. B. Mesibov (Eds.), Asperger syndrome or high-functioning autism? Current issues in autism (pp. 167–198). Plenum Press.

29. Greenspan, S. I., & Wieder, S. (2009). Engaging autism: Using the floortime approach to help children relate, communicate, and think. Da Capo Lifelong Books.

30. Guare, R., Dawson, P., & Guare, C. (2013). Smart but scattered teens. Guilford Press.

31. Gutstein, S. E., & Sheely, R. K. (2002). Relationship development intervention with children, adolescents and adults. Jessica Kingsley.

32. Handleman, J., Frogber, S., & Harris, S. L. (1994). Preschool education programs for children with autism. Pro-Ed.

33. Handleman, J. S., Harris, S. L., & Martins, M. P. (2005). Helping children with autism enter the mainstream. In F. R. Volkmar, R. Paul, A. Klin, & D. Cohen (Eds.), Handbook of autism and pervasive developmental disorders (3rd ed., pp. 1029–1042). Wiley.

34. Harris, S., & Handleman, J. S. (2000). Preschool education programs for children with autism. Pro-Ed.

35. Harris, S. L., Handleman, J. S., & Jennett, H. (2005). Models of educational intervention for students with autism: Home, center and school-based programming. In F. R. Volkmar, R. Paul, A. Klin, & D. Cohen (Eds.), Handbook of autism and pervasive developmental disorders (3rd ed., pp. 1043–1054). Wiley.

36. *Hodgdon, L. (2011). Visual strategies for improving communication: Practical supports for school and home. QuirkRoberts.

37. Hodgdon, L. (2003). Solving behavior problems in autism: Improving communication with visual strategies. QuirkRoberts.

38. Hume, K., & Odom, S. (2007). Effects of an individual work system on the independent functioning of students with autism. Journal of Autism and Developmental Disorders, 37(6), 1166–1180.

39. Iovannone, R., Dunlap, G., Huber, H., & Kincaid, D. (2003). Effective educational practices for students with autism spectrum disorders. Focus on Autism and Other Developmental Disabilities, 18, 150–165. https://doi.org/10.1177%2F10883576030180030301.

40. Kabot, S., & Reeve, C. (2014). Curriculum and program structure. In Autism spectrum disorder in

children and adolescents: Evidence-based assessment and intervention in schools (pp. 195–218). American Psychological Association. http://doi.org/10.1037/14338–010.

41. *Kasari. C., Gulsrud, A. C., shire S.Y., and Strawbridge, C. (2021) The JASPER Model for Children with Autism: Promoting Joint Attention, Symbolic Play, Engagement, and Regulation, Guilford.

42. *Keating-Velasco, J. L. (2007). A is for autism, F. is for friend: A kid's book for making friends with a child who has autism. Autism Asperger.

43. Koegel, R. L., & Koegel, L. K. (Eds.). (2006). Pivotal response treatments for autism: Communication, social, & academic development. Brookes.

44. *Koegel, R. L, & Koegel, L. K. (2019). Pivotal response treatment for autism spectrum disorders. Brookes.

45. Koegel, R. L., Koegel, L. K., Vernon, T. W., & Brookman-Frazee, L. I. (2010). Empirically supported pivotal response treatment for children with autism spectrum disorders. Evidence-based psychotherapies for children and adolescents (pp. 327–344). Guilford Press.

46. Koegel, R., O'Dell, M., & Koegel, L. (1987, June). A natural language teaching paradigm for non-verbal autistic children. Journal of Autism and Developmental Disorders, 17(2), 187–200. https://doi.org/10.1007/BF01495055.

47. Kohler, F. W., Strain, P. S., & Goldstein, H. (2005). Learning experiences, an alternative program for preschoolers and parents: Peer-mediated interventions for young children with autism. In E. D. Hibbs & P. S. Jensen (Eds.), Psychosocial treatments for child and adolescent disorders: Empirically based strategies for clinical practice (2nd ed., pp. 659–687). American Psychological Association.

48. Kranowitz, C. S. (1995). 101 activities for kids in tight spaces. St. Martin's.

49. Laski, K., Charlop, M., & Schreibman, L. (1988). Training parents to use the natural language paradigm to increase their autistic children's speech. Journal of Applied Behavior Analysis, 21(4), 391–400. https://doi.org/10.1901/jaba.1988.21–391.

50. *Lovaas, O. I. (1981). Teaching developmentally disabled children: The me book. Pro-Ed.

51. Lovaas, O. I. (1987). Behavioral treatment and normal educational and intellectual functioning in young autistic children. Journal of Consulting and Clinical Psychology, 55(1), 3–9. https://doi.org/10.1037/0022–006X.55.1.

52. Lovaas, O. I. (2003). Teaching individuals with developmental delays: Basic intervention techniques. Pro-Ed.

53. Lovaas, O. I., & Smith, T. (1988). Intensive behavioral treatment for young autistic children. In B. B. Lahey & A. E. Kazdin (Eds.), Advances in clinical child psychology (Vol. 11, pp. 285–324). Plenum Press.

54. McAfee, J. (2002). Navigating the social world. Future Horizons.

55. McClannahan, L. E., & Krantz, P. J. (1999). Activity schedules for children with autism: Teaching independent behavior. Woodbine House.

56. McClannahan, L. E., & Krantz, P. J. (2004). Teaching conversation to children with autism: Scripts and script fading. Topics in autism. (S. L. Harris, Series Ed.). Woodbine House.

57. *McPartland, J., Klin, A., & Volkmar, F. R. (2014). Asperger syndrome: Assessing and treating high-functioning autism spectrum disorders. Guilford Press.

58. Meltzer, L. (Ed). (2007). Executive function in education: From theory to practice. Guilford Press.

59. Mesibov, G. B., & Shea, V. (2010). The TEACCH program in the era of evidence-based practice. Journal of Autism and Developmental Disorders, 40(5), 570–579. https://doi.org/10.1007/s10803–009–0901–6.

60. Mesibov, G. B., Shea, V., & Schopler, E. (2004). The TEACCH approach to autism spectrum disorders. Springer.

61. Mirenda, P. (2014). Augmentative and alternative communication. In F. R. Volkmar, S. J. Rogers, R. Paul, & K. A. Pelphrey (Eds.), Handbook of autism and pervasive developmental disorders (4th ed., Vol. 2, pp. 813–825). Wiley.

62. Myles, B. S. (2013). Building social skills instruction for children with Asperger syndrome. In R. W. DuCharme & T. P. Guilotta (Eds.), Asperger syndrome: A guide for professionals and families (pp. 91–111). Springer Science +Business Media.

63. Myles, B. S., & Southwick, J. (2005). Asperger syndrome and difficult moments: Practical solutions for tantrums, rage and meltdowns. Autism Asperger.

64. Myles, B. S., Trautman, M. L., & Schelvan, R. L. (2004). The hidden curriculum: Practical solutions for understanding unstated rules in social situations. Autism Asperger.

65. National Research Council. (2001). Educating children with autism. National Academies Press.

66. Odom, S. L., Boyd, B. A., Hall, L. J., & Hume, K. A. (2014). Comprehensive treatment models for children and youth with autism spectrum disorders. In F. R. Volkmar, S. J. Rogers, R. Paul, & K. A. Pelphrey (Eds.), Handbook of autism and pervasive developmental disorders (4th ed., Vol. 2, pp. 770–787). Wiley.

67. Odom, S. L., Duda, M. A., Kucharczyk, S., Cox, A. W., & Stabel, A. (2014). Applying an implementation science framework for adoption of a comprehensive program for high school students with autism spectrum disorder. Remedial and Special Education, 35(2), 123–132. https://doi.org/10.1177/0741932513519826.

68. Odom, S. L., Morin, K., Savage, M., & Tomaszewski, B. (2019). Behavioral and Educational Interventions. In F. Volkmar (Ed.), Autism and the Pervasive Developmental DIsorders (3rd ed., pp. 176–190). Cambridge University Press.

69. Olley, J. G. (2005). Curriculum and classroom structure. In F. R. Volkmar, R. Paul, A. Klin, & D. Cohen (Eds.), Handbook of autism and pervasive developmental disorders (3rd ed., pp. 863–881). Wiley.

70. Patrick, N. J. (2008). Social skills for teenagers and adults with Asperger syndrome: A practical guide to day-to-day life. Jessica Kingsley.

71. *Paul, R., & Fahim, D. (2016). Let's talk. Brookes.

72. Paul, R., & Sutherland, D. (2005). Enhancing early language in children with autism spectrum disorders. In F. R. Volkmar, R. Paul, A. Klin, & D. Cohen (Eds.), Handbook of autism and pervasive developmental disorders (3rd ed., Vol. 2, pp. 946–976). Wiley.

73. Pepper, J., & Weitzman, E. (2004). It takes two to talk: A practical guide for parents of children with language delay. The Hanen Centre.

74. Perske, R. (1988). Circles of friends: People with disabilities and their friends enrich the lives of one another. Abingdon Press.

75. Plass, B. (2008a). Functional routines for adolescents & adults—Community. LinguiSystems.

76. Plass, B. (2008b). Functional routines for adolescents & adults—Home. LinguiSystems.

77. Plass, B. (2008c). Functional routines for adolescents & adults—Leisure & recreation. LinguiSystems.

78. Plass, B. (2008d). Functional routines for adolescents & adults—Work. LinguiSystems.

79. Potter, C., & Whittaker, C. (2001). Enabling communication in children with autism. Jessica Kingsley.

80. Prizant, B. M., Wetherby, A. M., Rubin, E., M.S., Laurent, A. C., & Rydell, P. J. (2004). The SCERTS model: enhancing communication and socioemotional abilities of children with autism spectrum disorder. Brookes.

81. Prizant, B. M, Wetherby, A. M., Rubin, E., M.S., Laurent, A. C., & Rydell, P. J. (2005). The SCERTS model: A comprehensive educational approach for children with autism spectrum disorders (2 Vols). Brookes.

82. Quill, K. (1995). Teaching children with autism: Strategies to enhance communication and socialization. Delmar.

83. *Quill, K. (2000). Do watch listen say: Social and communication intervention for children with autism. Brookes.

84. Reichow, B., Barton, E. E., Volkmar, F. R., Paul, R., Rogers, S. J., & Pelphrey, K. A. (2014). Evidence-based psychosocial interventions for individuals with autism spectrum disorders. In F. R. Volkmar, S. J. Rogers,

85. R. Paul, & K. A. Pelphrey (Eds.), Handbook of autism and pervasive developmental disorders (4th ed.,Vol. 2, pp. 969–992). Wiley.

86. Reichow, B., Steiner, A. M., & Volkmar, F. (2013). Cochrane review: Social skills groups for people aged 6 to 21 with autism spectrum disorders (ASD). Evidence-Based Child Health a Cochrane Review Journal, 8(2), 266–315. https://doi.org/10.1002/ebch.1903.

87. Reichow, B., & Volkmar, F. R. (2011). Evidence-based practices in autism: Where we started. In Reichow, B., Doehring, P., Cicchetti, D., & Volkmar, F. (Eds.), Evidence-based practices and treatments for children with autism (pp. 3–24). Springer Science + Business Media. https://doi.org/10.1007/978–1–4419–6975–0_1.

88. Rogers, S. J. (1998, June). Empirically supported comprehensive treatments for young children with autism. Journal of Clinical Child Psychology, 27(2), 168–179.

89. *Rogers, S. J., & Dawson, G. (2010). Early Start Denver Model for young children with autism: Promoting language, learning, and engagement. Guilford Press.

90. Rogers, S. J., Dawson, G., & Vismara, L. A. (2012). An early start for your child with autism: Using everyday activities to help kids connect, communicate, and learn. Guilford Press.

91. Rogers, S. J., Estes, A., Lord, C., Vismara, L., Winter, J., Fitzpatrick, A., Guo, M., & Dawson, G. (2012). Effects of a brief Early Start Denver Model (ESDM)-based parent intervention on toddlers at risk for autism spectrum disorders: A randomized controlled trial. Journal of the American Academy of Child & Adolescent Psychiatry, 51(10), 1052–1065. http://doi.org/10.1016/j.jaac.2012.08.

92. Rogers, S. J., & Vismara, L. (2014). Interventions for infants and toddlers at risk for autism spectrum disorder. In F. R. Volkmar, S. J. Rogers, R. Paul, & K. A. Pelphrey (Eds.), Handbook of autism and pervasive developmental disorders (4th ed., Vol. 2, pp. 739–769). Wiley.

93. Rutter, M., & Bartak, L. (1973). Special educational treatment of autistic children: A comparative study. II. Followup findings and implications for services. Journal of Child Psychology & Psychiatry & Allied Disciplines, 14(4), 241–270.

94. Sabin, E. (2006). The autism acceptance book: Being a friend to someone with autism. Watering Can Press.

95. Sanders, R. S. (2002). Overcoming Asperger's: Personal experience & insight. Armstrong Valley.

96. Savner, J. L., & Myles, B. S. (2000). Making visual supports: Work in the home and community: Strategies for individuals with autism and Asperger syndrome. Autism Asperger.

97. Schetter, P., & Lighthall, K. (2009). Homeschooling the child with autism. Jossey-Bass.

98. Schlieder, M. (2007). With open arms: Creating school communities of support for kids with social challenges using circle of friends, extracurricular activities, and learning teams. Autism Asperger.

99. *Schopler, E. (1997). Implementation of the TEACCH philosophy. In F. R. Volkmar, R. Paul, A. Klin, & D. Cohen (Eds.), Handbook of autism and pervasive developmental disorders (3rd ed., pp. 767–795). Wiley.

100. *Schreibman, L. (2005). The science and fiction of autism. Harvard University Press.

101. *Smith, T. (1996). Are other treatments effective? In C. Maurice, G. Green, & S. Luce (Eds.), Behavioral intervention for young children with autism: A manual for parents and professionals (pp. 45–59). Pro-Ed.

102. Smith, T., Buch, G. A., & Gamby, T. E. (2000). Parent-directed, intensive early intervention for children with pervasive developmental disorder. Research in Developmental Disabilities, 21(4), 297–309. https://doi.org/10.1016/s0891–4222(00)00043–3.

103. Steinbrenner, J. R., Hume, K., Odom, S. L., Morin, K. L., Nowell, S. W., Tomaszewski, B., Szendrey, S., McIntyre, N. S., Yücesoy-Özkan, S., & Savage, M. N. (2020). Evidence-based practices for children, youth, and young adults with autism. The University of North Carolina at Chapel Hill, Frank PorterGraham Child Development Institute, National Clearinghouse on Autism Evidence and Practice Review Team. https://ncaep.fpg.unc.edu.

104. Stewart, K. (2002). Helping a child with nonverbal learning disorder or Asperger's syndrome: A parent's guide. New Harbinger.

105. Strain, P. S., & Bovey, E. H., II. (2011). Randomized, controlled trial of the LEAP model of early intervention for young children with autism spectrum disorders [Empirical Study; Quantitative Study; Treatment Outcome]. Topics in Early Childhood Special Education, 31(3), 133–154. http://doi.org/10.1177/0271121411408740.

106. Strain, P. S., & Cordisco, L. (1994). LEAP preschool. In J. S. Handleman & S. L. Harris (Eds.), Preschool education programs for children with autism (2nd ed., pp. 225–244). Pro-Ed.

107. *Sussman, F. (1999). More than words; Helping parents promote communication and social skills in children with autism spectrum disorder. The Hanen Centre.

108. Tager-Flusberg, H., Paul, R., & Lord, C. (2014). Language and communication in autism. In F. R. Volkmar, S. J. Rogers, R. Paul, & K. A. Pelphrey (Eds.), Handbook of autism and pervasive developmental disorders (4th ed., Vol. 1, pp. 335–364). Wiley.

109. Voos, A. C., Pelphrey, K. A., Tirrell, J., Bolling, D. Z., Vander Wyk, B., Kaiser, M. D., McPartland, J. C.,

Volkmar, F. R., & Ventola, P. (2013). Neural mechanisms of improvements in social motivation after pivotal response treatment: Two case studies. Journal of Autism & Developmental Disorders, 43(1), 1–10. https://doi. org/10.1007/s10803–012–1683–

110. Walton, K. M., & Ingersoll, B. R. (2013). Improving social skills in adolescents and adults with autism and severe to profound intellectual disability: A review of the literature. Journal of Autism and Developmental Disorders, 43(3), 594–615. http://doi.org/10.1007/s10803–012–1601–1.

111. Watkins, L., Ledbetter-Cho, K., O'Reilly, M., Barnard-Brak, L., & Garcia Grau, P. (2019). Interventions for students with autism in inclusive settings: A best-evidence synthesis and meta-analysis. Psychological Bulletin, 145(5), 490–507. https://doi.org/10.1037/bul0000190.

112. Wheeler, M. (2007). Toilet training for individuals with autism or other developmental issues (2nd ed.). Future Horizons.

113. White, S. W., Koenig, K., & Scahill, L. (2007). Social skills development in children with autism spectrum disorders: A review of the intervention research. Journal of Autism and Developmental Disorders, 37, 1858–1868.

114. White, S. W., Smith, I. C., Miyazaki, Y., Conner, C. M., Elias, R., & Capriola-Hall, N. N. (2019, October 14). Improving transition to adulthood for students with autism: A randomized controlled trial of STEPS. Journal of Clinical Child & Adolescent Psychology, 1–15. https://doi.org/10.1080/15374416. 2019.1669157.

115. Wrobel, M. (2003). Taking care of myself: A hygiene, puberty and personal curriculum for young people with autism. Future Horizons.

116. Zeedyk, M. S. (2008). Promoting social interaction for individuals with communication impairments: Making contact. Jessica Kingsley.

第四章 服务保障

在本章中，我们将提供 ASD 儿童的相关服务信息，还将讨论患者享有的法律权利，以及涉及教育服务权利的关键概念。本章主要针对美国的法律进行讲述，其他国家的读者也可能对此感兴趣，欢迎阅读。家长和老师应对法律法规赋予患者的权利有基本的了解。在后续章节中，我们会对干预项目的实施方法展开详细论述，也会分别以婴幼儿、学龄儿童、青少年和成人为话题展开具体讨论。请记住，家长可以从其他家长及相关支持团体处获得重要信息。还应注意的是，法律条款会随时更新——无论是通过(国会或州立法机构)立法机构，(法院)新的司法裁决，还是通过州或联邦法规，每位家长都应了解现行的法规要求。本章还将涉及 ASD 成人患者的服务提供问题（Magiati 和 Howlin，2019），我们将在第七章对此进行详细讨论。

一、《残疾人教育法》

正如开头所说，本章主要针对美国的法律进行讨论。与美国相比，其他国家的法律会有所不同，相应的服务的选择也会有所差异。让我们先从历史角度出发进行讨论。在 1975 年以前的美国，只有一小部分，也就是 20% 左右的残疾儿童能够在公立学校接受教育。要知道，当时对孤独症的诊断主要集中于坎纳在 1943 年提出的孤独症的典型症状上，人们对孤独症和更广泛的孤独症了解还不够深入。学校往往会以"无法教育这样的孩子"为由，拒绝接纳孤独症患儿。家长也不得不接受他人的意见，把孩子送到机构接受治疗。这些机构几乎没有前瞻性的干预项目，而且治疗结果也往往不尽人意。当然，也有例外情况，有些家长不愿意把孩子送到这种不成熟的机构中，他们主张，有的甚至会自己开设私立的学校或干预项目。美国最早的几所孤独症儿童学校就是在这样的情形下创办的，有些至今仍在开办。

1975 年，美国国会通过了《全体残疾儿童教育法》，简称为《**94-142 公法**》

（Public Law 94-142），要求学校为所有儿童提供服务，这大大改善了孤独症患儿的处境。该法律经过了多次修订、改进，目前最新的版本为 2004 年的《残疾人教育法修正案》，通常被称为《**残疾人教育法**》。该法案适用于多个领域，包括早期教育，以及学校间的过渡服务，且要求相关机构应满足残疾儿童从出生到 21 岁的教育需求。1975 年 IDEA 的首次通过，标志着为存在各种学习和情感障碍的学生提供的学校服务发生了翻天覆地的变化，因为该项法案赋予了他们接受教育的权利。早期的教育干预研究发现（Rutter 和 Bartak，1973），结构化教学干预在改善 ASD 患儿的学习和满足长期发展目标方面至关重要，因此对于 ASD 儿童来说，该法案的通过意义深远。

IDEA 虽然是一部民权法，但从严格的法律意义上来讲，它并不强制要求各州参与。联邦会通过资助干预项目来激励各州提供服务。现在所有的州都参与其中。关键概念和术语见专栏 4-1。

专栏 4-1　与美国学校服务相关的关键概念和术语	
IDEA	《残疾人教育法》：一项赋予残疾儿童接受特殊教育权利的国会法案
PL-94-142	《94-142 公法》：国会（1975）通过的第一个要求学校为残疾儿童提供服务的法律
PL-108-446	《108-446 公法》，即 2004 年的《残疾人教育法修正案》
FAPE	免费适当的公共教育（free and appropriate public education）
IEP	个别化教育计划（individualized education plan）
LEA	当地教育部门（local Education Authority）（当地学区）
LRE	最少限制环境（least restrictive environment）
ADA	《美国残疾人法》（Americans with Disabilities Act）
504 Plan	《504 方案》是为满足残疾儿童的特殊需要而制定的计划。与 IEP 相比，它在孤独症中的应用范围较小
IFSP	个别化家庭服务计划（individualized family service plan）：类似于 IEP，但更适用于幼龄儿童（3 岁以下）
Inclusion（包容）	让 ASD 儿童与同龄人共处一个班级／环境学习（又称主流教育）；对于主流教育的时间长短，以及是否需要教师与助教监督，可做出自由的选择

　　下面，我们将快速回顾一些关键概念。除了解法律的具体规定之外，我们还应意识到孩子的年龄与具体服务有相关性。例如，在 21 岁之后，IDEA 就不适用了，但是其他的法律，如 ADA，会适用于大学、职业学校或工作等阶段。早期干预项目（3 岁之前）的要求不同于公立学校的干预服务。根据年龄不同，部分术语和概念也会有所不同。各州的干预服务也存在一定的差异。还应注意的是，在 2018 年，美国有超过 700 万的学生（包括孤独症患儿，还包括各种残疾儿童）（约占学龄人口的 14%）在 IDEA 的保障下接受了教育。不过，IDEA 中特别提到了孤独症，将其作为满足残疾的条件之一，这也是一个重要的诊断标签。该法律旨在识别学习受残疾影响的儿童，因此，孤独症儿童即使具有正常的认知能力，他们也仍然有资格获得服务。本章末尾的阅读清单提供了一些资源信息，以帮助读者理解该法律及其实施过程。然而，要注意，法律随时可能发生变化，如法规（基础法律）修改，法院裁决（解释法律），州和联邦教育机构为实施法律而采用的法规和指导，以及其他联邦和州通过的法律。2001 年颁布的《不让一个孩子掉队》(No Child Left Behind Act) 就是一个例子。

　　甚至是与学校服务项目相关的当地事项也会发生变化。例如，由于特殊教育服务优秀管理者的退休或调职，有时，一夜之间，干预项目的质量和性质就可能会发生翻天覆地的变化。我们将在本章择要进行简短概述。可以确定的是，如果家长在获得服务方面遇到困难，可以寻求其他家长或律师的帮助。本章所言并不能代替律师的建议。家长应该咨询在该领域富有经验的律师(或其他人员)(Mayerson，2014)。

　　有的州会为特殊教育服务的相关法规设置附加条款。有的州已在全州范围内确立了孤独症干预项目。一般来说，联邦法规通常会取代州法律和法规（称为优先权）。然而，在遵守联邦法规的要求下，州或地方教育机构还可以提供更多的服务或保护措施。表 4-1 总结了 IDEA 通过以来遇到的关键问题。

表 4-1　IDEA 的发展过程

立法史
1975 年：《全体残疾儿童教育法》，简称为《94-142 公法》，规定所有残疾儿童都有受教育的权利
1990 年：该法更名为《残疾人教育法》(IDEA)
1997 年：对《残疾人教育法》进行了多方修订，包括为 3 ~ 9 岁的发育迟缓者提供保险，并倡导通过调解途径解决纠纷
2004 年：改良通过了《残疾人教育法修正案》(IDEIA)，以符合《不让一个孩子掉队》的规定，还针对特殊教育的纪律问题进行了讨论决定，并要求各学区帮助学生为继续教育、就业和独立生活做好准备

最高法院判决

最高法院具有相关性的一系列裁决：

"亨德里克·哈德森中心学区诉罗利案"（Hendrick Hudson Central School District v. Rowley）（1982）：这个案件阐明了标准、合理，但不是最佳的特殊教育计划

"谢弗诉韦斯特案"（Schaffer v. Weast）（2005）：该案件认为，在孩子的安置上，当事人（通常是家长）有说服责任。然而，法律或法规规定，各州可以转移责任。例如，2008年，新泽西州通过了一项立法（N.J.S.A.18A：46-1.1），在所有的正当程序听证会中，无论是家长还是学区提出的，法院都将举证责任推给了学区

"温克尔曼诉帕尔马市学区案"（Winkelman v. Parma City School District）（2007）：法院发现，根据IDEA，父母具有强制执行的权利，包括有权为孩子提供免费适当的公共教育，并可以提起诉讼（有/没有律师、代表自己）来执行自己的权利

"阿灵顿中心学区诉墨菲案"（Arlington Central School District v. Murphy）（2006）：在法律诉讼中获胜的家长可以被法院判以"合理的律师费"，但不能收回专家证人的费用

"安德鲁F.诉道格拉斯城市学区案"（Endrew F. v. Douglas City School District）（2017）：最高法院认为，适当教育的适当标准是"合理预估，使孩子能够根据个人具体情况取得适当的进步"。适当进步必须超过地方法院建议的最小进步

二、评估鉴别

美国联邦要求各州识别需要特殊服务的残疾儿童，并对其进行评估，这就是法律要求的"发现儿童"。家长、医疗保健医师（通常用于孤独症），以及学校工作人员可以对疑似残疾儿童进行识别和转诊，以便相关人员进行评估。"发现儿童"要求对所有的儿童进行识别和评估，包括就读于私立学校的儿童，以及无家可归的或移民的儿童，并对3岁以下的儿童做出了特别规定。一旦确认，当地学区（在法律上称为地方教育部门，或LEA）就必须确定孩子是否有资格接受IDEA服务。经患儿家长同意后，方可对18岁以下儿童进行评估。法院规定，不能私自对丧失行为能力的年满18岁的学生进行评估，在这种情况下，校方评估必须得到家长或监护人的同意。评估应足够详细，以确定儿童是否符合残疾要求，以给予特殊教育和/或相关服务，满足其教育需要。考虑到孤独症有多种不同的表征，为了实现全面评估，需进行多种评估，且常常涉及多个学科。例如，许多ASD儿童需要进行言语评估、语言评估、心理教育评估和作业疗法评估。评估旨在确定儿童是否有资格享受服务，并协助团队规划教育项目（**IEP**）。

当然，家长也可以提交独立评估报告。学区必须将家长提交的评估纳入考虑范围，但不要求全面接受遵循独立评估的建议。即使学区事先明确，也无权要求家长对评估付费。如果家长对学校提供的评估有异议，也可以要求进行独立评估。如果家长不同意学校的评估，并提供详细证明的话，那么学校要为独

立评估支付费用，或举行听证会（**正当程序**）以捍卫学区的评估，并表明家长无须进行独立评估。

在下列情况下，家长要求进行独立评估会更有意义。在学区确定孩子没有残疾，但家长对此存在异议时，可以要求进行独立评估；有的学区认定孩子有残疾，但不提供服务，因为学区评估显示孩子的残疾并不会影响孩子的教育。法案要求学校至少每 3 年就对孩子进行一次审查（通常是重复测试），并根据需要进行额外测试，以表明服务的持续性。有时学校会为独立评估支付费用。在某些情况下，特别是在孩子出现重大变化时，学区会同意在 3 年之内进行再次评估。

三、免费适当的公共教育

IDEA 的核心概念之一就是必须为学生提供**免费适当的公共教育**（FAPE）。请注意"免费"和"适当"这两个词。免费的意思很清楚：家长不用付钱。然而，对每个孩子来说，什么样的教育才是适当的，这才往往是问题所在。可以理解的是，父母都希望自己的孩子得到最好的教育。不过，法案使用了"**适当**"这个词，而非"最好"。从另一个角度看，正如美国最高法院在"**亨德里克·哈德逊中心学区教育委员会诉罗利案**"（下文简称"**罗利案**"）中规定的那样，学区必须为残疾儿童提供"合乎需要"的教育。在该案中，学校没有为听力障碍儿童艾米·罗利（Amy Rowley）提供手语翻译的帮助，但是罗利凭借个人能力从低年级升到了高年级。最高法院表示，《全体残疾儿童教育法》规定"提供个性化指导和相关服务，以满足儿童的教育需求"。法院对此补充解释，在此案件中，当事人是一名残疾儿童，她既接受了基本的个性化指导和相关服务，又实现了"教育需求"——表现高于公共教育的平均水平。不难看出的是，美国联邦最高法院的分析具有一定的局限性，但不幸的是，在后续的法院和听证会判决中，他们仍然忽略了对"**罗利案**"分析的局限性，认为只要孩子的表现高于平均水平，就算是满足了"免费适当的公共教育"的标准。从此，"罗利案"便为 IDEA 确立了学校服务的最低限度（使孩子获得"一些教学益处"就好）。这一问题仍然存在，也是家长和学校之间经常发生纠纷的根源。

实际上，如何提供服务和提供什么样的服务也存在极大的地区差异。这种情况在各州之间，有时甚至在各州内部都非常明显。例如，在同一个州，不同城镇之间也会存在非常显著的差异。有时，即使是同一个干预项目，在不同街道之间的应用也会产生差异。这种广泛差异已经成为个别研究的焦点（Doehring 和 Becker-Conttrill，2013）。可以看到，有的家庭为了让孩子可以获得真正需要的服务，不得不从其他国家搬到美国。

四、享受服务的资格

IDEA 对残疾有具体的范围规定，包括孤独症、智力障碍（智力缺陷）、言语－语言障碍、视力障碍和听力障碍。法律还要求，针对残疾儿童的状况，必须为有需要的儿童提供特殊教育服务。换言之，仅仅是有残疾或诊断标签，也不能让孩子接受特殊教育和相关服务。举个例子，如果听力受损的孩子在助听器的帮助下可以正常进行学习，那么他们就没有资格享有 IDEA 的服务，除非存在其他影响学习的因素。不过，对于聋哑或听力受损儿童，在个别州，会有相关法律法规规定其享有的服务和资源。

我们还想重点强调几点内容：教育进步并不局限于学业进步。特殊教育比知识教育要广泛得多。相关法律规定，特殊教育是"为满足残疾儿童的具体需求，免费提供经特殊设计的教育"。具体内容如下所示：

- 在课堂和其他环境下的教学。
- 体育教学。
- 旨在帮助儿童从学校转到就业、职业学校或其他环境所提供的过渡服务。
- 基于儿童个体需求提供服务，综合考虑儿童的优势、偏好和兴趣。
- 指导相关服务、提供社区经验、帮助就业发展，以及确立毕业后的成年生活目标。在适当的时候，帮助儿童习得日常生活技能，并进行职业技能辅导。

这是广泛意义上的教育，远远超出了学术教育的范围，教育范围还包括对 ASD 儿童至关重要的领域。过渡服务必须在儿童刚刚完成高中学业时提供，而且通常是在提供服务时提供。然而，在高中之前也可以完成过渡目标和享受过渡服务。

从严格的法律意义上来讲，即使学生不符合 IDEA，还可以适用其他联邦法律，特别是 **ADA** 和 1973 年《康复法案》(Rehabilitation Act) 的**第 504 条款**。根据这些法律，符合条件的学生可以享有住宿或其他服务。上述法律明确禁止歧视残疾人，并要求给予他们平等的服务。ADA 要求提供公共住宿和政府服务，《康复法案》要求给予联邦基金资助。几乎每个公立学校系统都会受到这两项法案的约束。这两项法案都要求相关部门做出合理的调整，即对其政策和程序进行修改，以允许残疾人获得相应的服务或福利。上述法案也适用于学校，对于不需要接受特殊教育也能在学校取得进步的残疾儿童，规定如果他们需要附加服务以获得平等的机会，学校也必须提供。附加服务包括进行额外的测试评估，更改课程，提供特殊的交通工具，安排优先座位，还有允许提前进入和离开教室，以避免课间拥挤和混乱。这两项法案规定的住宿与 IDEA 规定的特殊教育存在的重要区别就是，必须由学生或家长提出合理住宿的要求，不强制要求学校为符合条件的学生提供住宿。值得注意的是,在 IEP 更有保障的情况下,有的学区坚持提供《**504 方案**》,这并不罕见。由于《504 方案》并不要求提供 IDEA 规定的程序保障和权利,因此其服务效果极差。

近年孤独症的诊断变化[美国心理学协会(American Psychological Association,APA),2013]也面临着一些挑战。对于一些学生,特别是患有阿斯佩格综合征或更广泛的 ASD 的学生,诊断范围相当有限(McPartland 等,2012;Smith 等,2015)。新系统规定,早已确诊为阿斯佩格综合征或 PDD-NOS 的学生,在严格意义上讲并不符合 DSM-5(APA,2013)的 ASD 标签。幸运的是,学校在选择术语方面有充分的自由,为了实现 IEP 的目标,学校可以通过赋予学生“其他方面健康受损”的标签来提供服务。患有 ASD 的学生通常认知能力更强,可能需要的支持更少,不过可以从 ADA 下的《504 方案》中受益。

学校可以将 3～6 岁的幼龄儿童归为“发育迟缓”一类(各州的情况有所不同),因此患有发育迟缓的儿童不必被贴上特定的残疾标签。由于对孤独症的重视,在将 ASD(更广泛的定义)儿童纳入孤独症类别的要求上,各州压力剧增。各州的做法也存在很大差异,有时在州内也会存在差异。孤独症也有可能被归入其他类别,例如,言语和语言障碍、智力发育迟缓,甚至“其他方面健康受损”。理论上来讲,关注重点应集中于儿童的需求,而不是疾病的标签。相反,在实际上,标签更重要,它往往会直接影响到儿童是否有资格获得教育领域之外的额外服务。

五、个别化教育方案（IEP）

IDEA 要求学校为所有有资格接受特殊教育的孩子制定 IEP,这对任何符合条件的学生都是必需的,也是学生干预计划中最重要的部分。该方案由家长、教师和其他人(“跨学科团队”)协作开发,综合考虑了每个评估结果和收集的所有信息。IEP 将作为学校项目的指南,明确规定提供何种服务,包括每项服务的小时数,在正常发育中的同龄人(包容教育)的环境中提供多少服务,以及为学生做出哪些具体安排或调整。它还应该涵盖可测量的目标和教学目标(如今目标包括教学目标的概念)。稍后我们将更详细地讨论 IEP。在本章末尾的阅读清单中列出了部分出色指南。

IEP 是一份**个体化**的计划,一份计划蓝图。不应该把孤独症儿童安置到学校或学区的孤独症教室接受学习。相反,IEP 应该体现孩子的独特需求。从理论上讲,IEP 应包括短期目标和长期目标。制定短期目标时,无须考虑学区现有的干预项目,而应考虑学生的发展需求。同时,可测量目标的制定是至关重要的,不应只是年复一年地制定目标!

家长需认识到,IEP 应由跨学科团队开发,团队名称因州而异,例如,即规划安置团队（planning and placement team，PPT）、特殊教育委员会小组，或在许多州，只是简单称其为 IEP 团队。团队成员包括家长、主流教育教师、特殊教育教师，以及有关专家（包括学校心理医师、社会工作者、言语病理学家和行为分析师）。各方协作以达成共识。IEP 制定与委员会会议上投票不同。家长如有异议，可拒绝签字。法律要求所有正式会议必须邀请家长（和青少年）参与，并充分发挥家长的作用。孩子是否参与 IEP 的制定，以及其参与程度应由家长或监护人决定。需要注意的是，如果有必要，IEP 可以包括延长学时或学年的规定，以防止技能丧失（退化）。IEP 甚至还可以包括高中毕业至 21 岁的过渡服务（在许多州，过渡服务直至孩子满 21 岁时结束）。基层医疗医师也可以参与 IEP 的制定，对患有慢性疾病的儿童来说特别重要，当然，校医也可以参与其中。

家长也可以携带拥护者参加会议，可以是朋友、另一位家长、律师或专业人士（如医师或心理医师）。IEP 不仅包括语言服务、职业治疗、物理治疗、心理服务、咨询和辅助技术，学校医疗服务、校园社工服务，以及交通服务也包括在内。为了使个体受益于计划，依个体需要而做的任何调整或修改（包括为标准地区或州级测试所做的任何调整）都应附加详细说明。IEP 仅有一份书面文件，家长们应该留有复印件。

学业目标应该与个体认知能力水平相对应。重要的是，家长和教师不要被 ASD 儿童的孤立才能误导。有的孩子能够进行阅读"解码"，却难以理解所读内容。应该设置明确的社交技能目标，通过各种方式来实现社交技能的教学，如社交技能小组和团体协作，在课堂内外，均可以通过个人或小组工作等方式提供支持。现在有各种优质课程可以提供，如由言语病理学家或心理医师单独授课，或社交技能小组，或上述两者兼有。如果支持适当，患儿将有机会进入主流教育。常见的错误做法是，将学龄儿童纳入极其缺乏监督的环境中（如食堂、课间休息或体育课），他们在这种环境下往往会十分脆弱、敏感。由于结构化水平较低且缺乏成人的支持和监督，这些环境对于 ASD 儿童是最糟糕的，而且常常发生霸凌事件。

技能教学应从个体的功能水平出发，并鼓励交流。由于阿斯佩格综合征和高功能孤独症患儿的词汇能力较强，因此学校的工作人员会误认为孩子不需要言语病理学家单独授课。事实上，这些孩子不仅需要接受词汇教学，还需要接受来自言语病理学家的社会**沟通**教学。

随着患儿年龄的增长，日常生活技能的高低便成为他们是否能够独立自主、自力更生的决定性因素。所以有必要延长课时，以培养他们的日常生活技能，比如，可以在常规课程结束后再开展教学。

可以在职业治疗师和物理治疗师的帮助下解决运动和感觉问题。还可以为有运动协调问题的儿童提供额外支持，例如，利用计算机等辅助技术。要综合考虑方案的总体目标，以及患儿和其同学的安全来解决行为问题。在这一问题上，行为心理医师可以起到极大的帮助作用，客观数据也有助于干预计划的制定。

如果学生出现了严重的问题，学校要及时跟进了解。例如，如果孩子有癫痫发作，对某种食物过敏，或正在服用治疗行为的药物等问题，都要详细告知学校工作人员，并让工作人员做好应对紧急情况的准备。学校可以在医疗方面做出合理安排，例如，禁止有癫痫的 ASD 儿童在无人看管的情况下留在学校或游泳池附近。

鉴于多方人员会参与患儿的学校服务，因此应该针对性的解决不同服务提供者之间的沟通协调问题。服务团队之间如何（以及多久）传递信息？如何与家长沟通？谁重点负责家长的沟通工作？家长应该与谁沟通？只有家长参与干预并了解一定情况时，干预系统才能更好地帮助孩子学会把在学校所学的知识应用于家里和其他环境中。

IEP 作为计划蓝图，应该详细介绍儿童的各种能力。基于优势和需求领域，对教育规划、短期目标，以及衡量目标实现的基准做出明确的陈述。IEP 应明确服务范围，包括单项服务的次数、形式和持续时间（如每周 2 次、每次 30 分钟，在学校言语病理学家的帮助下进行个人言语学习；每周 1 次、每次 30 分钟，由 3～4 名学生组成小组，在言语病理学家的监督下进行社交技能训练）。目标应该便于测量，以确定干预进展。法律也规定设置可衡量的目标，因此 IEP 应该规定如何衡量干预进展。这可以通过多种不同的方式来实现，但重要的是，IEP 要明确说明如何实现这一目标。也应该明确主流教育的规划程度，以及设置什么样的计划（如果需要）才可以帮助学生成功适应主流教育环境。IEP 通常会明确规定与正常同龄人相处的时间。本章末尾的阅读清单中列出了一些指导家长工作的优秀书籍／资源。

无论评估是否作为 IEP 的一部分（即学校评估），还是由家长进行独立评估，重要的是评估者要理解评估内容。例如，评估是关注诊断和资格，还是确定优势和劣势的模式并提出项目建议，还是监测进展？如果家长和学校对孩子及其需求的看法截然不同，且无法就"适当的项目"达成一致，最常需要进行独立评估。应将评估结果转化为目标，使儿童沿着一定发展路线，尽可能地在成年期实现独立自主，还应制定可衡量的目标（学业和非学业目标），以便监测儿童的目标实现进展。

六、家长如何有效参与 IEP 会议？

家长可以做出努力，有效参与 IEP 规划。首先，他们可以带来（或者更好的是，提前提供）与会议相关的任何报告或文件，例如，言语病理学家的报告或孩子参与过的作业治疗或物理治疗的文件。有时，可以举行"IEP 前"会议，审查评估结果或讨论初步计划。这给家长一个消化报告的机会，他们还可以并在 IEP 会议召开之前，与家人及任何外部专业人士进行讨论。允许家长携同伴参加会议，可以是另一个家长、拥护者、专业人士，或者律师。需要注意的是，如果家长选择让他们的律师参加 IEP 会议，他们应该提前通知学区，以便学区带他们的辩护律师来。否则，会议延期。如果合适的话，孩子也可以参加会议。家长可以自行记录会议的内容，把所有的事情都写在纸上，口头承诺不如书面承诺效力大。在 IEP 会议之后，家长应该收到一份 IEP 复印件和与会议相关的其他文件。收到文件后，家长要仔细阅读，如果需要进行补充或修改，要以书面形式提交。家长应该积极参与会议——他们是最了解孩子的人，也是孩子的代言人。

再次重申，法律规定的是给予**适当的**教育，而不是最好的教育。学校无须提供家长中意的教学方法，例如，他们没必要提供家长选择的 ABA 教学。但是学校有责任确保家长了解相关项目和服务的范围。服务内容可能包括进入私立学校、甚至是提供寄宿项目。例如，学校可以安排"孤独症教室"，这并不意味着孤独症儿童要永远待在这种教室里。法律规定，服务目标应该是"最少限制的环境"，通过与正常同龄人相处的时间来衡量限制的程度。因此，往往是在其他项目无果后才尝试私立学校，或者寄宿项目。项目安排没有具体顺序要求。例如，**只要合适**，孩子就可以直接从一个限制较少的环境中，如公立学校的教室，转换到限制更大的环境中，如寄宿。佛曰："如果我们待在一个地方足够久，我们就能看到一切。"这毫无疑问是有道理的。比如，即使 IEP 规划得相当好，但如果学校不照做，它也不会有太大帮助。也有 IEP 做得相当糟糕，但学校的项目却非常好的情况，不过这是极少见的。我们也见过 IEP 长达 100 多页的情况，由于家长出于好意，试图解决每一个潜在的问题，结果导致了许多复杂无用的文件。

七、特殊教育和相关服务

IDEA 包括特殊教育和相关服务。后者包括一系列其他干预措施，旨在满足儿童的需求，使他们能够参与特殊教育并从中受益。这可以包括言语和语言治疗、职业和物理治疗，或者心理医师、专业辅助人员的服务。辅助技术也包括在内，交通工具就属于这一范畴，如提供往返学校的专用巴士。不过也明确排除了大多数医疗服务。我们将在本章的最后简要讨论医疗保险的范围。

八、最少限制环境（LRE）

《94-142 公法》是在少数群体（包括有特殊需要的个人）的公民权利受到极大关注的形势下通过的。法律提及的术语（"融入群体"或"隔离"）有一定的语境含义。

法案要求儿童在适合学习且最少限制环境中接受教育，目的是让儿童在规范的环境中接受教育，也就是说，与正常发育的、无残疾的同龄人一起接受教育。关于如何使孤独症患者，特别是幼龄的孤独症患者接受"最少限制的教育"，有大量的研究工作（Kohler 和 Strain，1999；Martins 等，2014）。随着孩子长大，该问题会越来越复杂。一些学校会坚持要求在主流高中环境下进行教育，不过这有时会导致遗憾的结果。例如，将一个患有孤独症的、不会讲话的且存在认知障碍的 16 岁患者纳入主流高中课堂，却忽略了他／她还不会独立洗澡，更不用说理解呈现的学习材料了。显然，正确的做法是向该学生提供相关的自我护理指导，课程也尽可能专注于培养其参与成人活动和社区的能力。

正如我们所预料的，包容和特殊学校（即学校）的问题。（即"隔离"）环境一直是许多诉讼的焦点，现在在许多州，标准是双重的：①如果提供额外的服务，孩子是否可以在常规教室环境中得到充分的教育；②如果在一个更受限的环境中，孩子是否可以在最大程度上适当地融入主流教育环境。拒绝隔离的权利是一个公民的合法权利，尽管这是一个可以反驳的问题（可以证明"拒绝隔离"不适合每个孩子）。此外，一些家长认为，孩子在独立的专业环境下会得到更好或更适当的服务，因为有更多的教育资源且工作人员更富有经验。

在选择合适地融入包容的环境时，家长应该认识到，与独立的特殊教育教室或其他隔离／专门的教室相比，有支持的普通教室更易于孩子的教育。不能仅仅因为费用低廉或在学区内没有其他适合的干预项目，就把孩子安置于不合适的环境中。

九、决策参与和法律保护

IDEA 将家长专门纳入决策过程。家长和孩子（在情况允许下）应以有意义的方式参与决策。家长在整个决策过程中都发挥着重要作用，而且可以利用一系列的保障措施来保障他们和孩子的合法权益。基层医疗医师也可以参与决策，特别是在复杂的情况下。当然，在现实中，各种事情影响着家长是否能够强有力地拥护孩子的合法权利。例如，孩子问题的复杂程度、语言障碍和其他矛盾。法律明确规定，家长有权审查、接收会议记录的复印件、参与 IEP 会议和决策，以及对拟议的项目（IEP）进行投票。法律对会议通知、要求独立评估的权利，以及家长要求通知和解释的权利都有具体的要求。也设置了解决家长和学校间纠纷的协调机制，旨在促进双方达成协议，同时保护学生的权利。这些纠纷调解机制包括仲裁或**正当程序**听证会。美国宪法规定在剥夺任何人的生命、自由或财产之前，必须经过正当程序。国会规定特殊教育上诉听证会为正当程序，强调了受教育权和制定计划程序的重要性。法院认为，遵守正当程序、教育计划的内容和教育项目的性质同等重要。我们都期望在公平、公开的过程下，设计出适当的教育干预项目。在专栏 4-2 中列举了法律要求的权利和保障。

专栏 4-2　权利和保障的概念

- 通知要求：学校必须以书面形式通知家长有关更改的建议（例如，安置或项目）和家长的权利（例如，对计划中的改变表示不满或抗议）。
- 征得家长的同意：必须经家长同意进行评估或重新评估。如果家长不同意，学校有权寻求评估，但学校必须提交申请，以走正当程序或进行调解。
- 调解：家长和学校可以不走正当程序，使用其他非正式的调解程序来解决纠纷。
- 正当程序：家长或学校可以启动正当程序听证会来解决在任何阶段产生的纠纷（如评估、规划、安置或审查）。必须告知家长的权利和获得免费或低成本的法律代理的可能。正当程序听证会类似于普通的法庭听证会，但在某些方面不那么正式。家长和 / 或学校可以在整个上诉流程中申请律师代表。
- 维持现状：维持现状是指如果在将孩子转到另一个项目上存在争议，在做出安置决定之前学校不能单方面将孩子从项目中移除（家长可以）。这实际上意味着当争执发生时，孩子要继续参与原项目，直到纠纷解决。

家长必须参与 IEP 会议和规划过程。IEP 可能太短，也可能太长（正如上文提及的，有的记录超过 100 页）。IEP 太短意味着评估和规划不够详细。太长可能使每个人不堪重负，无法把握每个目标。应简要概括目标，并且目标是可衡量的。实时记录目标的进展，如果孩子没有实现目标，可以再次召开 IEP 会议重新制定计划。早已经历过这一过程的家长（有时需要额外的培训）可以为初次面对这一问题的家长提供帮助。接受过该方面培训的律师也可以提供帮助。

十、幼龄儿童的专题研究

正如我们在第七章中提到的，IDEA 还为从出生到 3 岁的儿童提供了早期干预服务。这些项目（如 "0 ~ 3 岁项目" 和 "早期干预服务"）提供了一系列服务。该法律旨在为儿童提供全面的服务项目。事实上，服务的复杂程度和强度也因州而异，甚至因镇而异（Doehring 和 Becker-Conttrill，2013）。与常人相比，孤独症儿童更需要，也更有资格接受强化服务。

幼儿还面临 "主流教育" 的特殊问题。对 3 岁以下的孩子来说，在团体（学校）环境中接受教育并不常见。有时家长会安排家庭指导计划，这更适用于幼儿。许多干预计划都包括家庭干预（NRC，2001）。1997 年对该法律的修改提出了"自然环境"一词，以与这一理念相一致。

针对幼儿制定的不同计划，称为 **IFSP**。与 IEP 不同的是，IESP 是面向家庭的。人们明确认识到家庭在幼儿发展中的重要性，家庭也需要接受相关支持。因此，IFSP 特别关注帮助加入学习、促进孩子发展的方法。

确定符合条件的孩子是该计划的主要关注点之一。法律要求在转诊后 45 天内迅速完成评估，家属需参与会议，制定 IFSP。IFSP 会议应对儿童发展、家长关注的问题，以及如何提供服务和监测进展等话题展开讨论。与 IEP 不同，IFSP 要求每 6 个月进行一次审查。当孩子近 3 岁时，法律要求过渡到学校（学龄前）服务，然后开始实施 IEP。IDEA 要求各州确保在孩子满 3 岁之前完成过渡。因此，许多州在孩子两岁半的时候就开始了这一过程。所以家长和医疗保健医师应了解当地相关规定。

十一、《504 方案》和 ADA

正如我们之前提到的，另一项法律（《康复法案》第 504 条款）涉及公立学校的残疾学生，其定义相当宽泛。《504 方案》与 IEP 计划一样，旨在通过调整和修改课程，帮助残疾学生更有效地参与学校的学习。该条款的服务范围比 IDEA 的要宽泛得多，包括因身体或精神障碍导致的困难（如在学校学习 / 参与方面存在困难）的儿童。这必须是一种持续存在的状况，经常在儿童有注意力问题或学习障碍时使用 / 调用，如为考试留出额外的时间。无论是家长还是学校都可以启动《504 方案》的程序。学校要考虑残疾档案（由基层医疗医师或专家提供）、学校或家长的观察结果、对孩子的评估结果，以及孩子的学业表现。外部（独立）评估可以由家长提供，也可以由学校或家长要求，但必须得到家长的同意。为了保护孩子，学校内置了许多保障措施。各学校在《504 方案》的实施方面存在差异。通常，方案会详细记录额外服务、支持或特殊住宿，谁将提供支持，等等。不过《504 方案》远没有 IEP 详细，也不包括年度目标（有助于记录 ASD 儿童的发展进程）。常规来说，父母最好选择 IEP，而不是《504 方案》。

十二、纪律问题

学校考虑对行为问题进行纪律处分。正如人们想象的那样，如果孩子有残疾，情况就会更加复杂。根据 IDEA，以及《康复法案》第 504 条款，可以要求为孩子做出合理的调整（通常应该批准此要求）。例如，对巨大噪声敏感的孤独症儿童，如果在消防演习中感到惊恐并跑出学校，学校不应该将其停课。

对于任何超过 10 天的停课处罚，学校都需要进行审查并确定学生是否存在残疾问题。如果学生参与了行为干预计划，但仍然发生了问题，团队就需要对行为计划进行审查。需要注意的是，IDEA 规定，长时间的停学需要进行仔细审查，比如，如果要对学生进行超过 10 天的停学处分，就要考虑该行为是否是残疾所致。即使学生停学，学校也有义务继续提供教育服务，停学不能成为将残疾儿童排除在教育之外的借口。

对于非常严重的情况（例如，携带枪支或对其他学生造成危险），需将孩子安置在其他环境中 45 天，在此期间，IEP 团队应审查 IEP 规划和安置情况。法律中的"维持现状"条款有具体规定，并特别考虑到了患儿的异常行为对自己或他人构成危险的情况。如果学生的教育安置因违反准则而有所改变，就必须有进行"表现认定"，以确定行为改变是由孩子的残疾，还是由学区未能提供适当的教育计划或适当的行为干预导致。

十三、青少年和成人的过渡问题

随着学生进入高中，将他们纳入 IEP 计划更为重要。这对过渡计划尤其重要，学生在过渡过程和长期规划中最好尽可能多地表达个人意见。我们日益发现过渡计划在帮助学生从高中过渡到其他阶段所发挥的重要作用（Mayerson，2020；Solomon，2020；Wehman，2020；Wisner-Carlson 等，2020）。

正如我们在第七章中详细讨论地那样，过渡计划应该从高中开始，而不是更早。过渡计划应该是量身定制的，要认识到学生的优势和兴趣，提供发展社会技能和工作技能的机会（Mayerson，2020）。该计划由 IEP 团队制定，还应制定可衡量的目标，并提供适当的服务，以满足学生的需求。还应该确定各方的服务范围。学生应该清楚个人发展目标。在学生到达法定成人年龄（各州对法定成人的年龄各有不同）的前一年，法律要求学生被告知个人发展目标。《美国残疾人法》的另一条款规定为大学 / 职业学校和工作场所的学生提供住宿。我们将在第七章对此进行更多的讨论。

十四、私人服务

家长可以要求孩子退出他们认为不合适的学校项目。家长可以参与家庭指导，并私人参与职业或言语治疗等服务。如果 IEP 不合适，并且家长提供的项目在教育上有益，学校就有责任报销家长的治疗费用。家长应该理解，他们可以要求补偿，但不一定能得到补偿。此外，家长必须意识到，为了行使报销的权利，应严格按照通知要求妥善保留报销凭证。

十五、保险相关事宜

涉及保险范围的各种问题是一个非常复杂的话题，而且可能会发生变化，尤其是在美国。通过《94-142公法》，学校在为孤独症儿童提供广泛服务方面发挥了主导作用。但是，对家庭服务有什么要求呢？或者如果孩子出现了焦虑或抑郁等问题，该怎么办呢？保险公司通常不太愿意为孤独症患儿提供保险。尽管各种保险和健康维护组织（health maintenance organization，HMO）项目及《平价医疗法案》(Affordable Care Act) 的广告大肆宣传，强调"关怀"，但他们给予的关怀往往是最低限度的；除非父母和其他人愿意作为获得高质量医疗的有力倡导者，否则他们的孩子无法享受高限度的医疗保险服务。各州试图强制要求全面覆盖保险服务，如ABA服务。随着服务扩散，这也造成了一系列复杂的后遗症，因为报销费用通常很低，培训要求也不严格，所以并非所有的服务都是高质量的（Leaf等，2017）。

焦虑和抑郁等心理健康问题通常不由学校负责，保险公司应该承担责任，加大保险覆盖范围。众所周知，心理健康服务的覆盖范围极其复杂。通常，精神病医师根本不买保险，因为他们的报销很低，而且他们认为保险文件程序具有侵入性。矛盾的是，对有国家支持项目的ASD学生来说，他们获得的保险覆盖范围通常比那些接受了传统保险覆盖的学生更广。如果有能力私人支付医疗费用，通常能获得最好的医疗服务，但即使这样也很难找到医术精湛的医疗医师。

与青少年相比，成年人享有的服务和获得服务的权利极为不同。一旦学生高中毕业或年龄超出受教育的范围，IDEA法律就不再适用，学生和家长需要了解这一点。对于进入职业学校或大学的成年患者，《美国残疾人法》规定了相关保护措施（例如，在大学阶段提供合理的住宿和适当的支持）。对于需要持续接受更多强化服务的成人，福利待遇与是否有智力障碍有关（IQ低于70）。然而，IQ分数并不是成年患者是否享有服务资格的唯一标准。服务的质量和数量因州而异。矛盾的是，随着越来越多的幼儿在生命早期被发现并获得干预服务，符合此类项目条件的ASD成年患者可能会越来越少，因为他们早在幼龄阶段就习得了重要的认知技能。重要的是要以宽广的视角看待社区服务，以及成年患者在社区内参与工作，甚至获得志愿者职位的潜在机会。希望在未来几年里，随着人们意识到越来越多的成年人需要继续获得支持，以更充分地融入劳动队伍中，这一方面会有更大的改善（Solomon，2020）。

重要的是要记住，如果患儿确实获得了外部服务，学校和外部提供者之间应该进行协调和沟通（如果合适的话）。如前所述：团队将如何（以及多久）相互传递信息？团队如何与家长沟通？谁将重点负责与家长沟通？家长应该与谁进行沟通？当家长适当地参与并了解规划时，他们可以促进协调工作。当然，必须经家长和学生（如果合适的话）同意，才能共享信息。

十六、寻求帮助

上文所述信息极多，不过家长应记住的一点是，了解患者及作为家长合法享有的权利，并为孩子谋取到最大的利益。在成功的情况下，ASD 儿童最终会获得多种服务，IEP 计划也有助于确保校内服务的良好协调。有时，学校会提供《504 方案》，特别是对于认知能力较强的 ASD 学生。《504 方案》在提供服务资源方面可以发挥重要作用，但其监督和保护力度没有 IEP 那么强。我们偶尔会发现，个别孤独症患儿在高中毕业前极少获得服务，直到上大学后才发现需要接受支持。与早期干预相比，晚期干预获得的帮助极大。请记住，只有通过适当的争取，家长才能为孩子申请到大量的服务。

如果需要帮助子女获得适当的服务和支持，当前有几个资源可用。最重要的是，通过其他早就参与了项目的家长了解当地学区的干预项目。有些家长还会作为提倡者接受特殊培训，与你谈谈如何进行合理选择。他们也可以与你一起参加重要会议，如 IEP 或调解听证会。当然，律师接受过丰富的培训，或在这些问题的处理上有经验。不过律师的服务费很高，但有时又不得不需要他们的帮助。颇为可观的一点是，人们逐渐意识到循证项目的重要性（Reichow 等，2011；Steinbrenner 等，2020），而且随着"早干预、早诊断"，更多学生的发展也越来越好。

十七、总结

在本章中，我们回顾了在为孤独症儿童提供服务过程中遇到的一系列问题。在美国，《94-142 公法》及其后续法律的通过标志着残疾儿童在社会服务上的实质性转折。法律要求各方做出更大的努力，让孤独症儿童走进学校和社区。这使得孤独症儿童面临的总体环境得到了改善。IDEA 虽然有许多优点，但它还存在许多不足之处。可以理解的是，联邦政府从未兑现当初的承诺，导致校方抱怨文书工作繁重且联邦政府资金匮乏。家长们则抱怨法律没有得到全面实施，程序也没有得到全面遵守。他们还希望孩子可以接受最好的教育，而不仅仅是适当的教育。虽然法律并没有要求学校支付医疗费用，但法律要求学校提供的服务，如部分疗法（如言语治疗、物理治疗、职业治疗和 ABA）还属于准医疗服务的灰色地带。

参考文献

1. American Psychiatry Association (2013). Diagnostic and statistical manual (DSM-5) (5th ed.). American Psychiatric Association.

2. Doehring, P., & Becker-Conttrill, B. (2013). Autism services across America. Brookes.

3. Kanner, L. (1943). Autistic disturbances of affective contact. Nervous Child, 2, 217–250.

4. Kohler, F. W., & Strain, P. S. (1999, Sum). Maximizing peer-mediated resources integrated preschool classrooms. Topics in Early Childhood Special Education, 19(2), 92–102.

5. Leaf, J. B., Leaf, R., McEachin, J., Taubman, M., Smith, T., Harris, S. L., Freeman, B., Mountjoy, T., Parker, T., Streff, T., Volkmar, F. R., & Waks, A. (2017, June). Concerns about the registered behavior technicianTM in relation to effective autism intervention. Behavior Analysis in Practice, 10(2), 154–163. https://doi.org/10.1007/s40617–016–0145–9.

6. Magiati, I., & Howlin, P. (2019). Adult life for people with autism spectrum disorders. In F. R. Volkmar (Ed.), Autism and pervasive developmental disorders (pp. 220–248). Cambridge University Press.

7. Martins, M. P., Harris, S. L., & Handleman, J. S. (2014). Supporting inclusive education. In F. R. Volkmar, S. J. Rogers, R. Paul & K. A. Pelphrey (Eds.), Handbook of autism and pervasive developmental disorders, Volume 2: Assessment, interventions, and policy (4th ed., pp. 858–870). Wiley. http://ovidsp.ovid.com/ovidweb.cgi?T=JS&CSC=Y&NEWS=N&PAGE=fulltext&D=psyc11&AN=2014–33098–012.

8. Mayerson, G. S. (2014). Autism in the courtroom. In F. R. Volkmar, S. J. Rogers, R. Paul & K. A. Pelphrey (Eds.), Handbook of autism and pervasive developmental disorders, Volume 2: Assessment, interventions, and policy (4th ed., pp. 1036–1050). Wiley. https://doi.org/10.1002/9781118911389. hautc45 Mayerson, G. S. (2020). Autism's declaration of independence: Navigating autism in the age of uncertainty. Different Roads to Learning.

9. McPartland, J. C., Reichow, B., & Volkmar, F. R. (2012). Sensitivity and specificity of proposed DSM-5 diagnostic criteria for autism spectrum disorder. Journal of the American Academy of Child & Adolescent Psychiatry, 51(4), 368–383. https://doi.org/10.1016/j.jaac.2012.01.007.

10. National Research Council. (2001). Educating children with autism. National Academies Press.

11. Reichow, B., Doehring, P., Cicchetti, D. V., & Volkmar, F. R. (2011). Evidence-based practices and treatments for children with autism. In Evidence-based practices and treatments for children with autism (pp. xvi, 408). Springer Science/Business Media. https://doi.org/10.1007/978–1–4419–6975–0.

12. Rutter, M., & Bartak, L. (1973). Special educational treatment of autistic children: A comparative study. II. Follow-up findings and implications for services. Journal of Child Psychology & Psychiatry & Allied Disciplines, 14(4), 241–270.

13. Smith, I. C., Reichow, B., & Volkmar, F. R. (2015). The effects of DSM-5 criteria on number of individuals diagnosed with autism spectrum disorder: A systematic review. Journal of Autism & Developmental Disorders, 45(8), 2541–2552. https://doi.org/10.1007/s10803–015–2423–8.

14. Solomon, C. (2020). Autism and employment: Implications for employers and adults with ASD. Journal of Autism & Developmental Disorders, 50, 4209–4217. https://doi.org/10.1007/s10803–020–04537–w.

15. Steinbrenner, J. R., Hume, K., Odom, S. L., Morin, K. L., Nowell, S. W., Tomaszewski, B., Szendrey,

S., McIntyre, N. S., Yücesoy-Özkan, S., & Savage, M. N. (2020). Evidence-based practices for children, youth, and young adults with autism. https://ncaep.fpg.unc.edu.

16. Wehman, P., Schall, C., McDonough, J., Sima, A., Brooke, A., Ham, W., Whittenburg, H., Brooke, V., Avellone, L., & Riehle, E. (2020). Competitive employment for transition-aged youth with significant impact from autism: A multi-site randomized clinical trial. Journal of Autism & Developmental Disorders, 50(6), 1882–1897. https://doi.org/10.1007/s10803–019–03940–2.

17. Wisner-Carlson, R., Uram, S., & Flis, T. (2020). The transition to adulthood for young people with autism spectrum disorder [Review]. Child & Adolescent Psychiatric Clinics of North America, 29(2), 345–358. https://doi. org/10.1016/j.chc.2019.12.002.

延伸阅读

1. Addison, A. (2005). Unfolding the tent: Advocating for your one-of-a-kind child. Autism Asperger.

2. Anderson, W., Chitwood, S., & Hayden, D. (2008). Negotiating the special education maze: A guide for parents and teachers (4th ed.). Woodbine House.

3. Bateman, B., & Herr, C. (2006). Writing measurable IEP goals and objectives. Attainment/IEP Resources.

4. Cohen, J. (2006). Guns a' blazing: How parents of children on the autism spectrum and schools can work together without a shot being fired. Autism Asperger.

5. Cohen, M. (2009). A guide to special education advocacy: What parents, clinicians and advocates need to know. Jessica Kingsley.

6. Dawson, P., & Guare, R. (2016). The smart but scattered guide to success: How to use your brain's executive skills to keep up, stay calm, and get organized at work and home. Guilford Press.

7. Eason, A., & Whitbread, K. (2006). IEP and inclusion tips for parents and teachers—handout version. Attainment/IEP Resources.

8. Fouse, B. (1999). Creating a win-win IEP for students with autism: A how-to manual for parents and educators. Future Horizons.

9. Graham, J. (2008). Autism, discrimination and the law: A quick guide for parents, educators and employers. Jessica Kingsley.

10. Hope-West, A. (2010). Securing appropriate education provisions for children with autism spectrum disorders. Jessica Kingsley.

11. Hyatt-Foley, D., & Foley, M. G. (2002). Getting services for your child on the autism spectrum. Jessica Kingsley.

12. Lentz, K. (2004). Hope and dreams: An IEP guide for parents of children with autism spectrum disorders. Autism Asperger.

13. Mandlawitz, M. R. (2005). Educating children with autism: Current legal issues. In F. Volkmar, R. Paul, A. Klin, & D. Cohen (Eds.), Handbook of autism and pervasive developmental disorders (3rd ed., pp. 1161–1173). Wiley.

14. Pierangelo, R., & Giuliani, G. (2007). Understanding, developing, and writing effective IEPs: A step-by-step guide for educators. Corwin Press.

15. Shore, S. (2004). Ask and tell: Self-advocacy and disclosure for people on the autism spectrum. Autism

Asperger.

16. Siegel, L. (2005). The complete IEP guide. Nolo.

17. Siegel, L. (2007a). The complete IEP guide: How to advocate for your special ed child (5th ed.). Nolo.

18. Siegel, L. (2007b). Nolo's IEP guide: Learning disabilities. Nolo.

19. Silver Lake Publishing (2004). Kids and health care: Using insurance, cash, and government programs to make sure your children get the best doctors, hospitals and treatments possible. Silver Lake.

20. Winkelstern, J. A., & Jongsma, A. E. (2001). The special education treatment planner. Wiley.

21. Wright, P., & Wright, P. (2006). Wrights law: From emotions to advocacy: The special education survival guide (2nd ed.). Harbor House Law Press.

22. Wright, P., & Wright, P. (2007). Wrights law: Special education law (2nd ed.). Harbor House Law Press.

第五章　患有ASD的婴幼儿

以往，通常直到孩子3岁或4岁时才会确诊孤独症。这一局限性体现在：一方面，专业人士和家长对孤独症的认识较少，缺乏相关的筛查工具，且医师常倾向于忽略语言发育迟缓等障碍，认为孩子长大后自然就会摆脱这些障碍；另一方面，医师常严重依赖病史进行诊断（现在也是如此），并且对婴幼儿孤独症的临床表现缺乏一定的认识。当前，这一情况已经发生了极大改变。如今我们对孤独症的了解更加深入，也开发了相应的筛查工具（关于其用途和局限性详见第三章），以及更多的循证治疗方法。

对婴儿进行观察评估是极其复杂的，因为他们发育速度很快，行为变化极大。在一个年龄段看起来正常的行为，在后续其他年龄段很可能就是疾病的警告信号。例如，婴儿在做一些简单的游戏时，喜欢用嘴探索事物，但是随着年龄的增长，如果这一技能没有被更高级的技能所取代，这往往会令人担忧。在婴儿身上，通常会出现明显的能力脱节，例如，婴儿获得物品的能力难以满足个人对物品的渴望。获得物品的能力是在孩子1岁后才发展起来的。（清醒/睡眠）状态、行为和动机方面的变化也给诊断评估带来了挑战（Chawarska等，2008）。

一、1岁前的孤独症体征

在大多数情况下，当孩子不能发展言语技能、难以对声音做出反应或看起来与社会脱节时，父母便会开始担心孩子是否存在某种疾病。在坎纳所做的关于孤独症的第一份报告中，他（在1943年）使用孤独症一词着重阐述了这一社会脱节表现。他还描述了稍大一点的儿童所做的其他行为，例如，模仿言语或作态行为/刻板行为，而且与婴幼儿时期相比，该阶段需要发展更多的技能。模仿问题包括行为模仿［拍蛋糕（一种按童谣节奏玩的拍手游戏）］或言语模仿（咿呀学语）。患有孤独症的婴儿易受惊或神经紧绷。当抱起大约6个月的婴儿时，婴儿可能会说话声音柔弱（也就是所谓的低音调）或过于僵硬（高音调）。患儿往往对别人喊自己的名字没有反应，这是孤独症的危险标志（Hatch 等，2020）。甚至在孩子 1 岁之前，就应注意共同注意的问题（婴儿和父母共同对某件有趣的事情或物体的双向关注）(Franchini，2019）。

根据所有关于早期发育与行为的研究，孤独症儿童不像正常发育的儿童那样行为规律，或与正常儿童的行为表现明显不同（Chawarska 和 Volkmar，2014）：

- 期望被抱起或对熟悉的人表现出喜爱。
- 与兄弟姐妹相比，对同龄人的兴趣更大。
- 只乐于接触熟悉的人。
- 只能和他人玩简单的互动游戏。
- 或是难相处（容易心烦意乱或难以安抚），或是交流被动。

正常发育的婴儿自幼龄时就对面孔感兴趣，到八九个月的时候，他们就已经善于观察面孔了，能够辨别熟悉的面孔，但通常会对陌生人感到恐惧。孤独症儿童并不会表现这一发育特点。早期研究使用家庭电影和视频记录了孤独症儿童在 1 岁时存在的发育异常。研究发现，确诊为孤独症的儿童往往不会关注他人，对他人微笑或主动交流，也不太可能寻求别人的帮助。随着长大，正常的同龄婴儿开始对自己的名字有反应，但孤独症儿童，在 8～10 个月大的时候，往往不会对自己的名字产生回应。ASD 婴儿的感觉行为要比其他行为发育得更晚一些（Chawarska 等，2008）。在幼龄时，ASD 婴儿就难以接受被他人触摸。一项研究表明，幼儿早期的运动问题有助于预测孤独症的临床表现（Sacrey 等，2018）。

总的来说，许多孤独症婴儿在出生后的最初几个月确实存在行为差异。有时父母会很早就注意到孩子的异常行为。不过，大多数情况下，父母在孩子 6～8 个月大的时候才开始注意到异常，因为这时孤独症儿童对社交互动的兴趣寥寥，相比之下，他们对非社交活动更感兴趣。对名字没有反应是孤独症患儿 1 岁前的显著表现之一，这也是孤独症筛查工具中经常包含的项目。表 5-1 总结了 1 岁时提示孤独症的症状。

二、12～36 个月的孤独症体征

到 1 岁左右的时候，正常发育的孩子会发展出更复杂的社交技能。社交技能可以帮助婴儿以更复杂的方式与父母进行互动，并通过共同注意等方式，帮助婴儿学会关注环境中的重要事物，忽略无关事物。虽然根据父母报告和回顾家庭视频，我们了解了很多关于这一问题的信息，但直到现在我们才收集到了真正有用的信息（Mundy 等，2014）。孤独症儿童不会关注社会刺激，但一旦

表 5-1　1 岁前的孤独症体征

社交症状
不喜欢被别人抱 不关注他人 对互动游戏兴趣不高 对熟悉的人的感情有限 喜欢独处
沟通症状
对名字反应差（呼叫时不回应） 不注视他人拿着的物体
兴趣局限和行为刻板
极其喜欢用嘴咬东西 不喜欢被触碰

经许可改编自：K. 查瓦斯卡（K.Chawarska），F. 沃尔克马尔（F.Volkmar）. 婴儿和幼儿期的孤独症（*Autism in infancy and early childhood*）. F. 沃尔克马尔（F.Volkmar），R. 保罗（R.Paul），A. 克林（A.Klin），D. 科恩（D.Cohen）. 孤独症和广泛性发育障碍手册（*Handbook of autism and pervasive developmental disorders*）[M]. 3 版. 美国：威利出版社，2005：230.

他们开始关注某些事物，他们也可以实现共同注意（Bryson 等，2018）。

即使父母很早就开始担心孩子，但大多通常会在孩子满 1 岁后才开始寻求帮助。在过去，从父母第一次担心孩子到为孩子寻求诊断和治疗，往往相隔数月，甚至数年。幸运的是，如今家长和医疗保健医师对孤独症的认识都有了提高。尽管如此，对幼龄婴儿来说，诊断孤独症仍存在困难，大多家长会选择在婴儿 1 岁后开始进行评估。家长寻求诊断评估的常见原因如下：

- 言语发育迟缓。
- 对他人言语缺乏反应（担心孩子可能存在听力缺陷）。
- 技能退化或丧失，或无法掌握常规技能。
- 异常行为（专注，早期重复动作）。
- 不喜欢玩耍和与他人互动。

鲍威尔（Powell）等人在 2018 年对婴幼儿评估中的常见问题进行了详细讨论。

孤独症患儿通常会在 1 ~ 3 岁前出现异常兴趣和行为问题，如盯着风扇或旋转东西，或重复动作（通常是手或手指）。1 岁之后，父母注意到的异常行为，与在诊断孤独症时常观察到的年龄较大患者的行为一致：在社交、沟通和游戏技能方面存在问题，而且对环境反应异常。在诊断性特征行为中，后者是较晚出现的，如果婴儿只在其他两个领域（兴趣和行为）存在问题，那么就容易导致诊断问题（Chawarska 和 Volkmar，2014）。

12 个月后，患儿在沟通方面存在的问题往往会更加显著，包括语言技能和非语言技能发育延迟，即无法理解手势和眼神交流。患有孤独症的幼儿通常不会做手势，也不会向其他人展示物品，也很少分享东西或寻求他人帮助。正如前文描述过的，正常的幼儿通常会参与共同注意。比如说，如果发生了一些有趣的（或可怕的）事情，或者是新奇的事情，正常的婴儿会立即看向父母，看看他们对这一事情的反应；或者，孩子会先看父母一眼，随后转身看向自己感兴趣的事情，然后再看向父母，以吸引父母的注意力。而患有孤独症的幼儿只会用手指指向自己想要的东西，并不会与父母眼神交流；如果父母指向某样物品，他们也不会给予关注，更没有兴趣模仿父母或兄弟姐妹的行为。孤独症幼儿往往喜欢独处，对事物的情绪反应异于常人，对疼痛不敏感，有的可能会开始出现明显的味觉敏感性和异常的食物偏好（拒绝吃新的食物）。

调研研究常将 12～36 个月的孤独症患儿与有其他障碍的幼儿进行比较，如语言发育迟缓的幼儿。与这些儿童相比，孤独症儿童在用手指指物和使用手势方面存在困难，但有其他语言障碍的儿童可以做这些事情。随着孩子年龄的增长，患有孤独症的孩子难以在玩耍中发挥想象力。关于 12～36 个月的孤独症体征见表 5-2。

适当询问专家对婴幼儿 ASD 诊断的确定性有多大。目前关于这方面的文献记载十分清晰：3 岁之前，专家可以对 ASD 进行确定诊断，而确定诊断之前，常见的问题是，疾病属于更广泛的 ASD 还是典型的孤独症（正如 DSM-5 中定义的那样）。3 岁之后由经验丰富的个人或团队对其做出的诊断最稳定（Zablotsky 等，2015）。在对可能患有孤独症的 2 岁儿童进行的首批随访研究中，洛德及其同事跟踪了 30 名儿童，发现了几个在儿童 2 岁时就可以筛查孤独症的项目，其中包括缺乏社交行为（打招呼、分享快乐、社会互惠性与对其他儿童感兴趣），以及把他人的身体当成工具（Lord，1995）。当你看到孤独症患儿试图拿到一些东西，比如，够不到的东西，或者如果他们想要什么事情发生时（如摇铃），他们可能会牵着别人的手去要东西，但拒绝眼神交流。这就好像是**手**而不是人被用作工具一样。其他问题包括注意声音、手指指向和理解手势。患儿也会存在一些重复行为和限制行为，包括手/手指活动异常和感觉行为异常。根据其中两种行为（发出和注意声音）的异常就可对 80% 以上的病例进行正确分类。这项研究很有帮助的一件事就是指明了，有些孩子在 2 岁时，没有表现出孤独症特有的手/手指活动异常或异常敏感，但会在 3 岁时表现出来。换句话说，大多数孩子在 3 岁**之前**，就会逐渐显现出孤独症的所有症状。更少见的是，一个在 3 岁之前有孤独症症状的孩子，在 3 岁的时候症状却不明显了。

考虑到孤独症患儿在社会交往方面存在的问题，重要的是要知道，孤独症患儿确实会与父母形成依恋关系。不过，与正常发育的婴儿相比，这种依恋关系并不牢固。一开始，考虑到父母经常报告孩子的异常行为，这可能看起来违

表 5-2　孤独症症状：1～3 岁

社交症状
目光接触异常
社会参与有限
对其他孩子兴趣有限
社会微笑有限
不经常注视他人
面部表情有限
分享 / 享受的情感有限
对互动游戏兴趣不大
不喜欢参与功能性游戏
不会玩扮演游戏
动作模仿有限

沟通症状
语言交流或非语言交流次数少
无法分享个人兴趣（如做出手指指向、分享、给予与展示等行为）
对名字反应不佳
对交际手势（如指、给予展示等）没有反应
把别人的身体当作工具（没有眼神接触就拉着别人的手去拿想要的东西）

兴趣局限和行为刻板
喜欢玩手或手指
无法正确地使用物品
喜欢参与重复性兴趣 / 游戏
感觉行为异常
对声音、质地、味道、视觉刺激具有高 / 低敏感性

经许可转载自：K. 查瓦斯卡（Chawarska, K.），F. 沃尔克马尔（Volkmar, F.）. 婴幼儿期的孤独症（*Autism in infancy and early childhood*）.F. 沃尔克马尔（F.Volkmar），R. 保罗（R.Paul），A. 克林（A.Klin），D. 科恩（D.Cohen）. 孤独症和广泛性发育障碍手册（*Handbook of autism and pervasive developmental disorders*）[M]. 3 版 . 美国：威利出版社，2005：230.

反直觉。但实验确实证明，孤独症儿童确实会形成这种依恋关系（Rogers 等，1993）。有趣的是，依恋形成的过程有时也会不加区别。例如，孩子可能会对异常的物体产生依恋。在正常孩子中，依恋对象，又称过渡物，通常是柔软的（如泰迪熊、毯子），专注于特殊对象。在孤独症中，依恋对象的选择与常人存在两方面的差距：第一，依恋对象通常是**硬物**；第二，对象异常（例如，麦片盒、各种杂志、成捆的棍子、岩石，金属飞机和消防车），不专注于物体类别（比如，只要是杂志就可以）。我们在孤独症中看到的依恋关系是"策略性的"而不是"从属关系的"，也就是说，他们对纯粹的社会关系关注较少。

　　父母总是第一个关心孩子的人吗？答案是否定的。通常情况下，初次为人父母的家长，与已经生过一胎的家长相比，育儿经验更少。如果孩子已经发展出了一定的语言技能，父母可能不会担心。虽然父母往往是第一个发现异常的人，但有时祖父、祖母（有很多经验）或其他家庭成员，儿科医师或医疗保健医师（并且，正如我们在下一节中谈到的，孤独症筛查工具越来越普遍）也会发现孩子的异常。我们如今会遇到下列情况，日托人员会担心发育不正常的孩子患上孤独症。这一切都反映出人们对孤独症的认识增强了，获取相关信息的渠道也越来越多了。

三、阿斯佩格综合征和更广泛的 ASD

尽管 DSM-5 不再用于识别阿斯佩格综合征或更广泛的 ASD，但仍然保留以往的病例诊断。人们对阿斯佩格综合征和更广泛的 ASD 患儿的早期发育知之甚少，一些早期发育迟缓的孤独症患儿明显会发展为 ASD。对于阿斯佩格综合征（Asperger，1944），我们所知道的大部分疾病特征来自父母的描述，与阿斯佩格所述大体一致，即语言水平较高，但存在社交障碍，所以父母往往会担心很长时间。阿斯佩格综合征患儿的父母常会在孩子进入学前班时，开始担心。因为与同龄人相比，其社交障碍表现得会更明显（Volkmar 等，2014）。即使孩子常出现运动迟缓，父母也通常不会太担心，因为他们更关注于孩子的聪明健谈。在阿斯佩格综合征中，异常的运动表现（见于孤独症）在早期发展的可能性要小得多，孩子更有可能表现出异常兴趣，专注于特殊事物，如恐龙、天文学、天气预报、火车 / 公共汽车时刻表等，这同样严重干扰了孩子和家庭的正常生活。甚至，有的孩子会对自己害怕的东西感兴趣。例如，因为害怕蛇而对蛇产生兴趣。通常情况下，家长们并不担心孩子的异常表现，直到孩子上了学前班，他们接到老师忧心忡忡的电话，说孩子无法融入学校，才意识到事情的严重性。阿斯佩格综合征患儿对社交很感兴趣，但他们笨拙的、单方面的交友方式让其他孩子望而却步，例如，拥抱陌生的同学，或者让朋友就自己感兴趣的话题进行长时间的讨论（如烤面包机的具体型号）。有时候，患儿会难以忍受日程安排发生变化。

四、获得诊断和服务的第一步

正如我们在第二章中详细讨论的那样，目前已经开发出了许多孤独症的筛查工具，大多是基于父母的报告（Ibañez 等，2014）。如果家长或医师对孩子的发育表示担忧，或者只是进行常规筛查（建议在 18 个月和 24 个月的随访中进行），那么这些筛查通常由孩子的儿科医师或基层医疗医师进行。正如我们在第二章中讨论的那样，筛查工作虽然有所助益，但仍无法取代良好的临床判断（Macari 等，2020）。如果家长或医疗保健医师仍然担心，无论筛查者说什么，家长都可以（在美国）进行"0 ~ 3 岁评估""发现儿童""早期干预"或其他评估。正如我们前文提到的，当前正努力开发生物标志，以更好地进行早期诊断，

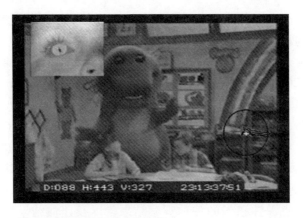

图 5-1　2 岁孤独症患儿注视模式的研究

注：该图像是根据红外眼动跟踪生成的，展示了一个孤独症患儿的异常凝视。这个孩子不会去看场景中的任何一个角色，而是会把注意力集中在对大多数幼儿（和成人）来说无关紧要的细节上。

经许可转载自：A. 克林（Klin，A.），W. 琼斯（Jones，W.），R. 舒尔茨（Schultz，R.）和 F. 沃克马尔（Volkmar，F.）. 从行动到认知的心智行动论：孤独症研究经验（*The enactive mind from actions to cognition：Lessons from autism*）. 英国皇家学会哲学学报（*Philosophical Transactions of the Royal Society*）［J］. 2003；350.

例如，通过眼球追踪或脑电图检查孩子对人类面孔等社会刺激的反应（Chawarska 等，2014；McPartland 等，2014；Walsh 等，2011）。参见图 5-1。

通常，当父母注意孩子的异常发育时，第一个求助的人就是孩子的医疗保健医师。正如我们在第二章中讨论的，初次评估应该包括详细的病史，包括家族病史、母亲的妊娠和分娩、孩子的发育史等。可以使用特定的筛查工具，不过它们往往对某些群体（智力较高的儿童，通常女孩的诊断率不高）的检查效果不太好（Matson 等，2012）。应进行全面的系统检查和体格检查，并了解遗传疾病、癫痫发作和与孤独症相关的其他障碍。孤独症家族史（尤其是对于兄弟姐妹）也是一个重要的风险指标，我们了解到，如果孩子患有孤独症，那么其兄弟姐妹患孤独症的概率将增加 10% ~ 20%（Chawarska 等，2020）。建议进行听力及视力检查，并且如前文所述，还应考虑基因检测。请记住，不仅是孤独症，还有其他因素，都会导致筛查失败，这是相当常见的（Ibañez 等，2014）。如果孩子未能通过筛查，可能转到当地的"0 ~ 3 岁评估"进行筛查，筛查失败表明孩子可能具有语言或学习障碍。

五、诊断评估

对于幼龄儿童，获得标准评估更为困难。许多与孤独症相关的问题会干扰评估，儿童适应陌生的环境和人也会存在困难。根据家庭所在地的规定不同，早期干预项目小组也可能会参与诊断评估，在评估过后，可能需要将孩子转诊以接受更专业的评估，或者为家长推荐治疗医师。评估通常包括沟通技能、发育技能、运动能力的测试，辅之以孤独症诊断工具（不是筛查工具）(Chawarska 和 Volkmar，2020；Lord 等，2014；Powell 等，2018；Volkmar 等，2014)。

如果筛查显示出一些可能存在的问题，相关人员务必跟进，这是评估环节中最薄弱的一环，许多孩子会因各种情况而没有得到充分评估。家长务必确保评估结果传达给自己，自己的疑问也得到了解答。ASD 儿童医疗之家的一个重要功能（见第八章）就是协调护理和保证所有相关人员达成共识并相互沟通。如今，要获得共享信息，还需提交额外的报告申请，这一点非常重要。

请记住，重点关注孩子的评估观察结果，以及评估结果本身。还要记住，经验丰富的医师往往比经验较少的医师做得更好，使用任何特定的诊断工具都不如经验丰富的临床医师的参与有效。

发育测验：对于学龄前儿童，常使用发育测验进行诊断评估。发育测验在许多方面与传统的 IQ 测试相似，此处的 IQ 测试，更强调新兴技能，不强调长期预测。可以采用几种截然不同的测试。表 5-3 总结了一些指定的评估方法。请注意，这些测试各不相同，例如，报告的分数种类不同。

表 5-3　常用的发育评估量表

测试（开发者、日期）	说明
马伦早期学习量表（Mullen，1995）	个体评估。适用于 0 ~ 8 岁，评估耗时 15 ~ 60 分钟。包括粗大运动技能、精细运动技能、视觉感知能力（类似非语言学习），以及接受性和表达性语言技能。区分非语言和语言能力是额外的评估项目
巴特尔发展调查表，第 2 版（Newborg，2005）	适用于出生至 7 岁 11 个月。评估基于观察、结构化测试或面对面交流（结构化测试优先）。涉及多个技能的评估，常用于评估有发育迟缓风险的儿童
贝利婴幼儿发育量表，第 3 版（Bayley，2006）	早期发育测试的修订版。适用于 1 ~ 42 个月，一般耗时 30 ~ 90 分钟。评估多个技能（包括语言、认知、社会－情绪、运动和适应性技能）

注：还有其他测试量表可供使用。请注意，"发育测验"一词强调，这些测试不能像智力测验那样简单地对待，后者只适用于在孩子入学时预测期末的学业成绩（这并不奇怪）。专业人士和家长必须认识到，在最初几年里，患儿的状况可能会发生巨大变化，尤其是 ASD 儿童，所以不要将评估结果视为最终结果。

孤独症儿童还常见言语和沟通发育迟缓，包括在言语技能出现之前就存在的技能（会咿呀语、语韵发育、对话转换）。正常儿童的沟通技能会与社交技能同步发展，例如，在 9 个月左右大时，正常发育的婴儿在要东西时，会开始协调眼神和手势交流（伸手拿东西时看着父母），并且更乐于共同关注。相比之下，ASD 儿童不会进行那么多的眼神交流，或者只在非常特殊的情况下才会进行眼神交流。他们会拉着父母的手去拿想要的东西，但没有眼神交流；当环境中发生有趣的事情时，他们也不会和父母进行眼神交流；他们也往往对自己的名字没有反应。

通常，言语病理学家会做一些初步评估工作，几乎总是在孩子开始上学后进行［见第二章，以及保罗和法希姆（2015）对沟通能力测试的优秀综述］。如词汇测试等工作，可以由其他专家完成，虽然词汇测试有一定的用处，但需要在更广泛的背景下理解沟通能力。例如，我们有时会看到参加了ABA项目的孩子学习了很多单词，但还不会把它们组合在一起使用或用它们进行沟通。有些评估工具要求言语病理学家掌握一定的技能。表5-4总结了一些最常用于幼儿的评估工具。

表 5-4　言语沟通评估

测试（开发者、日期）	说明
皮博迪图片词汇测试，第4版（Dunn 和 Dunn，2007）	适用于2岁6个月至成年。测试儿童对单词（单个单词）的理解。要求孩子选择与单词对应的图片。测试确立已久、经常使用
单词图片词汇表表达测试，第4版（Martin 和 Brownell，2014）	适用于2岁至成年。测试儿童命名物体、动作和概念的能力。该测试向儿童展示一张图片，并要求为其设计名字。测试设计出色，也经常被使用
罗塞特婴幼儿语言量表（2006）	适用于0～3岁儿童。测试评估沟通能力（不仅仅是词汇水平）。这是一个标准参考测试，考察口语和语前沟通技能。评估综合分析直接观察与父母报告
新雷纳尔发育语言量表（Edwards，2011）	适用于2岁到7岁5个月。以前版本的修订版。使用游戏工具来评估患儿的理解能力和学习水平。有助于记录学习和产出的主要差异（超过词汇水平）
沟通和符号式行为量表（Wetherby 和 Prizant，2003）	适用于婴幼儿。耗时约1小时。用于评估沟通技能和想象力发育，包括许多不同领域的评估
语言基础临床评价－学龄前3岁（Wiig，2020）	适用于学龄前儿童（3岁至6岁11个月）。个体化测试。评估一系列语言技能。不适用于发育严重迟缓的患儿

除常规测试之外，言语病理学家还将观察交流过程中的所有行为表现，包括声音的范围和类型、异常的语言特征（如模仿言语、代词逆转）、异常的或极具个人言语风格的语言（单词/短语的使用有个人特色），以及孤独症的其他特征。对于可以说话的儿童，还将关注其社交语言的运用能力（言语病理学家称之为**语用学**）。通常，言语病理学家会使用各种方法来观察孩子的交流方式，如果孩子会说话，就尝试获得语言样本，观察孩子会做什么来寻求帮助、发出抗议、做出请求，等等。

也可以将职业治疗师、心理医师或言语病理学家的观察结果纳入干预计划中。例如，专业人员必须以特定的方式进行测试，以正确的方式进行测试，但有很多机会可以看到孩子如何处理任务，考官可以做什么事情来让孩子感兴趣，以及他们可以做什么事情让孩子参与进来。这些观察通常可以协助干预项目的开发。第二章将对部分诊断性检查进行详细论述。

六、针对幼儿的服务

正如我们在第四章中讨论的，美国的法律规定，从孩子3岁起，学校有责任为每个孩子提供免费适当的公共教育（FAPE）。3岁之前，孩子会受到针对残疾婴幼儿的联邦法律的保护。除了履行法律要求的为学龄儿童提供服务外，各州有权选择是否为学龄前儿童提供服务。相关机构可以要求父母支付部分费用，但无力支付的家庭仍应能够获得服务。一旦儿童被转诊到负责机构，该机构应提供评估并制定个别化家庭服务计划（IFSP），该计划类似于为学龄儿童制定的个体化教育计划（IEP）。

全国各地的早期干预服务各不相同，有时州与州之间，甚至镇与镇之间都有很大的不同（Doehring 和 Becker-Conttrill，2013）。一些项目以机构干预为中心，一些则以家庭干预为中心。即使早期干预的形式不同，但干预目标大多是相同的，即最大限度地削弱孤独症或其他疾病对儿童发育的干扰，并增加学习的途径（NRC，2001）。

对于孤独症幼儿，早期干预最为有效。可以运用各种教学方法教授技能，尤其是在患儿幼龄时期，这个阶段他们最有可能学习新技能。当孩子3岁时，学区有义务提供服务。对于大多数患儿，学区干预很有效，因为学区不仅可以提供更密集的项目，也能在同一环境中协调所有的服务。

通常情况下，家长应报告给学区，他们的孩子已经3岁或快满3岁了，并且需要接受特殊的学前服务。经患儿父母同意后，早期干预提供者应该帮助孩子顺利过渡到学区服务阶段中，父母也必须参与这一过程。

七、项目内容

正如我们在第四章和第七章中讨论过的，大量研究显示，早期诊断和早期干预对于改善长期发展结果有重要作用。NRC 在 2001 年的报告中强调，许多项目都具有强有力的证据基础。尽管该报告是在约 20 年前撰写的，但在该领域仍然具有影响力。现在已经系统开发并评估了一些新项目，这些项目都具有一定的实证基础。例如，罗班（Robain）等人在 2020 年发现了早期干预的重要性，积极的社交兴趣往往预示着更好的发展，一些儿童也在早期干预下获得了重要的认知收益。

当前我们越来越有能力发现疑似 ASD 的幼儿。众所周知，对于 3 岁以下的儿童，从更广泛的 ASD 到更典型的孤独症（见 DSM-5）发生了两方面的变化（Chawarska 和 Volkmar，2020）。在患儿 3 岁之后，医师可以更加确切地做出诊断，还需注意的是，偶尔会有孩子在 5 岁之前取得惊人的发育进步（Lord，1995；Sutera 等，2007）。

对于 1 ～ 2 岁的幼龄儿童，新的挑战是，如何对他们进行干预。虽然可以应用多种模型（Chawarska 和 Volkmar，2020），但是其证据基础十分有限。笔者了解了过去频繁使用的一些干预模式，如家庭服务，可继续用于幼龄儿童，在儿童准备好的情况下，开始引入同伴干预和教室环境。

正如我们在第四章中讨论的，我们有一系列的项目可以选择，其中包括基于 ABA 的治疗模型（Harris 和 Weiss，2007；Lovass 和 Smith，1988），以及其他关注自然主义环境，以重要行为为干预目标的项目，如核心反应训练项目（Koegel 和 Koegel，2006）。还有的项目，以发展为中心，在帮助患儿制定学习规划方面发挥作用。早期干预模式（Rogers 等，2012）、JASPER 模型（Harrop 等，2017）就是这些项目的优秀代表，并且有一定的研究支持（Goods 等，2013；Harrop 等，2017；Rogers 等，2012；Rogers 等，2019；Vivanti 等，2019）。在其他情况下，需要折衷选择干预项目，最著名的例子之一就是北卡罗来纳州的孤独症项目——TEACCH（Welterlin 等，2012），还有其他有实证基础的项目，例如，SCERTS 模型（Morgan 等，2018）。有一个很好的在线资源可以评估当前的治疗方法（Steinbrenner，2020）。

我们了解到，在恰当的情况下，将有 ASD 风险或患 ASD 的儿童与正常同龄人纳入同一环境中，帮助极大（Strain 和 Bovey 等，2011）。在这些环境中，有许多项目可以促进社交互动，如"与朋友一起 Stay-Play-Talk"方法（Barber 等，2016；van Rhijn 等，2019）。小组教学的方法，即父母陪同孩子参与小组治疗。目前已经开发应用了 PRT（Minjarez 等，2013）和早期 STAART 模型（Vivanti 等，2017）等治疗方法。贝内特（Bennet）及其同事在出版的（2021）的新书中讨论了他们认为有效的各种干预措施（重点关注孤独症的年龄范围），最近斯坦布伦纳（Steinbrenner）等人（2020）也发表了一篇关于有效循证治疗的综述（不仅仅关注婴儿）。

如前所述，在美国，当儿童满 3 岁时，学校就会接管干预服务。在这个时候，不强制要求进行常规的孤独症诊断。不幸的是，无论学校提供的项目对孩子有好处还是有坏处，学校都希望孩子参加。正确的做法是，在任何情况下，都必须根据每个孩子的需求制定干预措施。如果一所学校对某些特定的项目投入了大量的精力，而年幼的孩子却不能很好地配合项目，那就像试着把方钉硬塞进圆形钻孔里一样！幸运的是，大多数项目对大多数患儿都很有效。但如果有例外情况出现时，家长和老师就需要创造性地思考解决方案。对家长来说，重要的是要记住，学校必须为孩子提供项目服务。

好的课程应该明确侧重于处理异常行为、促进社交互动、增强游戏技能、培养泛化技能（见第三章），以及教授沟通和社交互动技能。此外，还应该注重组织能力和共同注意能力的培养，随着孩子年龄的增长，这变得越来越重要。沟通课程应该涉及沟通的方方面面，包括理解（接受性语言）、口语表达（表达性语言），以及社交语言的运用（语用语言）。

因为沟通本质上也是社会性的，所以干预过程会关注语言和沟通的社交性。一系列活动，包括模仿他人的动作、声音或词语，积累词汇，用词语来表示物体/动作或两者兼有，拓展语句，修饰语言。从学会说"是"和"不是"开始，然后转向学习更复杂的概念。对于存在语言交流障碍的儿童，可以运用多种替代方法，包括手势语、图片交换、视觉支持、计算机系统和应用程序（Hodgdon，2011；Mirenda，2014）。正如我们在第四章中讨论的，父母有时会认为，如果治疗师使用这些辅助方法，就意味着他们已经放弃了孩子说话的机会。事实上，任何帮助孩子交流的方法都有助于孩子最终学会说话（Mirenda，2014）。

对青少年和成年患者来说，培养自理能力十分困难，重要的是，从学龄前阶段就开始培养其独立和自足。早期自助技能教学，是指实现饮食上独立，穿衣上合作，参与游戏和掌握其他早期生活技能。

有些孤独症幼儿在早期就有相当好的运动技能，不过有的却运动技能发育迟缓。患有阿斯佩格综合征的儿童就经常有运动障碍，并持续到学龄阶段。随着时间的推移，要求孩子掌握的运动技能会更加复杂，因为它们涉及到预先计划的方方面面，而且往往与社会情境相适应（比如，踢足球或打棒球等运动项目与社会的关联性）。

为了促进这些技能的发展，早期干预通常涉及粗大运动活动（粗大运动技能），以及更多的精细运动活动（精细运动技能）。这两种技能都很重要。通常，在处理运动问题方面，职业治疗师在处理感觉技能方面也发挥着重要作用。该能力的培养侧重于帮助患儿忍受更强烈的感觉或材料。通常情况下，物理治疗师，尤其是职业治疗师会参与感觉和运动干预。如厕训练的部分要求和辅助措施见表5-5。有许多优秀的资源可供参考（Kroeger和Sorensen，2010；Mruzek等，2017；Wheeler，2007）。

八、教授游戏技能和社交技能

大家可能想当然地认为，无须进行游戏技能教学，但对孤独症儿童来说，并非如此。对正常发育的孩子而言，婴幼儿时期，玩耍涉及对物体的质地、颜色、气味和声音的探索。对具有正常社交能力的孩子来说，在2岁时，玩耍更关注于事物的功能（汽车可以前进，杯子可以用来喝水），后续年龄阶段就关注于更加复杂的想象游戏。游戏为许多技能的发展奠定了基础，对孩子的成长

表5-5　ASD患儿的如厕训练

如厕培训要求
* 了解患儿需求
* 如厕动机
* 运动协调

孤独症患儿在如厕训练时遇到的障碍
* 认知问题（不了解患儿需求）
* 社交问题（模仿问题、身体意识障碍）
* 运动和感觉障碍（可能会干扰患儿如厕）

如厕训练方法
* 养成习惯，了解如厕的最佳时间
* 建立沟通需求系统（文字/图片/物品交换）
* 提前穿衣（以加快尝试）
* 使用视觉计划/支持
* 确定问题所在（如厕的声音）
* 考虑运动问题（踏凳可能会有所帮助）
* 成功后做出表扬/强化
* 保持语言简单（也要使用视觉支持）
* 在不太熟悉的环境中练习（鼓励技能泛化）

至关重要。游戏帮助孩子发展思维的灵活性：杯子可以是杯子，也可以是浴缸，或者是火箭，甚至是任何你想要的东西。游戏也越来越社会化，随着角色和工具的快速变化，孩子也逐渐适应了快节奏的变化。游戏还可以帮助孩子发展更复杂的思维方式，孩子开始初次尝试想象事物的构造，把世界拆开再重新组装起来，甚至以极具创造性的方式思考。游戏极具象征意义，并且与语言和认知发展密切相关。对于正常发育中的孩子，游戏为他们打开了一个通往全新世界的大门，他们开始学会寻求新的体验，并从中学习。但对于孤独症儿童，游戏技能的发展面临着多方面的挑战。他们不乐于社交，也不喜欢新事物，以及新事物带来的挑战。

在1岁左右，孤独症患儿通常在玩耍时表现出问题。与正常儿童喜欢的想象游戏不同，孤独症儿童会专注于工具的某个方面，甚至是与游戏无关的方面，如工具的味道或气味。到2岁时，这些异于常人的游戏参与模式往往非常引人注目，到3岁时，甚至会有巨大的改变。对孤独症患儿来说，想象游戏无法发挥作用。患儿更倾向于专注狭窄的材料和兴趣范围，乐于玩简单的因果玩具（按一个按钮，就会发生某些事情），其实年龄更小的正常孩子更喜欢玩这种游戏。这种游戏重复性强，灵活性差。幸运的是，我们可以明确地教授游戏所需的技能。在这方面，同伴互助就可以起到极大的作用（Kohler等，1992；Wolfberg和Schuler，1999）。

针对 ASD 患儿的学前教育项目通常包括明确的教学内容，即教授一系列社交技能，如模仿、情感参与和共同注意，以及交流、游戏和"学会学习"技能等。虽然干预项目各不相同，但也有许多共同点（NRC，2001）。一些项目强调日常活动，使用时间表和视觉支持；一些项目强调同伴互动或随机教学。有的项目侧重于更自然的教学方法；有的则侧重于回合式教学，尤其是在治疗开始时运用。

前文已经了解到，与常人相比，ASD 患儿的弟弟妹妹患有 ASD 的概率会增加 10%～20%。其他一些不符合 ASD 标准的兄弟姐妹仍然会在社交和沟通方面出现问题，包括言语障碍和学习障碍。父母会意识到，当患儿的兄弟姐妹与同龄人互动时，他们需要更多的社会支持（Estes 等，2018）。随着年龄的增长，其兄弟姐妹患心境障碍、焦虑性障碍，以及 ADHD 的风险也随之增加，应继续进行随访，以了解发病的可能性。关于有孤独症风险的幼儿的长期研究正在稳步推进，了解也更加深入（Ozonoff 和 Rogers，2020）。

遗憾的是，至今我们仍然无法查清为什么有些孩子对干预的反应比其他孩子要好。但有时这似乎是有据可循的（事后诸葛亮）。比如，一个对别人极其不感兴趣的孩子 vs. 一个对别人很感兴趣但十分奇怪的孩子，认知发育迟缓程度较重的孩子可能不会得到改善。当然，他们也是需要急起直追的。可以理解的是，家长希望了解孩子未来的表现，但这通常是很难预测的。好消息是，患儿改变的潜力很大。但坏消息是，我们并不总能确定谁会改变，向什么方向改变。预测发展的另外一个主要问题就是，在学龄前，认知和语言的测试只能告诉我们孩子相对于其他同龄孩子的情况，但不能告诉我们孩子未来的发展情况。只有当孩子长大后，传统的智力测试或认知能力测试才会挖掘与学业成功密切相关的技能。

九、总结

在这一章中，我们回顾了关于婴幼儿孤独症和相关疾病的相关信息。迄今为止，关于该话题的大部分信息或是来自父母报告，或是来自回顾性研究（通过录像带对儿童进行观察研究）。现在，我们有了更优质的、更前瞻性的信息。大多数孤独症儿童的父母会在孩子 1 岁或 2 岁时，开始关注孩子的异常发展。孤独症的早期特征往往分为两类——一类涉及社会参与，一类涉及早期沟通能力。尽管感觉兴趣和运动技能会发展，但要晚一些——通常是在 3 岁，在此之前可能会有异常的感觉敏感性。正如坎纳所说，敏感性与孩子对社会缺乏兴趣形成了鲜明的对比。过度敏感或敏感不足与儿童期后期孤独症的严重程度相关（Grzadzinski 等，2020）。

医疗保健医师通常是孤独症患儿的第一个专业诊疗人员，负责对其进行初步评估，并建议进行更广泛的检查。根据这一评估的结果，患儿甚至可以在接受学校服务项目之前（3岁），进行一定的干预治疗。ASD患儿的存在的强项和弱点可能给干预带来挑战。总的来说，早期强化干预最为有效。家长们必须协调处理两种体制带来的挑战——早期干预体制和公立学校。对于稍微大一点的患儿，可以参与一系列优质项目。随着对孤独症早期诊断研究的深入，毫无疑问，对3岁以下儿童的评估项目也会得到重视。总体而言，早期干预和更密集的循证实践确实能够实现有效治疗。话虽如此，个体差异仍然存在，我们往往难以预测某个特定孩子的未来发展。遗憾的是，有些孩子，即使接受了良好的干预，发展也不如人意。目前研究的一个主要课题是，开发更好的工具来筛查/评估可能患有孤独症或存在相关障碍的儿童。有几项研究正在全国各地实施，研究对象通常是已确诊孤独症的患者的兄弟姐妹。这些研究旨在实现孤独症更早诊断，更有效干预。

参考文献

1. Asperger, H. (1944). Die "autistichen Psychopathen" im Kindersalter. Archive Fur Psychiatrie Und Nervenkrankheiten, 117, 76–136.

2. Barber, A. B., Saffo, R. W., Gilpin, A. T., Craft, L. D., & Goldstein, H. (2016). Peers as clinicians: Examining the impact of Stay Play Talk on social communication in young preschoolers with autism. Journal of Communication Disorders, 59, 1–15. http://dx.doi.org/10.1016/j.jcomdis.2015.06.009.

3. Bayley, N. (2006). Bayley scales of infant and toddler development, third edition. Harcourt Assessment.

4. Bennet, M., Goodall, E., & Nugent, J. (2021). Choosing effective support for people on the autism spectrum – A guide based on academic perspectives and lived experiences. Routledge.

5. Bryson, S., Garon, N., McMullen, T., Brian, J., Zwaigenbaum, L., Armstrong, V., Roberts, W., Smith, I., & Szatmari, P. (2018). Impaired disengagement of attention and its relationship to emotional distress in infants at highrisk for autism spectrum disorder. Journal of Clinical and Experimental Neuropsychology, 40(5), 487–501. http://doi.org/10.1080/13803395.2017.1372368.

6. Chawarska, J., Macari, S. L., Vernetti, A., & Brunissen, L. (2020). Development of infant siblings of children with autism spectrum disorder. In K. Chawarska & F. Volkmar (Eds.), Autism spetrum disorder in the first years of life (pp. 167–201). Guilford.

7. Chawarska, K., Klin, A., & Volkmar, F. R. (2008). Autism spectrum disorders in infants and toddlers: Diagnosis, assessment, and treatment. Guilford Press.

8. Chawarska, K., Macari, S. L., Volkmar, F. R., Kim, S. H., & Shic, F. (2014). ASD in infants and toddlers. In F. R. Volkmar, R. Paul, S. J. Rogers, & K. A. Pelphrey (Eds.), Handbook of autism and pervasive developmental disorders (4th ed.). Wiley. https://doi.org/10.1002/9781118911389.hautc05.

9. Chawarska, K. & Volkmar, F. R. (2014). Autism in infancy and early childhood. In F. R. Volkmar, S. J. Rogers, R. Paul, & K. A. Pelphrey (Eds.), Handbook of autism and pervasive developmental disorders, (4th Ed., Vol. 1, pp. 223–246). Wiley.

10. Chawarska, K. & Volkmar, F. R. (2020). Autism spectrum disorder in the first years of life. Guilford Press.

11. Doehring, P. & Becker-Conttrill, B. (2013). Autism services across America. Brookes.

12. Dunn, L. M. & Dunn, D. M. (2007). Peabody picture vocabulary test (4th ed.). American Guidance Service.

13. Edwards, S., Letts, C., & Sinka, I. (2011). The new Reynell Development Language Scales. GL-Assessment. Estes, A., Munson, J., John, T. S., Dager, S. R., Rodda, A., Botteron, K., Hazlett, H., Schultz, R. T., Zwaigenbaum, L., Piven, J., Guralnick, M. J., & IBIS network (2018). Parent support of preschool peer relationships in younger siblings of children with autism spectrum disorder. Journal of Autism and Developmental Disorders, 48(4), 1122–1132. https://doi.org/10.1007/s10803–017–3202–5.

14. Franchini, M., Hamodat, T., Armstrong, V. L., Sacrey, L. R., Brian, J., Bryson, S. E., Garon, N., Roberts, W., Zwaigenbaum, L., & Smith, I. M. (2019). Infants at risk for autism spectrum disorder: Frequency, quality, and variety of joint attention behaviors. Journal of Abnormal Child Psychology, 47, 907–920. https://doi.org/10.1007/s10802–018–0471–1.

15. Goods, K. S., Ishijima, E., Chang, Y.-C., & Kasari, C. (2013). Preschool based JASPER intervention in minimally verbal children with autism: Pilot RCT. Journal of Autism and Developmental Disorders, 43(5), 1050–1056. https://doi.org/http://dx.doi.org/10.1007/s10803–012–1644–3.

16. Greenspan, S. I. & Wieder, S. (2009). Engaging autism: Using the floortime approach to help children relate, communicate, and think. Da Capo Lifelong Books.

17. Grzadzinski, R., Donovan, K., Truong, K., Nowell, S., Lee, H., Sideris, J., Turner-Brown, L., Baranek, G. T., & Watson, L. R. (2020). Sensory reactivity at 1 and 2 years old is associated with ASD severity during the preschool years. Journal of Autism and Developmental Disorders, 50(11), 3895–3904. https://doi.org/10.1007/s10803–020–04432–4.

18. Harris, S. & Weiss, M. J. (2007). Right from the start: Behavioral intervention for young children with autism, (2nd ed.). Woodbine House.

19. Harrop, C., Gulsrud, A., Shih, W., Hovsepyan, L., & Kasari, C. (2017, May). The impact of caregiver-mediated JASPER on child restricted and repetitive behaviors and caregiver responses. Autism Research, 10(5), 983–992. https://doi.org/10.1002/aur.1732.

20. Hatch, B., Iosif, A. M., Chuang, A., de la Paz, L., Ozonoff, S., & Miller, M. (2020). Longitudinal differences in response to name among infants developing ASD and risk for ADHD. Journal of Autism & Developmental Disorders, 51, 827–836. https://doi.org/10.1007/s10803–020–04369–8.

21. Hodgdon, L. (2011). Visual strategies for improving communication. QuirkRoberts Publishing.

22. IbaÑez, L. V., Stone, W. L., & Coonrod, E. E. (2014). Screening for autism in young children. In F. R. Volkmar, R. Paul, S. J. Rogers, & K. A. Pelphrey, (Eds.), Handbook of autism and pervasive developmental disorders, (4th ed, Vol. 1, pp. 585–608). Wiley.

23. Kanner, L. (1943). Autistic disturbances of affective contact. Nervous Child, 2, 217–250.

24. Koegel, R. L. & Koegel, L. K. (Eds.) (2006). Pivotal response treatments for autism: Communication, social, & academic development. Brookes.

25. Kohler, F. W., Strain, P. S., & Shearer, D. D. (1992). The overtures of preschool social skill intervention agents: Differential rates, forms, and functions. Special Issue: Current research on social behavior.

Behavior Modification, 16(4), 525–542.

26. Kroeger, K. & Sorensen, R. (2010). A parent training model for toilet training children with autism. Journal of Intellectual Disability Research, 54(6), 556–567.

27. Lord, C. (1995). Follow-up of two-year-olds referred for possible autism. Journal of Child Psychology & Psychiatry & Allied Disciplines, 36(8), 1365–1382.

28. Lord, C., Corsello, C., Grzadzinski, R., Volkmar, F. R., Paul, R., Rogers, S. J., & Pelphrey, K. A. (2014). Diagnostic instruments in autistic spectrum disorders. In F. R. Volkmar, S. J. Rogers, R. Paul, & K. A. Pelphrey (Eds.), Handbook of autism and pervasive developmental disorders, (4th ed., Vol. 2, pp. 730–771). Wiley.

29. Lovass, O. & Smith, T. (1988). Intensive behavioral treatment for young autistic children. In B. B. Lahey & A. E. Kazdin (Eds.), Advances in clinical child psychology (11: 285–324). Springer.

30. Macari, S. L., Powell, P., Lyons, M., Saulnier, C. A., Vernetti, A., & Chawarska, K. (2020). Psychological development of toddlers with ASD. In K. Chawarska & F. Volkmar (Eds.), Autism spectrum disorder in the first year of life (pp. 86–118). Guilford Press.

31. Martin, N. & Brownell, R. (2011). Expressive one-word picture vocabulary test (4th ed.). Novato: Academic Therapy Publications.

32. Matson, J. L., Kozlowski, A. M., Hattier, M. A., Horovitz, M., & Sipes, M. (2012). DSM-IV vs DSM-5 diagnostic criteria for toddlers with autism. Developmental Neurorehabilitation, 15(3), 185–190. http://doi.org/10.3109/1751 8423.2012.672341.

33. McPartland, J. C., Tillman, R. M., Yang, D. Y. J., Bernier, R. A., & Pelphrey, K. A. (2014). The social neuroscience of autism spectrum disorder. In F. R. Volkmar, S. J. Rogers, R. Paul, & K. A. Pelphrey (Eds.), Handbook of autism and pervasive developmental disorders, (4th ed. Vol. 1, pp. 482–496). Wiley.

34. Minjarez, M. B., Mercier, E. M., Williams, S. E., & Hardan, A. Y. (2013). Impact of pivotal response training group therapy on stress and empowerment in parents of children with autism. Journal of Positive Behavior Interventions, 15(2), 71–78. https://doi.org/10.1177/1098300712449055.

35. Mirenda, P. (2014). Augmentative and alternative communication. In F. R. Volkmar, S. J. Rogers, R. Paul, & K. A. Pelphrey (Eds.), Handbook of autism and pervasive developmental disorders, (4th ed. Vol. 2, pp. 813–825). Wiley.

36. Morgan, L., Hooker, J. L., Sparapani, N., Reinhardt, V. P., Schatschneider, C., & Wetherby, A. M. (2018). Cluster randomized trial of the classroom SCERTS intervention for elementary students with autism spectrum disorder. Journal of consulting and clinical psychology, 86(7), 631–644. https://doi.org/10.1037/ccp0000314.

37. Mruzek, D. W., McAleavey, S., Loring, W. A., Butter, E., Smith, T., McDonnell, E., … Zanibbi, K. (2017). A Pilot Investigation of an iOS-based App for Toilet Training Children with Autism Spectrum Disorder. Autism, 23(2):359–370. https://doi.org/10.1177/1362361317741741.

38. Mullen, E. (1995). Mullen Scales of early learning-AGS edition. American Guidance Service.

39. Mundy, P. & Burnette, C. (2014). Joint Attention and neurodevelopmental models of autism. In F. R. Volkmar, S. J. Rogers, R. Paul, & K. A. Pelphrey (Eds.), Handbook of autism and pervasive developmental disorders, (4th ed. Vol. 1, pp. 650–681). Wiley.

40. Newborg, J. (2005). Battelle developmental inventory (2nd ed.). Riverside Publishing.

41. Ozonoff, S. & Rogers, S. (2020). Long-term outcomes of infants at risk for ASD. In K. Chawarska & F. R. Volkmar (Eds.), Autism spectrum disorder in the first years of life (pp. 226–246). Guilford Press.

42. Paul, R. & Fahim, D. (2015). Let's talk. Brookes.

43. Powell, K. K., Heymann, P., Tsatsanis, K. D., & Chawarska, K. (2018). Assessment and diagnosis of infants and toddlers with autism spectrum disorder. In S. Goldstein & S. Ozonoff (Eds.), Assessment of autism spectrum disorder, (2nd ed., pp. 96–129). Guilford Press.

44. Prizant, B., Wetherby, A. M., Rubin, E., Laurent, A. C., & Rydell, P. J. (2004). The SCERTS Model: Enhancing communication and socioemotional abilities of children with autism spectrum dsorder. Brookes.

45. Robain, F., Franchini, M., Kojovic, N., Wood de Wilde, H., & Schaer, M. (2020). Predictors of treatment outcome in preschoolers with autism spectrum disorder: An observational study in the greater Geneva area, Switzerland. Journal of Autism and Developmental Disorders, 50(11), 3815–3830. https://doi.org/10.1007/s10803–020–04430–6.

46. Rogers, S. J., Dawson, G., & Vismara, L. A. (2012). An early start for your child with autism: Using everyday activities to help kids connect, communicate, and learn. Guilford Press.

47. Rogers, S. J., Estes, A., Lord, C., Munson, J., Rocha, M., Winter, J., Greenson, J., Columbi, C. Dawson, G., Vismara, L. A., Sugar, C. A., Hellemann, G., Whelan, F., & Talbott, M. (2019). A multisite randomized controlled two-phase trial of the Early Start Denver Model compared to treatment as usual. Journal of the American Academy of Child & Adolescent Psychiatry, 58(9), 853–865. https://doi.org/10.1016/j.jaac.2019.01.004.

48. Rogers, S. J., Estes, A., Lord, C., Vismara, L., Winter, J., Fitzpatrick, A., Guo, M., & Dawson, G. (2012). Effects of a brief Early Start Denver Model (ESDM)-based parent intervention on toddlers at risk for autism spectrum disorders: A randomized controlled trial. Journal of the American Academy of Child & Adolescent Psychiatry, 51(10), 1052–1065. https://doi.org/10.1016/j.jaac.2012.08.003.

49. Rogers, S. J., Ozonoff, S., & Maslin-Cole, C. (1993). Developmental aspects of attachment behavior in young children with pervasive developmental disorders. Journal of the American Academy of Child & Adolescent Psychiatry, 32(6), 1274–1282.

50. Sacrey, L.-A. R., Zwaigenbaum, L., Bryson, S., Brian, J., & Smith, I. M. (2018). The reach-to-grasp movement in infants later diagnosed with autism spectrum disorder: A high-risk sibling cohort study. Journal of Neurodevelopmental Disorders, 10, 41. https://doi.org/10.1186/s11689–018–9259–4.

51. Steinbrenner, J. R., Hume, K., Odom, S. L., Morin, K. L., Nowell, S. W., Tomaszewski, B., Szendrey, S, McIntyre, N. S., & Savage, M. N. (2020). Evidence-based practices for children, youth, and young adults with autism. The University of North Carolina at Chapel Hill, Frank Porter Graham Child Development Institute, National Clearinghouse on Autism Evidence and Practice Review Team. https://ncaep.fpg.unc.edu.

52. Strain, P. S. & Bovey, E. H. II. (2011). Randomized, controlled trial of the LEAP model of early intervention for young children with autism spectrum disorders. Topics in Early Childhood Special Education, 31(3), 133–154. http://dx.doi.org/10.1177/0271121411408740.

53. Sutera, S., Pandey, J., Esser, E. L., Rosenthal, M. A., Wilson, L. B., Barton, M., Green, J., Hodgson,

S., Robins, D. L., Dumont-Mathieu, T., & Fein, D. (2007). Predictors of optimal outcome in toddlers diagnosed with autism spectrum disorders. Journal of Autism & Developmental Disorders, 37(1), 98–107. https://doi.org/10.1007/s10803–006–0340–6.

54. van Rhijn, T., Osborne, C., Ranby, S., Maich, K., Hall, C., Rzepecki, L., & Hemmerich, A. (2019). Peer play in inclusive child care settings: Assessing the impact of stay, play, & talk, a peer-mediated social skills program. Child Care in Practice, No Pagination Specified. http://dx.doi.org/10.1080/13575279.2019.1588707.

55. Vivanti, G., Dissanayake, C., Duncan, E., Feary, J., Capes, K., Upson, S., Bent, C. A., Rogers, S. J. & Hudry, K. (2019). Outcomes of children receiving Group-Early Start Denver Model in an inclusive versus autism-specific setting: A pilot randomized controlled trial. Autism, 23(5), 1165–1175. https://doi.org/10.1177/1362361318801341.

56. Vivanti, G., Duncan, E., Dawson, G., & Rogers, S. J. (2017). Implementing the group-based early start Denver model for preschoolers with autism. Springer International Publishing; http://dx.doi.org/10.1007/978–3–319–49691–7.

57. Volkmar, F. R., Booth, L. L., McPartland, J. C., & Wiesner, L. A. (2014). Clinical evaluation in multidisciplinary settings. In F. R. Volkmar, S. J. Rogers, R. Paul, & K. A. Pelphrey (Eds.), Handbook of autism and pervasive developmental disorders, (4th ed., Vol. 2, pp. 661–672). Wiley.

58. Volkmar, F. R., Klin, A., & McPartland, J. C. (2014). Asperger Syndrome: Assessing and treating high-functioning autism spectrum disorders (pp. 1–42). Guilford Press.

59. Volkmar, F. R., Rowberry, J., de Vinck-baroody, O., Gupta, A. R., Leung, J., Meyers, J., Vaswani, N., & Wiesner, L. A. (2014). Medical care in autism and related conditions. In F. R. Volkmar, S. J. Rogers, R. Paul, & K. A. Pelphrey (Eds.), Handbook of autism and pervasive developmental disorders, (4th ed, Vol. 1, pp. 532–555). Wiley.

60. Walsh, P., Elsabbagh, M., Bolton, P., & Singh, I. (2011). In search of biomarkers for autism: Scientific, social and ethical challenges. Nature Reviews Neuroscience, 12(10), 603–612. https://doi.org/10.1038/nrn3113.

61. Welterlin, A., Turner-Brown, L. M., Harris, S., Mesibov, G., & Delmolino, L. (2012). The home TEACCHing program for toddlers with autism. Journal of Autism and Developmental Disorders, 42(9), 1827–1835.

62. Wetherby, A. & Prizant, B., (2003). Communication and symbolic behavior scales (CSBS). Brookes.

63. Wetherby, A. M. & Woods, J. (2008). Developmental approaches to treatment. In K. Chawarska, A. Klin, & F. R. Volkmar (Eds.), Autism spectrum disorders in infants and toddlers: Diagnosis, assessment, and treatment (pp. 170–206). Guilford Press.

64. Wheeler, M. (2007). Toilet training for individuals with autism and other developmental issues. Future Horizons. Wiig-Clinical Evaluation of Language Fundamentals® Preschool-3 (CELF® Preschool-3).

65. Wiig, E. H., Secrod, W. A., & Semel, E. (2020) Clinical Evaluation of Language Fundamentals® Preschool-3 (CELF® Preschool-3, Pearson).

66. Wolfberg, P. J. & Schuler, A. L. (1999). Fostering peer interaction, imaginative play and spontaneous language children with autism. Child Language Teaching & Therapy, 15(1), 41–52.

67. Zablotsky, B., Pringle, B. A., Colpe, L. J., Kogan, M. D., Rice, C., & Blumberg, S. J. (2015). Service

and treatment use among children diagnosed with autism spectrum disorders. Journal of Developmental and Behavioral Pediatrics: JDBP, 36(2), 98–105. https://doi.org/10.1097.

延伸阅读

1. Bailey, K. (2008). Supporting Families. In K. Chawarska, A. Klin, & F. R. Volkmar (Eds.), Autism spectrum disorders in infants and toddlers: Diagnosis, assessment, and treatment (pp. 300–326). Guilford Press.

2. Baker, J. (2003). The social skills picture book teaching play, emotion, and communication to children with autism. Future Horizons.

3. Baronet, G. T., Wakeford, L., & David, F. J. (2008). Understanding, assessing, and treating sensory-motor issues. In K. Chawarska, A. Klin, & F. R. Volkmar (Eds.), Autism spectrum disorders in infants and toddlers: Diagnosis, assessment, and treatment (pp. 104–140). Guilford Press.

4. Barbera, M. L. & Rasmussen, T. (2007). The verbal behavior approach: How to teach children with autism and related disorders. Jessica Kingsley.

5. Baron-Cohen, S., Allen, J., & Gillberg, C. (1992). Can autism be detected at 18-months? The needle, the haystack, and the CHAT. British Journal of Psychiatry, 161(1), 839–843.

6. Batts, B. (2010). Ready, set, potty! Toilet training for children with autism and other developmental disorders. Jessica Kingsley.

7. Begun, R. W. (Ed.). (1995). Ready-to-use social skills lessons & activities for grades preK-K. Jossey-Bass.

8. Brinton, B., Robinson, L. A., & Fujiki, M. (2004). Description of a program for social language intervention: If you can have a conversation, you can have a relationship. Language, Speech, and Hearing Services in Schools, 35, 283–290.

9. Bishop, S. L., Luyster, R., Richler, J., & Lord, C. (2008). Diagnostic assessment. In K. Chawarska, A. Klin, & F. R. Volkmar (Eds.), Autism spectrum disorders in infants and toddlers: Diagnosis, assessment, and treatment (pp. 23–49). Guilford Press.

10. Bondy, A. & Frost, L. (2001). A picture's worth: PECS and other visual communication strategies in autism. Woodbine House.

11. Bretherton, A. V. & Tonger, B. L. (2005). Preschoolers with autism: An education and skills training programme for parents (Manual for parents). Jessica Kingsley.

12. Cafiero, J. M. (2005). Meaning ful exchange for people with autism: An introduction to augmenting & alternative communication: Topics in autism. S. L. Harris, Series Editor. Woodbine House.

13. Chawarska, K. & Bearss, K. (2008). Assessment of cognitive and adaptive skills. In K. Chawarska, A. Klin, & F. R. Volkmar (Eds.), Autism spectrum disorders in infants and toddlers: Diagnosis, assessment, and treatment (pp. 50–75). Guilford Press.

14. Chawarska, K. & Volkmar, F. (2005). Autism in infancy and early childhood. In F. Volkmar, R. Paul, A. Klin, & D. Cohen (Eds.), Handbook of autism and pervasive developmental disorders (3rd ed., 230). Wiley.

15. Chawarska, K., Klin, A., Paul, R., & Volkmar, F. (2007). Autism spectrum disorder in the second year: Stability and change in syndrome expression. Journal of Child Psychology and Psychiatry and Allied

Disciplines, 48(2), 128–138.

16. Chawarska, K., Klin, A. & Volkmar F. R. (Eds.), (2008). Autism spectrum disorders in infants and toddlers: Diagnosis, assessment, and treatment. Guilford Press.

17. Dawson, G., Meltzoff, A. N., Osterling, J., & Rinaldi, J. (1998). Neuropsychological correlates of early symptoms of autism. Child Development, 69(5), 1276–1285.

18. DiLavore, P. C., Lord, C., & Rutter, M. (1995). Prelinguistic autism diagnostic observation schedule. Journal of Autism and Developmental Disorders, 25(4), 355–379.

19. Eikeseth, S., Smith, T., Jahr, E., & Eldevik, S. (2002). Intensive behavioral treatment at school for 4- to 7-year-old children with autism: A 1-year comparison-controlled study. Behavior Modification, 26(1), 49–68.

20. Fein, D., Helt, M., Brennan, L., & Barton, M. (2016). The activity kit for babies and toddlers at risk: How to use every day routines to build social and communication skills. The Guilford Press.

21. French, L. & Kennedy, E. M. (2018, Apr). Annual research review: Early intervention for infants and young children with, or at-risk of, autism spectrum disorder: A systematic review. Journal of Child Psychology and Psychiatry, 59(4), 444–456. https://doi.org/10.1111/jcpp.12828.

22. Goldstein, H. (2007). Peer-mediated social communication intervention: When clinical expertise informs treatment development and evaluation. Topics in Language Disorders, 27(2), 182–199. https://doi.org/10.1097/01. TLD.0000269932.26504.a8.

23. Goldstein, H. (2002). Promoting social communication: Children with developmental disabilities from birth to adolescence. Brookes.

24. Greenspan, S. I. (2006). Engaging autism: Helping children relate, communicate and think with the DIR floortime approach. De Capo Lifelong Books.

25. Handleman, J. S. & Harris, S. L. (1994, 2001, 2008). Preschool education programs for children with autism. Pro-Ed.

26. Hoskins, B. (1996). Conversations: A framework for language intervention. Thinking Publications.

27. Jahr, D., Eldevid, S., & Eileseth, S. (2000). Teaching children with autism to initiate and sustain cooperative play. Research in Developmental Disabilities, 21, 151–169.

28. Kasari, C. (2002). Assessing change in early intervention programs for children with autism. Journal of Autism & Developmental Disorders, 32(5), 447–461.

29. Klein, M., Cook, R. E., & Richardson-Gibbs, A. M. (2001). Strategies for including children with special needs in early childhood settings. Delmar.

30. Klin, A., Chawarska, K., Paul, R., Rubin, E., Morgan, T., Wiesner, L., & Volkmar, F. R. (2004). Autism in a 15-month-old child. American Journal of Psychiatry, 161(11), 1981–1988.

31. Klin, A., Saulnier, C., Chawarska, K., & Volkmar, F. R. (2008). Case studies of infants first evaluated in the second year of life. In K. Chawarska, A. Klin, & F. R. Volkmar (Eds.), Autism spectrum disorders in infants and toddlers: Diagnosis, assessment, and treatment (pp. 949–969). Guilford Press.

32. Koegel, L. K., Koegel, R. L., Fredeen, R. M., & Gengoux, G. W. (2008). Naturalistic behavior approaches to treatment. In K. Chawarska, A. Klin, & F. R. Volkmar (Eds.), Autism spectrum disorders in infants and toddlers: Diagnosis, assessment, and treatment (pp. 207–242). Guilford Press.

33. Lord, C., Shulman, C., & DiLavore, P. (2004). Regression and word loss in autistic spectrum disorders.

Journal of Child Psychology and Psychiatry, 45(5), 936–955.

34. Lytel, J. (2008). Act early against autism: Give your child a fighting chance from the start. Perigee Trade.

35. Maestro, S., Muratori, F., Cavallaro, M. C., Pei, F., Stern, D., Golse, B., & Palacio-Espasa, F. (2002). Attentional skills during the first 6 months of age in autism spectrum disorder. Journal of the American Academy of Child and Adolescent Psychiatry, 41(10), 1239–1245.https://doi.org/10.1097/00004583-200210000–00014.

36. Matson, J. L. & Minshawi, N. F. (2006). Early intervention for autism spectrum disorders: A critical analysis. Elsevier.

37. Maurice, C., Green, G., & Luce, S. C. (Eds.), (1996). Behavioral intervention for young children with autism: A manual for parents and professionals. Pro-Ed.

38. McClannahan, L. E. & Krantz, P. J. (2005). Teaching conversation to children with autism: Scripts and script fading. Woodbine House.

39. McGinnis, E. & Goldstein, A. P. (1990). Skillstreaming in early childhood: Teaching prosocial skills to the preschool and kindergarten child. Research Press.

40. National Research Council (2001). Educating young children with autism. National Academy Press.

41. National Research Council (Ed.) (2009). Educating children with autism. National Academy Press.

42. Osterling, J. A. & Dawson, G. (1994). Early recognition of children with autism: A study of first birthday home videotapes. Journal of Autism and Developmental Disorders, 24(3), 247–257.

43. Paul, R. (2008). Communication development and assessment. In K. Chawarska, A. Klin, & F. R. Volkmar (Eds.), Autism spectrum disorders in infants and toddlers: Diagnosis, assessment, and treatment (pp. 76–903). Guilford Press.

44. Pepper, J. & Weitzman, E. (2004). It takes two to talk: A practical guide for parents of children with language delay. The Hanen Centre. www.hanen.org.

45. Prizant, B. M., Wetherby, A. M., Rubin, E., Laurent, A., & Rydell, P. (2006). The SCERTS model: A comprehensive educational approach for children with autism spectrum disorders. Brookes.

46. Quill, K. (1995). Teaching children with autism: Strategies to enhance communication and socialization. Delmar.

47. Quill, K. (2000). Do watch listen say: Social and communication intervention for children with autism. Brookes.

48. Robins, D. L., Fein, D., Barton, M. L., & Green, J. A. (2009). The modified checklist for autism in toddlers: An initial study investigating the early detection of autism and pervasive developmental disorders. Journal of Autism and Developmental Disorders, 31, 131–144.

49. Semel, E., Wiig, E. H., & Secord, W. A., (2004). Clinical evaluation of language fundamentals preschool-2. Pearson.

50. Siperstein, G. & Richards, E., (2004). Promoting social success. Brookes.

51. Stone, W. L., Ousley, O. Y., Hepburn, S. L., Hogan, K. L., & Brown, C. S. (1999). Patterns of adaptive behavior in very young children with autism. American Journal on Mental Retardation, 104(2), 187–199.

52. Strain, P. S., Kerr, M. M., & Ragand, E. U. (1979). Effects of peer-mediated social initiations and prompting/reinforcement procedures of the social behavior of autistic children. Journal of Autism and

Developmental Disorders, 9, 41–54.

53. Weiss, M. J. & Harris, S. L. (2001). Reaching out, joining in: Teaching social skills to young children with autism. Woodbine House.

54. Wetherby, A. M., Yonclas, D. G., & Bryan, A. A. (1989). Communicative profiles of preschool children with handicaps: Implications for early identification. Journal of Speech and Hearing Disorders, 54(2), 148–158.

55. Whalen, C. & Schreibman, L. (2003). Joint attention training for children with autism using behavior modification procedures. Journal of Child Psychology and Psychiatry and Allied Disciplines, 44(3), 456–468.

56. Wheeler, M. (2004). Toilet training for individuals with autism and related disorders: A comprehensive guide for parents and teachers. Future Horizons.

57. Wiseman, N. D. (2006). Could it be autism? A parent's guide to the first signs and next steps. Broadway Books.

58. Wolfberg, P. J. (2003). Peer play and the autism spectrum: The art of guiding children's socialization and imagination. Integrated play groups field manual.AutismAsperger.

第六章 患有ASD的学龄儿童

ASD 患儿在中小学阶段便面临着一些新的挑战。因为他们要离开以前那个规模较小、人员密集且能够获得大量帮助的环境。在小学阶段，ASD 患儿能够获得不同程度的帮助。随着儿童心理和身体成熟度的不断提高，学校对学生的独立、自主学习能力提出了新要求，但这对 ASD 患儿来说却是一种挑战。他们也会在不同年级、不同学校的衔接与过渡中面临更多的挑战。相比之下，那些发育正常的同龄人已经具备了较强的社交技能和执行能力（比如，他们可以长时间坐在书桌前专注地听讲）。本章将针对 ASD 患儿的多种教育方式展开论述，比如，有的孩子可以完全融入课堂（有时需要他人从旁边辅助），有的孩子则适合在全日制的特殊教育机构就读。对于低龄患儿相关问题和项目的思考（见第五章）也仍然适用于学龄患儿，但本章的内容更侧重于他们的学业问题、同伴互动、组织能力，以及制订预先计划的能力（Bauminger-Zviely 和 Agam-Ben-Artzi，2014）。

从一年级开始，ASD 患儿就在学习上与他人有了很大的差距。有些患儿会在学习上取得很大的进步，而其他患儿在学习上仍然面临着重大挑战。只有少数患儿会在学习上获得"最佳结果"（Sutera 等，2007）；而其他患儿即使在良好的教育条件下也无法在学习上取得进步（Howlin，2014）。目前还不清楚为什么在同样的条件下，有些孩子会比其他孩子做得更好。在 6 岁左右，患儿的沟通能力和语言能力开始凸显。在这一时期，可以通过传统的智力测试预测患儿的智力发育走向（对发育正常的儿童同样适用），判断此后患儿的智商会继续增长还是下降。如果患儿不擅长游戏、社交，有异常的兴趣爱好和行为方式，而且同学和老师不知道如何与他们相处的话，他们可能很难融入到同龄人中。可能出现这样一种情况，那些发育正常的儿童享受"休息时间"的场所（如课间休息、体育课、食堂），给 ASD 患儿带来的压力却是最大的。不过，这方面的可用资源越来越多，能够帮助患儿顺利度过这一阶段（Bauminger-Zviely 和

Agam-Ben-Artzi，2014）。

一、发展和行为

（一）社交技能和风格

研究表明，如果大脑在处理社会刺激方面存在困难，那么孩子在学习和社交互动上则会面临重大挑战。通常造成这种困难的原因是社交互动中出现的多重线索（言语线索或非言语线索），这些线索还会影响患儿的学习。因此，可以对其进行重点干预（Pierce 和 Schreibman，1997）。通过观察患儿不同的社交风格，我们发现患儿表现得十分孤僻和冷漠。可以说，患儿基本上对社交不感兴趣。即使对社交感兴趣，交往方式也不恰当。有些患儿不会主动与他人交往，并且还会主动避免社交，这些患儿的认知往往是受损最严重的。其他患儿则会较为被动地参与社交互动。认知能力较强和年龄较大的患儿表现得"活跃，但古怪"(Wing 和 Gould，1979）。虽然他们对社交表现出了明显的兴趣，但是参与方式却很异常（例如，患儿会在父母面前谈论他们收集的火车模型）。

对正常发育的儿童来说，随着他们的社交能力的提升，其情感发育的速度也会加快。他们入学后就可以对他人的经历和体验感同身受。他们能够轻易意识到是什么让他人感到快乐、焦虑或悲伤，从而利用这些感受来规范自己的行为。然而，ASD 患儿却具有异于常人的情感发育。

除了孤独症患儿，存在学习障碍或患有唐氏综合征的儿童也存在这个问题。实际上，父母和老师会经常注意到患儿异常的情绪反应。他们会对看似平常的事件表现出极度快乐或极度悲伤等异常反应。然而，这些患儿却对大多数人认为的重大生活事件反应甚微。认知能力较强的患儿通常会在个人情绪体验报告中写下焦虑、恐惧和沮丧等感受。患儿会说一些伤害他人的话语（通常是实话实说），可他们自己却很少意识到这一点。ASD 患儿很难做到设身处地为他人着想（这就是所谓的心智理论）。这一直是 ASD 研究的主要课题之一，现在有很多书籍专门以此为写作内容，在本章的推荐阅读清单中列出了其中的几本。

ASD 患儿表达情感的方式与常人不同，他们的表达方式可能极具个人特色。患儿可能会用只有父母才能理解的特定词语来表达"我受够了"。对于会说话的患儿，父母可以教他们一些表达感情和需求的更基本、更常规的实用话术，如"我需要帮助"或"我已全部完成"。对于不会说话或处于前语言期的患儿，我们往往只能通过行为来推断他们的意思和感受，比如，患儿通过情绪失控告诉他人："任务完成了。"在这种情况下，患儿还可以使用一些简单的视觉信号，以及其他视觉支持或标准的美国手语来表示"全部完成"或"需要帮助"。患儿实际的情感体验是复杂的（混乱的）。因此，对他们来说，想要进行有效的沟通，就需要面临诸多挑战（Conner 等，2020）。有越来越多的优质资源可以帮助我们理解并对其进行干预（Berggren 等，2018；Conner 等，2019）。

社交困难、沟通问题和一定程度的认知困难，导致患儿在社交方面表现异常。此外，大脑处理社交信息的差异也对其产生了一定的影响。举例来说，患儿无法辨识他人的面孔，导致无法通过面孔获取社交信息。在日常生活中，社交互动节奏快、模式多样化更是给患儿带来了社交挑战。当前已经开发了一些用于训练情绪识别能力和提高反应能力的项目，但我们目前还不清楚这些项目是否能够应用到现实生活中。

现在有很多提高 ASD 患儿社交技能的好方法，包括专门为学龄患儿开发的特定课程（Wyman 和 Claro，2020）和团体活动（Wolstencroft 等，2018）。还有一些是对现有的循证治疗进行了修改（Kim，2016）。有很多培养社交技能的方法从小学阶段就能使用。例如，患儿可以在教室里与同学一起学习（在老师的监督下），与社会工作者或言语病理学家组成"午餐小组"，与了解他们的体育老师一起学习娱乐技能，与言语病理学家或学校心理医师单独相处，以及参与特定的社交技能课程。利用校外活动培养患儿的社交技能，也是一个很好的主意。例如，童子军、宗教团体、基督教青年会（Young Men's Christian Association，YMCA），柔道、空手道、游泳或铃木音乐这些有组织的活动（这些活动都是发展、渐进式管理。活动一开始，动作简单，后来逐渐加大难度）。团队运动对患儿来说是一大挑战，因为他们除了要具备良好的社交技能，还要面对复杂的规则和组织问题。患儿对棒球和棒球的统计数据感兴趣并不能转化为他们打棒球的能力！

（二）娱乐

和其他技能一样，对于正常发育的儿童，他们的娱乐技能通常会按照预期的游戏顺序发展，即从简单的物体操作到逐渐复杂的想象游戏。所以当孩子们进入学校后，他们能够参与到十分复杂的想象游戏中。游戏活动有助于培养儿童的学习能力、自我调节能力、语言能力和记忆能力等。不过，由于 ASD 患儿在各方面发育都存在问题，他们进入小学时没有这些技能也就不足为奇了。患儿从小就对游戏，尤其是社交游戏不太感兴趣，而且他们只能参与重复性动作的游戏，而无法参与富有想象性的游戏。即使患儿参与了想象游戏，他们在游戏中也只能做出重复性动作，而无法带着想象力去玩游戏。当然，许多学龄患儿也能够获得更加复杂的游戏技能，并且这些技能可以通过学校活动得到锻炼和发展（van Rhijn 等，2019）。

孩子在学校得到锻炼和发展有助于家长了解教师对学龄时期的患儿起到的作用。可以采用教师指导和同伴关注（稍后会详细讨论同伴关注）等方法来提高孩子的游戏技能。行为强化法可以通过增加游戏互动和大量使用游戏工具加强游戏的互动性。针对功能性游戏技能进行显性教学可以帮助年幼的患儿提高游戏技能（Fanning 等，2020）。对于部分患儿，可以教授他们更多的基本技能，如共同注意或者基本语言技能。模拟游戏可以起到一定的效果，需要时可以给个别患儿提供剧本。可以利用孩子的特定动机（例如，孩子最感兴趣的玩具）提高游戏技能。如果患儿的同伴得到一些游戏上的教学指导，同伴就可以起到良好的示范作用（Carter 等，2009）。患有阿斯佩格综合征的儿童在这方面面临一些特殊的挑战。他们过度关注自己的特殊兴趣，聊天内容过于片面（例如，只谈论自己感兴趣的话题），这真的会让同伴反感。有很多方法可以用来改善患儿的这些问题，如对话的显性教学（见下文），了解同伴兴趣和保持对话的详细教学，以及更基础的社交技能的习得。对于正常发育的儿童亦是如此，要让他们意识到，可以在与同伴互动时更自信一点，可以果断地转移话题（"你知道吗，我听说过很多关于烤面包机的事情——我可以和你谈谈棒球吗？"）。更多方法详见相关资料（Muller，2010）。

（三）语言交流

ASD 儿童普遍存在沟通问题。在过去，多达 50% 的患儿在入学时基本不会说话，但这一数字随着"早发现、早干预"已显著下降——降至约 25%。患儿的沟通水平高低不一——有些患儿说得很少，有些则说得太多！有些患儿一年级时语言能力还很弱，而其他患儿，如患有阿斯佩格综合征的儿童，即使在沟通方面仍然存在问题，也往往拥有惊人的词汇量。语言能力最弱的患儿常见的社交沟通问题包括缺乏共同注意的能力或难以理解简单的手势。很明显，入学时至少掌握一部分语言是评判患儿良好发展的一个重要指标。不过，即使是语言能力最弱的患儿，也有希望获得进一步的发展（Paul 和 Fahim，2015）。一般来说，患儿的社交技能、行为问题及自我管理能力会影响其语言水平的提高。

语言能力强的患儿常存在不同的语言问题，包括**个人言语风格**、**模仿言语**、**代词逆转**、特异的语音语调和音量（言语病理学家称之为**音区**）、语音的韵律（语韵）和社会语言的运用问题（**语用学**）。**个人言语风格**常见于年幼的患儿。患儿感到非常紧张或情绪激动时往往会说出曾在这种情感体验下听过的话，例如，"不要把狗扔出窗外"(Volden 和 Lord，1991)。父母和兄弟姐妹可以理解这句话的含义，而其他人却不能理解。所以，父母可以教授他们更多常见的俚语，因为这有助于他们的社交沟通。此外，正常发育的幼儿也会经常模仿言语，即重复他人的话。这种现象在 ASD 患儿中很常见，但并不总是出现。孩子具有立即仿说（重复刚刚听到的 / 说过的）和延宕仿说的语言行为（重复几天、几周或几个月前说过的，包括在电视或广播上说的）。孤独症的早期研究认为，模仿言语是患儿与他人保持距离的一种方式。因此，应该尽量让患儿减少模仿言语。然而，当前研究改变了这一观点。发育正常的婴儿会重复言语，而且已经发现了许多回声性言语功能，如试图保持对话或记住某事。模仿言语现在也是患儿学习中普遍存在的问题，他们喜欢系统性地学习语言，而不是学习单一的单词。随着言语学习的复杂化，模仿言语会逐渐减少。当患儿开始改变部分语言，而不仅仅是模仿言语时（称为**缓解仿说**），这表明患儿的语言水平取得了进步（Paul，2019）。

坎纳在描述孤独症时，首先提到了代词的使用问题。ASD患儿普遍存在人称代词的误用问题（特别是我/你代词的使用上存在代词逆转问题）。在正常发育的儿童中，代词的使用在2～3岁时已相当熟练。因为代词的使用会随着语境的变化而变化（例如，"如果我有一支红笔，它是我的红笔，但如果我把它给玛丽，它是她的红笔"），所以代词的使用很复杂。重复言语也可能导致代词逆转。如果患儿重复听到最后一个代词，往往会造成代词误用。与阿斯佩格综合征的患儿相比，代词逆转在ASD患儿中更常见。如果患儿在使用其他词语时很有条理，却存在代词逆转的问题，容易使他人产生困惑。

语言能力更强的患儿经常在语韵和音区方面存在困难。由于语韵严重受损，因此孩子像机器人一样单音调讲话。语韵的强调作用有助于交谈。ASD患儿可能会有一些音调的变化，但这种音调模式并不适用于日常使用（例如，重读非重要词汇）。音区上的问题意味着，与我们大多数人使用的数百种音量相比，ASD患儿只有一种音量——通常是高音量。语韵一直很少作为研究重点，而且研究内容十分有限（Paul等，2005）。

社交语言的运用(称为语用学)困难是ASD患儿的一大难题，包括保持谈话。当患儿只想谈论某件事时，便不让同伴谈论其他事情。其他的社交问题体现在无法设身处地为他人着想（例如，打断他人发言）。语言的微妙组合易造成社交语言的运用困难，就像患儿表达讽刺意义时，使用的词语和语气不一致。幽默、讽刺、模棱两可的语言和比喻性的语言也会给沟通造成很大的障碍。迈尔斯等人（2004）提供了一个非常有用的列表，可以明确地教授儿童比喻性的短语和习语。有时看似简单的任务，涉及到礼貌对患儿来说可能是一个问题。关于这一点我们身边有一个真实的案例。一名孤独症患者曾与我们的同事一起工作。在他工作时，同事在一份文件上贴了一张黄色便利贴，问他是否可以复印3份。当这份文件被还回来的时候，上面写着"可以"，却并没有复印。他虽然字面回答了这个问题，可是却忽略了同事的隐含需求。这个问题同样也会出现在课堂中，因为老师（和其他学生）考虑到患儿的特殊情况，往往会用"你可否"或"你能不能"等礼貌用语进行求助，但是患儿无法理解他们的隐含需求。所以，最好直截了当地向患儿提出"请复印3份文件"这样的需求。

ASD患儿存在叙述方面的问题（Baixauli等，2016）。故事通常会有开头、中间和结尾。儿童的文化感知力决定了他们对于角色、情节、情感的认知。因此，叙述对患儿来说是有难度的。如果让患儿叙述绘本（无字书）中的故事，如梅瑟·梅尔（Mercer Mayer）的著作，他们可能只关注一个要素（如人物），而不了解故事的"全局"。患儿除了不会复述书中的故事，也不会描述自己的经历。如他们难以描述当天的经历，并计划、组织短期生活和长期生活。不过，叙述问题更常见于年龄较大、能力更强的患儿。他们很难读懂英语课上的小说或短篇故事，因为这些故事着重体现情感及表达的细微差别，而不会特别强调故事的发生过程。有很多方法可以帮助患儿提高叙述能力，可以让患儿明确关注故事情节 / 叙事内容。例如，谁参与其中，他们在哪里，他们在做什么，他们什么时候做的，以及他们为什么做？让患儿练习成为一名实习记者或侦探，是培养患儿叙述能力行之有效的方法。许多计算机程序（例如，Story Book Weaver™程序）也可以用于培养患儿的叙述能力。

为什么叙述技巧如此重要？简单来说，它有助于培养儿童的叙述能力。具体来说，叙述技巧有助于患儿有效地思考一天中的经历、期待的事情和想记住的事情。它也可以使计划更有规划性，让患儿计划如何在学校度过充实的一天。总之，这些叙述技巧可以帮助儿童提高组织能力和理解能力（稍后进行论述）等。本章末尾提供了一些很好的阅读材料。

总而言之，可以通过多种不同的策略培养 ASD 学龄患儿的沟通技巧（Tager-Flusberg 等，2014）。对于语言能力有限的患儿，着重教授简单且普遍的沟通技巧，或者通过行为技巧增加词汇量并促进词汇的使用。如前文所述，对于词汇量匮乏的儿童，可以通过交换图片或物体，或利用其他交流辅助手段帮助沟通。对于会说话的 ASD 患儿，可以采取多种干预方法，但必须根据患儿的实际情况做出调整（Tager-Flusberg 等，2014）。目前已有若干循证方法（Paul，2019）。虽然早期干预强调拓展词汇量，但是关键在于不能忽视培养语言泛化技能和发展更复杂的语言。在这方面，一个常见的错误是，患儿虽然学习了很多单词，却不知道如何把他们组合在一起。即便是认知能力最强、词汇量很大的患儿，尤其是阿斯佩格综合征患儿，他们的沟通能力也十分有限。患儿讲话会像教授似的语调古怪、有学究气（这也是同龄人的主要问题）。应该对患儿重点实施会话规则的显性教学，给予他们实践和批评的机会，同时提供社交技能习得项目作为辅助手段。语言和社交能力密切相关。通常（但并非总是）这两个方面是同时进步的。许多患儿即使语言能力获得了进步，也无益于社交能力的提升。他们无法做到设身处地为他人着想，或者不具备所谓的"心智理论"（Baron-Cohen，1989）。错误的社会判断，加上刻板和实话实说，导致了患儿沟通困难。还好，如果给予适当的支持，教师和家长往往会发现 ASD 患儿其实有很多话要说，患儿因此会变得更加健谈。

（四）感觉和行为问题

刻板和重复行为常见于认知能力较弱的学龄患儿，而认知能力较强的患儿表现出强烈的、特异的兴趣／关注点等异常的行为。他们可能会目不转睛地观看天气频道或火车／公共汽车／电视的时间表。这些怪异的行为伴随着异常的感觉反应。

随着时间的推移，患儿通常会发生一些变化。例如，早期的重复行为相当简单，但逐渐变得复杂。患儿在处理新问题时往往会表现出异常的刻板和困难。研究表明，这些异常的行为（尤其是更常见的刻板动作）会随着青春期的到来逐渐减少。然而，有些患儿的异常行为则会一直持续到成年。人们有时会把患儿的刻板行为和重复行为看作强迫性神经症（obsessive-compulsive disorder，OCD）。但是，孤独症患儿常出现的刻板行为通常不会像强迫性神经症一样复杂。另一个区别是，与能力较强的孤独症患儿相比，强迫性神经症患儿通常无法专注于某一事物——也就是说，强迫性神经症患儿无法做到全神贯注，以阿斯佩格综合征患儿为例，他们通常专注于自己的特殊兴趣。我们将在第十一章讨论更多有关感觉的问题。

（五）执行功能

这一术语指的是以目标为导向，预先计划并组织行为所需的过程。即思考如何着手解决问题，以及涉及的各个步骤（Ozonoff 等，2014；Vivanti 等，2019）。执行功能与心理医师所说的**"预先计划"**（朝着目标努力）和**"工作记忆"**（只记住所需信息并能够再次完成任务）有关。这一能力涉及很多事情。要培养这个能力必须管束自己的行为，不脱离任务；需要具备认知灵活性，避免一直被同一件事困扰，可以先绕过它，稍后再回来做。需要同时处理多件事情时，可以先完成一部分，再做其他事情。随着患儿年龄的增长，执行能力起到至关重要的作用，它可以使患儿参与更为复杂的活动，如写论文、做演讲或参与小组活动。执行能力显然与其他能力相贯通，包括沟通能力（如叙事能力）、社交能力和认知能力（Vivanti 等，2019）。在 ASD 中，执行功能障碍十分常见（Merchan-Naranjo 等，2016）。执行功能障碍常见于有学习困难和 ADHD 的患儿。许多适用于这些患儿的干预措施同样适用于孤独症患儿。本章末尾列出了一些优质的资料，包括 Smart but Scattered™书籍和电脑程序（Dawson 和 Guare，2009）。

（六）性别差异

ASD 多发于男孩，男孩的发病率是女孩的 3～4 倍。男孩患阿斯佩格综合征的概率比女孩高出 20 倍以上，甚至更高。上述比例的计算是十分复杂的。有时，研究人员不会将女孩作为研究对象，这反过来限制了我们对女性 ASD 患者的了解。还有一点就是，男女表现往往存在差异，女性患者不易被诊断为孤独症。因为女性患者更擅长"伪装"自己的问题，而常规的筛查和诊断测试并不能检查出这些不易察觉的问题（Rosen 等，2021；Volkmar 等，2021）。

前文提到过，患有 ASD 的女性群体往往会有更严重的认知障碍。孤独症或 ASD 的高功能女性患者与男性患者具有不同的表现，如她们想要给同龄人留下好印象。患有孤独症和阿斯佩格综合征的女孩比男孩更难融入社会。但是相较于男孩来说，女孩的行为问题较少，社交困难的程度也较轻；女孩的娱乐和沟通能力更强，注意力更集中（Nichols 等，2009）。到中学时，由于女孩感受到了来自社交的压力，因此会比男孩更容易焦虑。各种理论解释了 ASD 的性别差异。萨莎・拜伦 - 科恩 2003 年提出，这种差异可能与大脑意识中的性别差异有关。不管是什么原因，针对 ASD 女性患者比例较低这一情况，学校要对学生进行合理的分配。值得注意的是，在特殊教育班级中，女孩人数可能明显多于男孩，这导致她们与发育正常的女孩互动较少。

（七）学校相关问题

学校给 ASD 患儿提出了一些新的要求，要求学生适应学习环境、学校社交、情感处理和知识学习（Loveland 和 Tunali-Kotoski，2014）。由于患儿面临着越来越多不同的情境 / 语境，他们需要对不同的情况做出不同的反应。因此，学校要求他们必须具备更为复杂的行为和反应方式。一年级开始，学校对学生的自主学习能力和组织能力提出了更多的要求，这需要学生自身做出改变，而不能仅靠外在监督。社交互动问题和沟通问题不利于患儿与同伴交往，患儿在学校可能会经历以前没有经历过的霸凌（见第九章）。认知能力较强的患儿会逐渐感觉到被孤立并且异于常人。

有些 ASD 患儿在学术领域表现出色，特别是基于事实的领域或者是与他们的特殊兴趣或者才能相关的领域（如科学、数学、音乐或艺术）。一般来说，涉及情感欣赏、社交互动和叙事（讲故事）的课程对他们来说是有难度的，如英语。

有其他障碍的患儿存在不同程度的学习困难。大部分处于学龄期的患儿都不会说话。因此，他们对传统的课程不感兴趣。在这种情况下，提高他们的沟通技巧和使他们参与结构化学习是非常重要的。

人们经常把儿童的语言能力作为衡量他们整体能力的标准。对正常发育的孩子来说，这往往是合理的。然而，对 ASD 患儿来说，这样做是存在问题的。一些典型孤独症患儿的语言能力远不如非语言能力发达，而且学校只针对语言能力较低的患儿开设课程。相反，阿斯佩格综合征的患儿有更好的语言表达能力，但社交互动、运动能力等组织能力较弱。人们低估了患儿社交困难的严重性（教授他们更多的语言技巧），因此人们可能会误解患儿的行为，认为他们很难相处或有敌意。

有时，阅读是患儿非常明显的学习优势。但是如果其阅读理解能力低于同龄人的水平，这对他们来说是无效读书（上述情况时常发生）。必须强调的是，在帮助患儿阅读时，必须了解每个患儿的具体需要。在阅读清单中有一些关于这些问题的优质资料。

（八）教学和课程

家长应该了解教师面临的问题，协助其进行教学和课程规划。ASD 患儿给教师带来了一些不同的挑战。因此，教师在思考教学目标时，需要考虑一些因素。当然，关键是应该通过个别化教育方案（见第四章）为患儿制定个性化的目标，让患儿能够在这样的教学设置下获得发展。除此之外，这些目标也必须实际应用到更广泛的课程背景中。因为合理的教学设置是因人而异的。有时，常规课程也要经过一些修改，才能满足学生的需求。有时，小班制教学会更有帮助。我们注意到，每个孩子都有不同的优点和缺点。因此，没有一种简单的放之四海皆宜的教学设置（Tsatsanis，2004）。虽然认知剖面图有助于思考最合理的教学策略和目标，但也有很多问题需要考虑，如行为问题、社交问题、感知问题，以及适应能力弱的问题（Verschuur 等，2019）。此外，患儿难以集中注意力，缺乏组织能力，再加上缺少社会关注，还会给教学带来其他问题。如果通过药物治疗解决相关问题，那么药物的不良反应则会使教学变得复杂。还有很多方法可以解决这些问题（Buncher，2020；da Silva 等，2020；McLay 等，2019）。患儿的年龄也可能与之相关。ASD 患儿对幼儿的娱乐活动或玩具感兴趣，但问题是，正常发育的同伴对此会有消极反应。教师需要做好准备，以使其工作发挥最有效的作用（Armstrong，2020）。教师可以使用视频建模和虚拟现实这些技术远程教学（Cardon 等，2019；Newbut 等，2020），也可以使用辅助技术派生的其他技术进行教学（Alhajeri，2019；Bradley，2019）。

教学目标通常包括提高社交技能、拓展社会交际，以及完成更传统的学业目标，这是克拉斯（Kluth）2003 年对教学程序和策略的论述。当然，培养其他技能（如娱乐、社交和适应性技能）也很重要（Stacey 等，2019；Turygin 和 Matson，2014）。专栏 6-1 中列出了在学龄患儿 IEP 中涉及的部分常见领域。请记住，这是一个通用的列表，但是 IEP 必须针对每个患儿量身定制；也要记住，前文提到过，制定 IEP 需要仔细斟酌、合理规划。IEP 中需包含短期、中期和长期（愿景）目标，以及监测项目进展的客观数据。此外，与患儿家长保持联系也是关键的一步。患儿进入青春期后应继续参与 IEP 的制定。

专栏 6-1　学龄患儿 IEP 中解决社交技能和社交困难问题需要注意的领域

社交技能教学方法：

理解社交暗示和社交情绪。

做出适当的社交回应，入门。

接受解决社交问题的显性教学。

接受社会规范教学。

增强自我意识和自我倡导：

增强意识情绪、感受的能力。

使用适当的策略应对焦虑和问题。

接受自我倡导和求助策略的教学。

学会寻求帮助（例如，即便是学会表示"帮助"的手势也可以显著减少行为问题）。

沟通和语言技能：

适当使用辅助沟通。

使用更加复杂的口语和书面语。

理解社交语言（非言语线索、语韵、音量）。

提高对话和语用能力。

学会开始和停止对话。

回应社交暗示。

学习比喻语言和非字面义语言。

组织技能：

使用视觉的、书面的组织支持（时间表、清单、颜色代码）。

长时间独立工作。

做好材料和任务管理（包括自我纠错）。

使用键盘录入（视情况而定）和计算机资源。

利用计算机和网络资源帮助组织。

行为和感觉问题：

解决特定的行为问题或感觉问题。

提高应对转变的灵活性。

使用康复治疗中的作业疗法（occupational therapy，OT）解决感觉问题。

经许可转载自：F. 沃尔克马尔（F.Volkmar），L. 威斯纳（L.Wiesner）. 孤独症实用指南（*A practical guide to autism*）[M] . 美国：威利出版社，2009：243 - 244.

　　帮助患儿学习的方法有很多，但是必须根据每个患儿的具体情况进行调整。家长可以帮助老师了解孩子需要什么样的帮助。可以是简单的辅助工具（如书面的或其他视觉时间表），也可以是更先进的计算机技术（如计算机、电子记事簿、文本－语音转换程序等）。家长在家里也可以用这些工具／技术帮助患儿进行学习训练。计算机技术对部分患儿来说是有效的，因为它是可预测的，有规则的，信息负荷符合患儿的特殊情况，还可以建立多模态（视觉、听觉与触觉）的人机互动学习环境。摩尔（Moore）2002年对协助处理组织问题提出了一些建议，如在课堂上使用颜色代码帮助患儿。随着技术辅助日益成熟，言语病理学家和职业治疗师通常会适当使用辅助技术（见下文）帮助患儿学习。计算机辅助教学为患儿提供了多方面的帮助。有写作困难的患儿可以使用组织软件。如果患儿会用笔记本电脑，那么他／她也可以使用其他辅助手段（拼写和语法检查）。有些患儿可以使用语音识别软件。它能把患儿说的话转换成文字，这为不会书写或只会打字的患儿提供了很大的帮助。这些软件对所有言语不流畅的患儿都是有利的。由于发音困难而说话较慢的患儿可以使用其他技术。为了解决患儿的写作问题，职业治疗师可以为教师提供有关干预方法和替代方案的指导。教师既可以采用更先进的计算机技术，也可以采用更简单的干预措施，如使用倾斜板来帮助书写（Myles，2005）。但值得注意的是，教师不应该低估最简单的辅助工具带来的价值，如图表、清单／列表、预先教学、视觉时间表等。当然，科学技术并不能取代有效的教学。

了解环境对ASD患儿的影响也很重要。在学校，良好的课堂环境有助于患儿的有效学习，反之亦然（Lawry等，1999）。教师要考虑如何分配教室，把ASD患儿安排在哪个位置，目的是将学生混编并且最大限度地减少不必要的干扰。教师让患儿远离门口或衣架，因为大部分活动都发生在那里。同样，在家里给患儿提供一个安静的环境，可以减少其他干扰，使患儿放松，从而有助于他们的学习。

应该尽可能地利用ASD患儿的特殊兴趣／动机。克拉斯和施瓦兹（Schwarz）2008年举了一些很好的例子来论证这一观点。比如，围绕患儿热衷的话题进行"随机"教学。然而，随机教学并非易事，虽然患儿在常规课堂上没有机会学习自己感兴趣的内容，但是教师可以将患儿感兴趣的内容作为奖励，以增强其学习动机。ASD患儿，尤其是那些语言能力不如其他能力的患儿，往往存在多个障碍，如听觉处理障碍。相较于图片和文字来说，口语节奏快且短暂。针对这一特点，教师应该计划出额外的时间为学生提供相关的视觉支持（提纲、清单），还要保持语言简单、直接（Myles和Adreon，2001）。对于认知能力较强但跟不上课堂节奏的患儿，教师可以使用课堂笔记（例如，其他学生的笔记），甚至可以使用课堂讲课／讨论的录音。斯科特（Scott）等人2000年综合叙述了一系列教育支持的方法。摩尔2002年提出了一些十分有用的建议。兹迪克（Zeedyk）等人2016年提出了一些针对高认知患儿的建议。

小组学习对ASD患儿十分有利，但需要教师经常关注他们的小组活动。通常，教师需要帮助 ASD 患儿预习，使其学习关键的概念和术语、了解学习目标。需要时，教师也可以提供书面或视觉支持。最重要的是，老师和同学（以老师为榜样）应该关心、尊重 ASD 患儿。若患儿的发言离题，教师可以引导患儿重新回到当前话题。后文我们将讨论更多帮助患儿的方法。

有些孤独症患儿很早，甚至过早便对符号（包括字母和数字）产生兴趣。部分患儿会成为早期读者，有时，人们甚至会称他们是**高词汇量**读者（对于患儿的实际年龄，这样的阅读能力是非常高的）。与口语相比，书面语是静态的，患儿更容易掌握。像我们在前文中讨论过的，重要的是教师和家长要明白，患儿的阅读"解码"能力（理解单词的字面意义）比理解能力强得多。

可以采取许多措施提高患儿的读写能力。教师采取的这些措施家长也可以使用，如提供书籍和文字处理程序，规定阅读时间，鼓励阅读并提高读写能力。有些计算机程序（如 Living Books ™）可以极大地激发患儿的学习积极性。阅读课程应该注重培养患儿的理解能力。重要的是，教师要记住，ASD 患儿更擅长理解基本事实，往往会忽略故事中有关情感、意图的关键因素。为便于测试患儿的读写能力，教师不妨考虑减少额外的语言处理负担，选择开放式题型（如选择题、判断题、填空题）。这可以更准确地反映学生理解信息的能力（Lanter 等，2012）。

ASD 患儿存在拼写问题，尤其在英语学习中。因为英语大量借鉴了其他语言，并且语法规则极为复杂。虽然患儿可以使用各种各样的方法改善拼写问题，但是他们必须要知道错误出现的原因（Attwood，1998）。计算机可以辅助教学，适当时，也可以帮助患儿检查作业拼写（Kagohara 等，2012）。此外，也可以通过同学辅导检查作业拼写。拼写或处理作业上的其他问题会非常耗费精力，ASD 患儿有时会把做作业的时间耗费在拼写上（如专注于拼写），而忽略作业中出现的其他问题。当这种情况出现时，可以给患儿修改作业要求，如使用可视计时器给患儿规定拼写时间。时间结束时，不管他们拼写作业完成了多少，都算完成作业。迈尔斯和阿德雷翁（Adreon）在 2001 年很好地阐述了家庭作业的相关问题。

患儿的数学能力差异极大。对有些患儿来说，即使是基本的数学概念也可能是巨大的挑战，而有些患儿的数学能力简直要比其他同学领先好几年。有些患儿具备日期推算等惊人的特殊才能。可以参考蒂乌（Thioux）等人 2006 年提供的研究案例，还可以参考一本有关**"特殊才能"**的著作（Hermelin，2001）。有些患儿则对某种方程或某一数学领域感兴趣。视觉线索和多感觉方法（如 TouchMath ™）会对患儿有帮助。由于擅长机械背诵，部分患儿能够较为容易地记住基本的数学知识，可是却不能理解其基本原理。可以借助同学辅导和具体材料（如现金）提高其数学能力。其他技能也是如此，患儿的泛化技能发挥着重要的作用。

（九）教学程序和教学方案

我们将在第三章讨论具体的教学方案和学习技巧。在为 ASD 患儿设计教学方案时，无论是 IEP 还是《504 方案》，重要的是要尽可能多地尝试使用循证治疗（即已知有效的治疗技术）。此外，父母在监督和参与教学方案的实施中发挥着重要的作用，尤其在实施 IEP 方案过程中。老师可以借鉴像 TEACCH® 和核心反应训练这样的示范方案来帮助 ASD 患儿。其中有些教学程序是以行为主义理论为基础，如回合式教学、核心反应训练和日常行为教学。其他的教学程序主要关注于患儿的发展，当患儿出现学习动机后，这一点便显得尤为重要。重要的是，教学课程要符合患儿的能力水平，还要考虑到患儿的实际年龄，以及尽可能地考虑到患儿的具体兴趣和学习动机。因此，教师需要认真考虑教学材料和教学策略，如核心反应训练可用于实现多种教学目标（Gouvousis，2012）。使用多种教学策略和教学方法可以增强泛化技能等，见奥多姆（Odom）等人2014 年的讨论。对于学龄患儿，可以通过解决感觉问题以提高学习能力。教学策略（例如，使用视觉材料，提供组织辅助和支持）要适合每个患儿。随着患儿在学校不断进步，学校对患儿提出了更高的学业要求，特别是对于抽象思维和自我组织能力的要求。另一方面，这可能导致患儿出现注意力和 / 或行为障碍。因此，教师应认真监督患儿，确保他们只是看上去缺乏注意力而已，实际上并不能反映出更严重的认知障碍。因此，教师应该定期进行评估。

我们在第三章提到，当前已经开发了多种教学方案和教学课程。如 STAR®（Support and Treatment for Autism and Related Disorders）方案提供了许多有价值的培训和教材，用于为患儿及家庭制定个性化的行为治疗方案。这一方案使用多种不同的方法（如图片交换、回合式教学、核心反应训练、语言行为教学和其他行为教学程序）。STAR® 网站（www.starautismprogram.com）提供了更多的信息、相关培训和其他资料［包括多用途数字光盘（digital versatile disc，DVD）］。该方案的最大优势在于提供详细的教学计划、教学材料，以及数据系统，包括对教学课程相关方面的评估，如功能性日常活动训练、接受性语言和表达性言语教学等。数据系统有助于监测并记录 IEP 中计划的学习进度。除此之外，还有 TEACCH® 方案。北卡罗来纳大学教堂山分校采用了这种方案，此方案利用了几种不同的方法为患儿及家庭开发个性化课程。它关注教学方法和教学环境，以及在教学中使用可视化支持和其他支持。可在 TEACCH® 网站（www.teacch.com）上查阅相关的培训资料和信息。很多资料提供了教师可以借鉴的行为教学方法，如霍尔（Hall）2008 年做出的相关总结。虽然这些方案是为教师开发使用的，但家长也可以了解相关的教学内容，因为某些教学策略也适用于家庭训练。

像 TEACCH® 这样的方案强调了老师仔细考虑教室分配，合理规划课堂结构对患儿学习的重要性。班级的规章制度、课程表等可以放在教室前面显眼的位置。摩尔 2002 年针对阿斯佩格综合征的患儿提出了一些建议，其中许多建议也适用于 ASD 患儿。患儿更换教室时，要在上课铃响之前到达教室。在教学中使用视觉支持和清晰的指导有助于患儿的学习。教学指导应该考虑到患儿的语言水平。对于有书写障碍的患儿，尤其是阿斯佩格综合征患儿，或者有焦虑问题的患儿，可以适当修改考试地点和考试方式。可以考虑在安静的地方（如图书馆）进行测试，或者采用不同的形式（口试和笔试）进行测试，或者在多个时间段内进行测试。由于测试形式发生重大变化（如判断题或选择题），教师会发现比开放性测试更好的知识评估方式（Moore，2002）。有时，成绩是患儿焦虑的原因，教师和学生可以共同开发出更直接的反馈方式来评估患儿的学习效果。教师还要明确告知患儿如何计算成绩。

（十）包容和同伴准备

越来越多的 ASD 患儿融入到普通的教育环境中。早期诊断和强化干预已使普通教育学校从一年级开始便完全接纳了 ASD 患儿。对其他患儿来说，每天能够花一部分时间在普通学校中对于促进积极的同伴互动和促进学业的成功发挥着重要的作用。见马丁斯（Martins）等人在 2014 年的详细讨论和迈尔斯（Myles）2005 年针对阿斯佩格综合征患儿提出的具体策略。

或多或少地可以互换使用各种术语来描述普通教育的包容性环境（如**包容性课堂、包容、融合或主流化**）。包容是指 ASD 患儿在学校时能够与发育正常的同学相处。包容的形式各异，比如，将 ASD 患儿纳入特殊班级而非常规班级。特定的学习策略可以针对特定的学习情况使用，如同伴互助学习策略（peer-assisted learning strategies，PALS®）已被用于数学和阅读的学习（Utley和 Mortweek，1997）(http://www.palsautism.com/visit-pals)。教师特别容易给认知能力强的 ASD 患儿（如阿斯佩格综合征患儿）安排学术性课程，并且提供特殊服务的时间不固定。特殊服务一般会在患儿易有困难时提供，如午餐、课间休息、体育课。需要时，教师可以适当地使用同伴互助系统和其他支持帮助 ASD 患儿融入课堂。也可以通过多种方式建立支持网络，如利用 Circle of Friends™ （Schlieder，2007）。当然，还有很多同伴支持程序可用（Carter 等，2009；Watkins，Ledbetter-Cho 等，2019；Watkins，O'Reilly 等，2019）。

学校只有在一种特定情况下才会包容认知能力较强但行为困难的 ASD 患儿，那就是成人为患儿提供了较多的支持。虽然许多关于包容的研究都是以年幼患儿为对象，但是学龄患儿也逐渐受到关注。很明显，正常发育的同龄人是

ASD学龄患儿学习的榜样。也就是说，同伴是患儿的好老师和好助手。如果要使同伴帮助发挥有效作用，就需要为同伴提供一定程度的培训和／或支持。也就是说，仅仅让ASD患儿进入课堂学习是远远不够的（Carter等，2009）。有几个有效的方案是在患儿与发育正常的同龄人相处时，增加患儿的社交接触，增进他们的同学关系（Haring和Breen，1992；Morrison等，2001）。在1997年的一项研究中，皮尔斯（Pierce）和施赖布曼（Schreibman）通过改良的PRT对学龄患儿进行训练，取得了显著成效。

在选择ASD患儿的合作同伴时，需要考虑各种因素，如ASD患儿的残疾程度、同伴的动机和兴趣、同伴需要的监督／支持程度等。卡特（Carter）及其同事（2009）针对同龄人不同的参与方式（如指定同伴为导师，教师推荐同伴，课堂公告招募同伴等）总结了其存在的优缺点。实施方案时，需要对同伴进行语言、示范方法，以及处理／忽略不当行为等方面的培训。发育正常的同伴能够从中受益。同龄人作为患儿的同伴，也可以参加社交技能小组。对于年龄较小、社交能力较差的ASD患儿，提供早期教育、社交脚本和其他支持是十分有用的。有很多不同的活动可以融入同伴的支持，如复习课程，分享资料，帮助交流，陪同患儿调换班级，以及帮助患儿完成作业，这只是其中的几个（Carter等，2009）。促进同伴互动和群体包容也很重要（Stahmer等，2020），可以通过带患儿回顾与发育正常的同龄人的社交录像来教授社交技能（Thiemann和Goldstein，2009）。

可以在ASD患儿最困难的时候提供同伴支持，尤其是在午餐、课间休息、调换教室，以及上体育课时。体育对ASD患儿来说尤为困难。患儿换衣服的时间可能要比其他同学长；更衣室里的社交可能会让患儿感到困惑。即使学校对患儿的组织、运动和社交技能提出了要求，但是团队运动对患儿来说是极其具有挑战性的。学校可以在适当时为学生安排适应性体育课，由专业的体育老师带领患儿在较小的环境中一起活动。现在普遍认为运动和身体活动是对孤独症的有效循证干预措施（Steinbrenner等，2020；Tan等，2016）。

学校教职工应该向全体学生普及有关残疾的知识，这是必不可少的。可以在一开始便采取一种更普遍、更通用的方法。比如，鼓励学生讨论如何面对困难和残疾；让学生参与活动，帮助他们了解残疾所带来的问题；通过录像带和班级／学校讨论小组提供有关信息，营造相互包容和尊重的氛围。这一做法有助于预防霸凌等问题，促进和谐的同伴互动。当下，与孤独症、阿斯佩格综合征和相关障碍有关的资源应有尽有，如一些优秀的视频和儿童书籍。这些资源可以引导学生正确地认识残疾问题（即使是和戴眼镜一样轻微的残疾）。笔者有一段难忘的回忆：在女儿上二年级的时候，我和女儿参加了残疾服务课程。培训者让孩子戴着眼罩，练习视力受损的感觉，并使用轮椅或拐杖四处走动。要求孩子在教室活动结束之前坐着轮椅从另一个教室进入当前教室。

学校可以为老师提供培训，教授为学生提供包容支持的方法，这对老师来说意义重大。老师需要考虑同伴的角色、同伴的支持、活动的性质，以及 ASD 患儿的需求。选择能够激励全体学生的趣味活动，这将会激发正常发育的学生和 ASD 患儿的兴趣。老师还应该考虑教室布局，提前做好应对学生行为问题的计划。总的来说，老师应作为活动的后台协助者和促进者，尽可能多地获得学生在互动中做出的反馈。专栏 6-2 为同伴支持提供了一些相关书籍和资源。

专栏 6-2　同伴支持的相关信息和资源

1. Amenta, C. A. (1992). *Russell is extra special: A book about autism for children*. Magination Press.

2. Cook, J., & Hartman, C. (2008). *My mouth is a volcano! Chattanooga*, TN: National Center for Youth Issues.

3. Donlon, L. (2007). *The other kid: A draw it out guidebook for kids dealing with a special needs sibling*. Llumina Press.

4. Gosselin, K. (2002). *Taking seizure disorders to school: A story about epilepsy*. JayJo Books.

5. Hoopmann, K. (2001a). *Blue bottle mystery: An Asperger adventure*. Jessica Kingsley.

6. Hoopmann, K. (2001b). *Of mice and aliens: An Asperger adventure*. Jessica Kingsley.

7. Hoopmann, K. (2002). *Lisa and the lacemaker: An Asperger adventure*. Jessica Kingsley.

8. Hoopmann, K. (2003). *Haze*. Philadelphia, PA: Jessica Kingsley.

9. Keating-Velasco, J. L. (2007). *A is for autism, F is for friend: A kid's book for making friends with a child who has autism*. Autism Asperger.

在讨论提供同伴支持、老师支持的策略中提到了一个关键问题，即提供适当的支持。容易获得的支持比其他支持（如专业辅助人员）的干扰更小，而且往往更有效。如同伴支持。助教和其他专业辅助人员扮演着不可或缺的角色，但和学生、老师一样，他们需要把握好各自的角色定位。他们的作用是促进有特殊需求的学生融入班级，但必须保持课堂平衡。例如，鼓励同伴互动和保持 ASD 患儿的独立性、自主性之间的平衡。如果专业辅助人员寸步不离地跟着 ASD 患儿，这会让他们的同伴反感。专业辅助人员应该始终牢记培养课堂包容性和患儿参与性的总体目标，并思考如何干预才能使患儿变得更加独立。有一些专门为 ASD 患儿编写的著作也是有帮助的（见专栏 6-3）。第九章将会谈到，

> **专栏 6-3　为 ASD 患儿提供的信息**
>
> 1. Cook, J., & Hartman, C. (2008). *My mouth is a volcano!* National Center for Youth Issues.
> 2. Coulter Video: www.coultervideo.com/Coulter
> 3. Larson, E. M. (2006). *I am utterly unique: Celebrating the strengths of children with Asperger syndrome and high-functioning autism*. Autism Asperger.
> 4. Lears, L. (2002). *Becky the brave: A story about epilepsy*. Albert Whitman.
> 5. Ludwig, T., & Manning, M. J. (2006). *Sorry!* Tricycle Press.
> 6. Naylor, P. R. (1994). *King of the playground*. Aladdin Paperbacks.
> 7. Strachan, J., & Schnurr, R. G. (1999). *Asperger's huh? A child's perspective*. Anisor Publishing.

父母应该警惕患儿受嘲笑和受霸凌，特别是当 ASD 患儿融入普通的教育环境而没有获得充分的支持时。

（十一）适用于教室和家庭的干预技术

辅助技术（assistive technology，AT）是指帮助有智力障碍或者身体缺陷的学生进行学习的智能设备和应用软件的统称。辅助技术为 ASD 学龄患儿带来了便利，且适用于所有患 ASD 的儿童。这些技术五花八门，既包括低端技术和中端技术，也包括高端技术。低端技术设备通常是最便宜的，如更容易握住的改装铅笔，或者帮助交流的图卡等。相反，高科技设备包括平板和电脑，可以帮助患儿组织、拼写、写作、发声、文本转语音等。中端技术是一些手持设备，如具有可视计时器或帮助组织的手机应用程序。

这些智能设备可以有效地解决患儿的大多数问题。无论患儿处于什么水平，这些智能设备都可以教授他们社交技能，增强其语言 / 沟通能力，提高其组织能力，等等。其中有很多类似于游戏的形式，通常可以根据患儿表现出的特殊兴趣进行调整。AT 的重要作用是提高患儿的组织能力，帮助患儿掌握日常生活技能。辅助技术可以增强患儿的独立性和在家庭、学校、社区的生活能力。比如，患儿可以随身携带 iPhone，它能辅助提示许多事情（如提示日程安排，提供地图或景点图片，回答一些基本的问题等），还可以显示所处位置。通过这种设置，父母可以找到走丢的孩子。美国最高法院的相关立法是这些辅助技术能否在特殊教育中发展的主要因素。

在我们简要讨论这些 AT 之前，有必要指出，很多资料包含了对这些技术的概述（见专栏 6-5）。有些技术经常更新或不再可用，所以需要检查当前哪些可用。还有一点，虽然通常认为这些技术普遍具有证据支持，但是有些技术仍然缺乏强有力的证据支持。对智能手机上的应用程序来说，这是个尤为严重的问题——有上千款应用程序以某种方式提到了孤独症，但仅有几百个应用程序以广告的形式提及了孤独症。可惜，只有少数论文对它们进行了评估（Allen 等，2016；Fage 等，2018）。所以，家长需要意识到并告知用户一个问题，技术的有效性可能是基于轶事，而不是基于严格的科学研究。《孤独症应用程序》（*Apps for Autism*）这本书是研究这些辅助技术的佳作。有一些很棒的应用程序可以通过提供可视化时间表、计时器等来帮助儿童提高组织能力。现在，越来越多的计算机内置了文本转语音、语音转文本这样的阅读支持技术。专栏 6-4 为 AT 提供了一些推荐阅读资料。

很多 AT 都可以在家里轻松使用。比如，帮助患儿日常生活，学习烹饪（可以把带插图的食谱装订在打孔的便签上，装上活页扣，这样患儿就能很容易地遵循食谱的步骤完成烹饪），或者使用智能手机上的应用程序帮助患儿自我护理（洗澡和刷牙）。这些应用程序的计时器特别实用，因为它们兼具视觉和听觉功能（可以根据个人需求调整）。以沙漏或多彩圆环的形式计时，通过逐渐变淡的颜色为患儿提供良好的视觉指导。通过智能手机，可以帮助患儿在时间表中嵌入图片、图形或视频。另外，当患儿有不明白的事情时，拍照也是一个非常好的功能。

学校里的许多专业人士都能为患儿提供 AT 帮助。职业治疗师能够帮助患儿进行日常活动，如做锻炼和参与娱乐活动；言语病理学家能够帮助患儿提高特定的言语沟通技能；心理医师能够研究患儿的自我管理策略和自我组织；课堂教师也可以参与进来，组织考试和论文写作，帮助分配家庭作业等。患儿可以使用电脑或电话帮助组织、记录指令、语音转文本、文本转语音，等等。学校里有了解 AT 的老师或专家对父母来说是很有帮助的。

（十二）辅助沟通系统（AAC）

通过 AAC 可以改善患儿的相关问题。言语病理学家和老师经常使用这种系统来治疗有严重沟通问题的患儿（Mirenda，2014）。有时家长担心，使用这些方法意味着学校不再对患儿说话抱有期望，但事实上，任何帮助患儿提高沟通能力的方法（通过任何系统）都会增加患儿最终说话的可能性。无论如何，增强沟通能力（即使是通过图片或标志）十分有助于 ASD 患儿的发展。通过辅助沟通系统，患儿会在不经意间学会许多行为，如请求帮助，提出更多的要求，或者制止他人，而不是诉诸于行为崩溃来表现他们的不知所措。

AAC 包括很多工具和方法，如卡片、实物、手机、电脑和触摸屏平板。言语病理学家可以设置一个嵌有图片的沟通板，这样非言语患儿就可以传达信息。举例来说，患儿通过触摸沟通板上的"洗手间"来表达如厕的需求。过去有一

专栏 6-4　为 ASD 患儿提供的智能手机、平板和电脑上的资料和信息

参考书目：

1. Carpenter, L., Johnson, L., & Beard, L. (2014). *Assistive technology: Access for all students*. Pearson (E textbook).

2. Cormier, C., & Natale, N. (2014). *Assistive technology guide to maximize learning for students with autism*. CREC.

3. Kientz, J. J., Hayes, G.R., Goodwin M.S., Gelsomini, M., & Abwod, G.D. (2020). *Interactive technologies and autism* (2nd ed). Morgan & Claypool Publications.

参考文献：

1. Lorah, E. R., Parnell, A., Whitby, P. S., & Hantula, D. (2015, Dec). A systematic review of tablet computers and portable media players as speech generating devices for individuals with autism spectrum disorder. *Journal of Autism and Developmental Disorders*, 45(12), 3792–3804. http:// dx.doi.org/10.1007/s10803–014–2314–4.

2. Ramdoss, S., Lang, R., Mulloy, A., Franco, J., O'Reilly, M., Didden, R., & Lancioni, G. (2011, Mar). Use of computer-based interventions to teach communication skills to children with autism spectrum disorders: A systematic review. *Journal of Behavioral Education*, 20(1), 55–76. http:// dx.doi.org/10.1007/s10864–010–9112–7.

3. Ramdoss, S., Machalicek, W., Rispoli, M., Mulloy, A., Lang, R., & O'Reilly, M. (2012, Apr). Computerbased interventions to improve social and emotional skills in individuals with autism spectrum disorders: A systematic review. *Dev Neurorehabil*, 15(2), 119–135. http://dx.doi.org/10.31 09/17518423.2011.651655.

4. Schafer, E. C., Wright, S., Anderson, C., Jones, J., Pitts, K., Bryant, D., Watson, M., Box, J., Neve, M., Mathews, L., & Reed, M. P. (2016, Nov–Dec). Assistive technology evaluations: Remotemicrophone technology for children with Autism Spectrum Disorder. *Journal of Communication Disorders*, 64, 1–17. http://dx.doi.org/10.1016/j.jcomdis.2016.08.003.

5. White, S. W., Richey, J. A., Gracanin, D., Coffman, M., Elias, R., LaConte, S., & Ollendick, T. H. (2016, Sep). Psychosocial and computer-assisted intervention for college students with autism spectrum disorder: Preliminary support for feasibility. *Education & Training in Autism & Developmental Disabilities*, 51(3), 307–317. http://ovidsp.ovid.com/ovidweb.cgi?T=JS&CSC=Y& NEWS=N&PAGE=fulltext&D =prem5&AN=28111607.

些设备是专门为 AAC 设计的。这些设备通常很昂贵，现在基本上已经为更通用的技术所取代。以 AAC 中的低端技术工具为例，一个简单的沟通板，就可以用来询问患儿午餐想吃什么（见专栏 6-5）。

专栏6-5　为ASD患儿提供的AAC资料和信息

参考书目：

1. Beukelman, D.R., & Light, J.C. (Eds). (2020). *Augmentative & alternative communication: Supporting children and adults with complex communication needs* (5th ed.). Brookes.

2. Jacobs, J. (2018). *Core words for classroom & home: Developing verbal communication skills and augmentative and alternative communication (AAC) abilities*. Blue Lake Publishing.

参考文献：

1. Ganz, J. B., Morin, K. L., Foster, M. J., Vannest, K. J., Genc Tosun, D., Gregori, E. V., & Gerow, S. L. (2017, Oct). High-technology augmentative and alternative communication for individuals with intellectual and developmental disabilities and complex communication needs: A metaanalysis. *AAC: Augmentative and Alternative Communication*, 33(4), 224–238. http://dx.doi.org/10.1080/07434618.2017.1373855.

2. Hartzheim, D. (2017). *Augmentative and alternative communication and autism. In Handbook of treatments for autism spectrum disorder* (pp. 269–288). Springer. https://doi.org/10.1007/978–3–319–61738–1_16.

3. Holyfield, C., Drager, K. D. R., Kremkow, J. M. D., & Light, J. (2017, Dec). Systematic review of AAC intervention research for adolescents and adults with autism spectrum disorder. *Aac: Augmentative & Alternative Communication*, 33(4), 201–212. https://doi.org/10.1080/07434618. 2017.1370495.

4. Lima Antao, J. Y. F., Oliveira, A. S. B., Almeida Barbosa, R. T., Crocetta, T. B., Guarnieri, R., Arab, C., Massetti, T., Antunes, T. P. C., Silva, A. P. D., Bezerra, L. M. P., Mello Monteiro, C. B., & Abreu, L. C. (2018, 11 29). Instruments for augmentative and alternative communication for children with autism spectrum disorder: a systematic review. *Clinics* (Sao Paulo, Brazil), 73, e497. https://doi.org/10.6061/clinics/2017/e497.

5. Severini, K. E., Ledford, J. R., Barton, E. E., & Osborne, K. C. (2019, Feb). Implementing stay-playtalk with children who use AAC. *Topics in Early Childhood Special Education*, 38(4), 220–233. https://doi.org/10.1177/0271121418776091.

（十三）社区和适应技能

我们在前文中讨论过，ASD患儿面临的一个问题是他们倾向于孤立地分段式学习。因此，他们经常遇到广泛的技能方面的困难。他们无法将在学校学习的计算方法应用于杂货店。与此相关的问题是，ASD患儿由于行为刻板，难以改变一成不变的日常生活。他们必须每天穿同样的衣服，或者参与固定的日常活动（如洗澡、在厨房帮忙，甚至去公园）。这些适应性行为（照顾自己和适应社区环境）问题成为一些幼龄患儿，甚至成年患者适应技能发展的主要限制。因此，应该尽快着手解决这些问题。例如，可以为他们制定IEP。如果家长能够了解学校的服务项目，也会增强患儿在学校、家庭和社区之间建立联系的能力，这样他们就能学会适应不同的环境。可以从简单的事情，如备忘录、清单等开始。重要的是让患儿知道他们是可以做出改变的，并不一定要遵循常规。我们谈到的相关执行功能、组织能力和其他能力有助于这方面的研究。有几本著作，如克莱莉（Clary）的《捡起你的袜子》（*Pick up Your Socks*）和格哈特（Gerhardt）的《社交技能和适应性行为》（*Social skills and Adaptive Behavior*）在培养患儿适应技能方面提供了一些很好的建议。虽然适应技能对青少年来说更加重要，但是适应技能必须从中小学阶段就开始培养。

社区活动及融入项目（有时需要支持）也很有帮助。社区和宗教团体、基督教青年会、童子军或一些体育或音乐活动都可以给患儿提供家庭和学校之外的社交机会。考虑到长期目标是让患儿尽可能地独立。因此，尽早让患儿开始参与社交是至关重要的（Mayerson，2020）。

二、总结

在这一章中，我们详细地讨论了一些影响学龄患儿及其家庭的问题。在某些方面，这个年龄段是我们了解最多的，至少在研究方面是这样的。这一时期既是患儿积极成长、改变自我行为的时期，又是实行自我行为管理的关键时期。家长和老师应该同时关注患儿的学习和非学习技能。虽然患儿或许能够做到在孤立的环境中学习技能，但是不应忽视的是，家长在患儿的泛化技能学习上发挥着至关重要的作用。

参考文献

* 表示特别推荐。

1. Alhajeri, O. N. (2019). The use of tablets with students with autism in elementary and middle school inclusive classrooms [Dissertation Empirical Study; Quantitative Study]. Dissertation Abstracts International Section A: Humanities and Social Sciences, 80(5-A(E)), No Pagination Specified. https://ovidsp.ovid.com/ovidweb.cgi?T=JS&CSC=Y&NEWS=N&PAGE=fulltext&D=psyc16&AN=2019–23491–227.

2. Allen, M. L., Hartley, C., & Cain, K. (2016, Aug.). iPads and the use of "apps" by children with autism spectrum disorder: Do they promote learning? [Empirical Study; Quantitative Study]. Frontiers in Psychology, 7: 1305. https://doi.or/10.3389/fpsyg.2016.01305.

3. Armstrong, M. J. (2020). Reducing the gap: Preparing teachers to use evidence-based practices in autism [Dissertation Empirical Study; Qualitative Study; Quantitative Study]. Dissertation Abstracts International Section A: Humanities and Social Sciences, 81(9-A), No Pagination Specified. https://ovidsp.ovid.com/ovidweb.cgi?T=JS&CSC=Y&NEWS=N&PAGE=fulltext&D=psyc17&AN=2020–28116–144.

4. Attwood, T. (1998). Asperger's syndrome: A guide for parents and professionals. Jessica Kingsley.

5. Baixauli, I., Colomer, C., Rosello, B., & Miranda, A. (2016, Dec). Narratives of children with high-functioning autism spectrum disorder: A meta-analysis [Meta Analysis]. Research in Developmental Disabilities, 59, 234–254. https://doi.org/10.1016/j.ridd.2016.09.007.

6. Baron-Cohen, S. (1989). The autistic child's theory of mind: A case of specific developmental delay. Journal of Child Psychology & Psychiatry & Allied Disciplines, 30(2), 285–297. https://doi.org/10.1111/j.1469–7610.1989.tb00241.x.

7. Baron-Cohen, S. (2003). The essential difference: Male and female brains and the truth about autism. Basic Books.

8. Bauminger-Zviely, N., & Agam-Ben-Artzi, G. (2014). School-age children with ASD. In F. R. Volkmar, R. Paul, S. J. Rogers, & K. A. Pelphrey (Eds.), Handbook of autism and pervasive developmental disorders (pp. 148–175) (4th ed.). John Wiley & Sons, Inc. https://doi.org/10.1002/9781118911389.hautc06.

9. Berggren, S., Fletcher-Watson, S., Milenkovic, N., Marschik, P. B., Bolte, S., & Jonsson, U. (2018, Apr). Emotion recognition training in autism spectrum disorder: A systematic review of challenges related to generalizability [Literature Review; Systematic Review]. Developmental Neurorehabilitation, 21(3), 141–154. https://doi.org/10.1080/17518423.2017.1305004.

10. Bradley, E. A. (2019). Employing assistive communication technology in autistic classrooms: A descriptive phenomenological study [Dissertation Empirical Study; Interview; Qualitative Study]. Dissertation Abstracts International Section A: Humanities and Social Sciences, 80(3-A(E)), No Pagination Specified. http://wa4py6yj8t.search.serialssolutions. com/?url_ver=Z39.88–2004&rft_val_fmt=info:ofi/fmt:kev:mtx:journal&rfr_id=info:sid/Ovid:psyc16&rft. genre=article&rft_id=info:doi/&rft_id=info:pmid/&rft.issn=0419–4209&rft.volume=80&rft.issue=3-A%2E%29&rft.spage=No&rft.pages=

No+Pagination+Specified&rft.date=2019&rft.jtitle=Dissertation+Abstracts+International+Section+A%3A+Humanities+and+Social+Sciences&rft.atitle=Employing+assistive+communication+technology+in+autistic+classrooms%3A+A+descriptive+phenomenological+study.&rft. aulast=Bradley.

11. Buncher, A. G. (2020). Effects of modified schema-based instruction on addition and subtraction word problem solving of students with autism spectrum disorder and intellectual disability [Dissertation Empirical Study; Quantitative Study]. Dissertation Abstracts International Section A: Humanities and Social Sciences, 81(8-A), No Pagination Specified. https://ovidsp.ovid.com/ovidweb.cgi?T=JS&CSC=Y&NEWS=N&PAGE=fulltext&D=psyc1 7&AN=2020–17190–080.

12. Cardon, T., Wangsgard, N., & Dobson, N. (2019, November). Video modeling using classroom peers as models to increase social communication skills in children with ASD in an integrated preschool [Empirical Study; Followup Study; Quantitative Study]. Education & Treatment of Children, 42(4), 515–536. https://doi.org/10.1353/etc.2019.0024.

13. *Carter, E. W., Cushing, L. S., & Kennedy, C. H. (2009). Peer support strategies for improving all student's social lives and learning. Brookes.

14. Conner, C. M., White, S. W., Beck, K. B., Golt, J., Smith, I. C., & Mazefsky, C. A. (2019, 07). Improving emotion regulation ability in autism: The Emotional Awareness and Skills Enhancement (EASE) program [Research Support, N.I.H., Extramural Research Support, Non-U.S. Gov't]. Autism, 23(5), 1273–1287. https://doi.org/10.1177/1362361318810709.

15. Conner, C. M., White, S. W., Scahill, L., & Mazefsky, C. A. (2020, 05). The role of emotion regulation and core autism symptoms in the experience of anxiety in autism [Research Support, N.I.H., Extramural]. Autism, 24(4), 931–940. https://doi.org/10.1177/1362361320904217 da Silva, M. C., Arantes, A., & Elias, N. C. (2020). Use of social stories in classroom to children with autism [Empirical Study; Quantitative Study]. Psicologia em Estudo, 25, ArtID 43094. https://ovidsp.ovid.com/ovidweb. cgi ?T=JS&CSC=Y&NEWS=N&PAGE=fulltext&D=psyc17&AN=2020–16818–001.

16. *Dawson, P., & Guare, R. (2009). Smart but scattered. Guilford Press.

17. Fage, C., Consel, C. Y., Balland, E., Etchegoyhen, K., Amestoy, A., Bouvard, M., & Sauzeon, H. (2018, Oct.). Tablet apps to support first school inclusion of children with autism spectrum disorders (ASD) in mainstream classrooms: A pilot study [Empirical Study; Quantitative Study]. Frontiers in Psychology, 9, ArtID 2020. https://doi.org/10.3389/fpsyg.2018.02020.

18. Fanning, P. A., Sparaci, L., Dissanayake, C., Hocking, D. R., & Vivanti, G. (2020, August). Functional play in young children with autism and williams syndrome: A cross-syndrome comparison. Child Neuropsychology, 27:1, 125–149. https://doi.org/10.1080/09297049.2020.1804846.

19. Gouvousis, A. (2012). Teacher implemented pivotal response training to improve communication in children with autism spectrum disorders [Dissertation Empirical Study; Quantitative Study]. Dissertation Abstracts International: Section B: The Sciences and Engineering, 72(8-B), 4616. http://ovidsp.ovid. com/ovidweb.cgi?T=JS&CSC=Y&NEWS=N&PAGE=fulltext&D=psyc9&AN=2012–99040–198.

20. Hall, L. J. (2008) Autism spectrum disorders: From theory to practice. Prentice Hall.

21. Haring, T. G., & Breen, C. G. (1992). A peer-mediated social network intervention to enhance the social integration of persons with moderate and severe disabilities. Journal of Applied Behavior Analysis, 25, 319–333. https://doi.org/10.1901/jaba.1992.25–319.

22. *Hermelin, B. (2001). Bright splinters of the mind: A personal story of research with autistic savants. Jessica Kingsley.

23. Howlin, P. (2014) Outcomes in adults with autism spectrum disorders. In F. R. Volkmar, R. Paul, S. J. Rogers, & K. A. Pelphrey (Eds.), Handbook of autism and pervasive developmental disorders (4th ed.). Wiley. https://doi.org/10.1002/9781118911389.hautc04.

24. Kagohara, D. M., Sigafoos, J., Achmadi, D., O'Reilly, M., & Lancioni, G. (2012, Jan-Mar). Teaching children with autism spectrum disorders to check the spelling of words [Empirical Study; Follow-up Study; Quantitative Study]. Research in Autism Spectrum Disorders, 6(1), 304–310. https://doi.org/10.1016/j.rasd.2011.05.012.

25. Kim, S. (2016). Implementing a pivotal response social skills intervention with Korean American children with autism [Dissertation Empirical Study; Nonclinical Case Study; Qualitative Study; Quantitative Study]. Dissertation Abstracts International Section A: Humanities and Social Sciences, 76(9-A(E)), No Pagination Specified. http://ovidsp. ovid.com/ovidweb.cgi?T=JS&CSC=Y&NEWS=N&PAGE=fulltext&D=psyc13&AN=2016–26513–154.

26. Kluth, P. (2003). You're going to love this kid: Teaching students with autism in the inclusive classroom. Brookes.

27. Kluth, P., & Schwarz, P. (2008). Just give him the whale: 20 ways to use fascinations, areas of expertise and strengths to support students with autism. Brookes.

28. Lanter, E., Watson, L. R., Erickson, K. A., & Freeman, D. (2012, July). Emergent literacy in children with autism: An exploration of developmental and contextual dynamic processes [Empirical Study; Interview; Quantitative Study]. Language, Speech, and Hearing Services in Schools, 43(3), 308–324. https://doi.org/10.1044/0161–1461%282012/10–0083%29.

29. Lawry, J., Danko, C. D., & Strain, P. S. (1999). Examining the role of the classroom environment in the prevention of problem behaviors. In S. Sandall & M. Ostrosky (Eds.), Practical ideas for addressing challenging behaviors (Young exceptional children monograph no.15) (pp. 49–61). Division for Early Childhood of the Council for Exceptional Children.

30. Loveland, K. A., & Tunali-Kotoski, B. (2014). The school-age child with an autism spectrum disorder. In F. R. Volkmar, S. J. Rogers, R. Paul, & K. A. Pelphrey (Eds.), Handbook of autism and pervasive developmental disorders (4th ed., Vol. 1, pp. 247–287). Wiley.

31. *Martins, M. P., Harris, S. L., & Handleman, J. S. (2014). Supporting inclusive education. In F. R. Volkmar, R. Paul, S. J. Rogers & K. A. Pelphrey (Eds.), Handbook of Autism and Pervasive Developmental Disorders (4th ed., pp. 858–870). Wiley. https://doi.org/10.1002/9781118911389.hautc35.

32. *Mayerson, G. (2020). Autism's declaration of independence: Planning for the best possible transition to adulthood. Different Roads to Learning. https://books.google.com/books?id=fkNUzQEACAAJ.

33. McLay, L., Hansen, S., & Carnett, A. (2019). TEACCH and other structured approaches to teaching. In S. G. Little & A. Atkin-Little (Eds.), Behavioral interventions in schools: Evidence-based positive strategies (2nd ed., pp. 299–322). American Psychological Association. https://doi.org/10.1037/0000126–017.

34. Merchan-Naranjo, J., Boada, L., del Rey-Mejias, A., Mayoral, M., Llorente, C., Arango, C., & Parellada, M. (2016, Jan–Mar). Executive function is affected in autism spectrum disorder, but does not correlate

with intelligence [Research Support, Non-U.S. Gov't]. Revista de Psiquiatria y Salud Mental, 9(1), 39–50. https://doi.org/10.1016/j.rpsm.2015.10.005.

35. Mirenda, P. (2014). Augmentative and alternative communication. In F. R. Volkmar, S. J. Rogers, R. Paul, & K. A. Pelphrey (Eds.), Handbook of autism and pervasive developmental disorders, volume 2: Assessment, interventions, and policy (4th ed., pp. 813–825). Wiley. http://ovidsp.ovid.com/ovidweb.cgi ?T=JS&CSC=Y&NEWS=N&PAGE=fulltext&D=psyc11&AN=2014-33098-009.

36. Moore, S. T. (2002). Asperger syndrome and the elementary school experience: Practical solutions for academic & social difficulties. Autism Asperger.

37. Morrison, L., Kamps, D., Garcia, J., & Parker, D. (2001). Peer mediation and monitoring strategies to improve initiations and social skills for students with autism. Journal of Positive Behavior Interventions, 3, 237–250.

38. Muller, R. (2010). Will you play with me? Improving social skills for children with Asperger syndrome. International Journal of Disability, Development and Education, 57(3), 331–334. https://doi.org/10.1080 /1034912X.2010.501247.

39. Myles, B. S. (2005). Children and youth with Asperger syndrome: Strategies for success in inclusive settings. Corwin Press.

40. Myles, B. S., & Adreon, D. (2001). Asperger syndrome and adolescence: Practical solutions for school success. Autism Asperger.

41. Myles, B. S., Trautman, M. L., & Schelvan, R. L. (2004). The hidden curriculum: Practical solutions for understanding unstated rules in social situations. Autism Asperger.

42. Newbutt, N., Bradley, R., & Conley, I. (2020, Jan). Using virtual reality head-mounted displays in schools with autistic children: Views, experiences, and future directions [Empirical Study; Interview; Qualitative Study; Quantitative Study]. Cyberpsychology, Behavior, and Social Networking, 23(1), 23–33. https://doi.org/10.1089/cyber.2019.0206.

43. Nichols, S., Moravick, G., & Tetenbaum, S. P. (2009). Girls growing up on the autism spectrum. Jessica Kingsley.

44. *Odom, S. L., Boyd, B. A., Hall, L. J., Hume, K. A., Volkmar, F. R., Paul, R., Rogers, S. J., & Pelphrey, K. A. (2014). Comprehensive treatment models for children and youth with autism spectrum disorders. In Handbook of autism and pervasive developmental disorders (4th ed.). Wiley. https://doi. org/10.1002/9781118911389.hautc30.

45. Ozonoff, S., South, M., & Provencal, S. (2014). Executive functions. In F. R. Volkmar, S. J. Rogers, R. Paul, & K. A. Pelphrey (Eds.), Handbook of autism and pervasive developmental disorders (4th ed., Vol. 1, pp. 606–627). Wiley.

46. Paul, R. (2019). Communication and its development in autism spectrum disorders. In F. Volkmar (Ed.), Autism and the pervasive developmental disorders (3rd ed., pp. 89–111). Cambridge University Press.

47. Paul, R., Augustyn, A., Klin, A., & Volkmar, F. R. (2005). Perception and production of prosody by speakers with autism spectrum disorders. Journal of Autism and Developmental Disorders, 35(2), 205–220.

48. Paul, R., & Fahim, D. (2015). Let's talk. Brookes.

49. Pierce, K., & Schreibman, L. (1997). Multiple peer use of pivotal response training to increase social

behaviors of classmates with autism: Results from trained and untrained peers. Journal of Applied Behavior Analysis, 30(1), 157–160.

50. Rosen, N. E., Lord, C., & Volkmar, F. R. (2021, Feb 24). The diagnosis of autism: From kanner to DSM-III to DSM-5 and beyond. Journal of Autism and Developmental Disorders. https://doi.org/10.1007/s10803–021–04904–1.

51. Schlieder, M. (2007). With open arms: Creating school communities of support for kids with social challenges using circle of friends, extracurricular activities, and learning teams. Autism Asperger.

52. Scott, J., Clark, C., & Brady, M. (2000) Students with autism: Characteristics and instruction programming. Singular.

53. Stacey, T. L., Froude, E. H., Trollor, J., & Foley, K. R. (2019, 05). Leisure participation and satisfaction in autistic adults and neurotypical adults [Research Support, Non-U.S. Gov't]. Autism, 23(4), 993–1004. https://doi.org/10.1177/1362361318791275.

54. Stahmer, A. C., Wong, C., Segall, M. J., & Reinehr, J. (2020). Fostering inclusion with peers and in the community. In Y.E.M. Bruinsma, M.B. Minjarez, L. Shreibman, & A.C. Stahmer (Eds.), Naturalistic developmental behavioral interventions for autism spectrum disorder (pp. 99–119). Brookes. https://ovidsp.ovid.com/ovidweb.cgi?T=JS&CSC=Y&NEWS=N&PAGE=fulltext&D=psyc17&AN=2019–52296–005.

55. Steinbrenner, J. R., Hume, K., Odom, S. L., Morin, K. L., Nowell, S. W., Tomaszewski, B., Szendrey, S., McIntyre, N. S., Yücesoy-Özkan, S., & Savage, M. N. (2020). Evidence-based practices for children, youth, and young adults with autism. https://ncaep.fpg.unc.edu.

56. Sutera, S., Pandey, J., Esser, E. L., Rosenthal, M. A., Wilson, L. B., Barton, M., Green, J., Hodgson, S., Robins, D. L., Dumont-Mathieu, T., & Fein, D. (2007, Jan). Predictors of optimal outcome in toddlers diagnosed with autism spectrum disorders. Journal of Autism & Developmental Disorders, 37(1), 98–107. https://doi.org/10.1007/s10803–006–0340–6.

57. Tager-Flusberg, H., Paul, R., & Lord, C. (2014). Language and communication in autism. In F. R. Volkmar, S. J. Rogers, R. Paul, & K. A. Pelphrey (Eds.), Handbook of autism and pervasive developmental disorders (4th ed., Vol. 1, pp. 335–364). Wiley.

58. Tan, B. W., Pooley, J. A., & Speelman, C. P. (2016, Sept). A meta-analytic review of the efficacy of physical exercise interventions on cognition in individuals with autism spectrum disorder and ADHD [Meta-Analysis Review]. Journal of Autism & Developmental Disorders, 46(9), 3126–3143. https://doi.org/10.1007/s10803–016–2854–x.

59. Thiemann, K. S., & Goldstein, H. (2009). Social stories, written text cues, and video feedback: Effects on social communication of children with autism. Journal of Applied Behavior Analysis, 34, 425–446. https://doi.org/10.1901/jaba.2001.34–425.

60. Thioux, M., Stark, D. E., Klaiman, C., & Schultz, R. T. (2006). The day of the week when you were born in 700 ms: Calendar computation in an autistic savant. Journal of Experimental Psychology: Human Perception and Performance, 32(5), 9955–9968. https://doi.org/10.1037/0096–1523.32.5.1155.

61. Tsatsanis, K. D. (2004). Heterogeneity in learning type in Asperger syndrome and high-functioning autism. Topics in Language Disorders, 24(4), 260–270.

62. Turygin, N. C., & Matson, J. L. (2014). Adaptive behavior, life skills, and leisure skills training

for adolescents and adults with autism spectrum disorders. In F. Volkmar & J. McPartland (Eds.), Adolescents and adults with autism spectrum disorders (pp. 131–160). Springer. https://doi. org/10.1007/978–1–4939–0506–5_8.

63. Utley, C. A., & Mortweek, S. L. (1997). Peer mediated instruction and intervention. Focus on Exceptional Children, 29(5), 9–24.

64. van Rhijn, T., Osborne, C., Ranby, S., Maich, K., Hall, C., Rzepecki, L., & Hemmerich, A. (2019, May). Peer play in inclusive child care settings: Assessing the impact of stay, play, & talk, a peer-mediated social skills program. Child Care in Practice, 1–15. https://doi.org/10.1080/13575279.2019.1588707.

65. Verschuur, R., Huskens, B., & McLay, L. (2019). Classroom pivotal response teaching. In Behavioral interventions in schools: Evidence-based positive strategies (2nd ed., pp. 245–261). American Psychological Association. https://doi.org/10.1037/0000126–014.

66. Vivanti, G., Yerys, B. E., & Salomone, E. (2019). Psychological factors in autism spectrum disorders. In F. Volkmar (Ed.), Autism and the pervasive developmental disorders (3rd ed., pp. 61–89). Cambridge University Press.

67. Volden, J., & Lord, C. (1991). Neologisms and idiosyncratic language in autistic speakers. Journal of Autism & Developmental Disorders, 21(2), 109–130. https://doi.org/10.1007/BF02284755.

68. Volkmar, F. R., Woodbury-Smith, M., Macari, S., & Øien, R. A. (2021). Seeing the forest and the trees: Disentangling autism phenotypes in the age of DSM-5. Development and Psychopathology 33(2), 625–633. https://doi.org/10.1017/S0954579420002047.

69. Watkins, L., Ledbetter-Cho, K., O'Reilly, M., Barnard-Brak, L., & Garcia-Grau, P. (2019, May). Interventions for students with autism in inclusive settings: A best-evidence synthesis and meta-analysis [Meta Analysis]. Psychological Bulletin, 145(5), 490–507. https://doi.org/10.1037/bul0000190.

70. Watkins, L., O'Reilly, M., Kuhn, M., & Ledbetter-Cho, K. (2019, Win). An interest-based intervention package to increase peer social interaction in young children with autism spectrum disorder [Empirical Study; Quantitative Study]. Journal of Applied Behavior Analysis, 52(1), 132–149. https://doi. org/10.1002/jaba.514.

71. Wing, L., & Gould, J. (1979). Severe impairments of social interaction and associated abnormalities. Journal of Autism and Developmental Disorders, 9(9), 99–29.

72. Wolstencroft, J., Robinson, L., Srinivasan, R., Kerry, E., Mandy, W., & Skuse, D. (2018, July). A systematic review of group social skills interventions, and meta-analysis of outcomes, for children with high functioning ASD [Literature Review; Systematic Review; Meta Analysis]. Journal of Autism and Developmental Disorders, 48(7), 2293–2307. https://doi.org/10.1007/s10803–018–3485–1.

73. Wyman, J., & Claro, A. (2020, June). The UCLA PEERS school-based program: Treatment outcomes for improving social functioning in adolescents and young adults with autism spectrum disorder and those with cognitive deficits [Empirical Study; Quantitative Study]. Journal of Autism and Developmental Disorders, 50(6), 1907–1920. https://doi.org/10.1007/s10803–019–03943–z.

74. Zeedyk, S. M., Tipton, L. A., & Blacher, J. (2016, March). Educational supports for high functioning youth with ASD: The postsecondary pathway to college. Focus on Autism and Other Developmental Disabilities, 31(1), 37–48. https://doi.org/10.1177/1088357614525435.

延伸阅读

*表示特别推荐。

1. Aarons, M., & Gittens, T. (1998). Autism: A social skills approach for children and adolescents. Speechmark.

2. Adreon, D., & Stella, J. (2001) Transition to middle and high school: Increasing the success of students with Asperger's syndrome. Intervention in School and Clinic, 36(5), 266–271. https://doi.org/10.1177/105345120103600502.

3. Altomare, A. A., McCrimmon, A. W., Cappadocia, M., Weiss, J. A., Beran, T. N., & Smith-Demers, A. D. (2017, Sep.). When push comes to shove: How are students with autism spectrum disorder coping with bullying? [Empirical Study; Interview; Qualitative Study]. Canadian Journal of School Psychology, 32(3–4), 209–227. https://doi.org/10.1177/0829573516683068.

4. Arick, J. R., Krug, D. A., Fullerton, A., Loos, L., & Falco, R. (2005). School-based programs. In F. Volkmar, R. Paul, A. Klin, & D. Cohen (Eds.), Handbook of autism and pervasive developmental disorders (3rd ed., pp. 1003–1028). Wiley.

5. Ashburner, J., Saggers, B., Campbell, M. A., Dillon-Wallace, J. A., Hwang, Y.-S., Carrington, S., & Bobir, N. (2018, May). How are students on the autism spectrum affected by bullying? Perspectives of students and parents. Journal of Research in Special Educational Needs, 19, 266–271. https://doi.org/10.1111/1471–3802.12421.

6. Aspy, R., Grossman, B., & Mesibov, G. B. (2007). The Ziggurat Model: A framework for designing comprehensive interventions for individuals with high-functioning autism and Asperger syndrome. Autism Asperger.

7. Attwood, T. (2008). The complete guide to Asperger's syndrome. Jessica Kingsley.

8. Baker, J. (2001). Social skills picture book: Teaching play, emotion, and communication to children with autism. Future Horizons.

9. Baron-Cohen, S. (2008). Autism and Asperger syndrome (the facts). Oxford University Press.

10. Bishop, B. (2003). My friend with autism: A coloring book for peers and siblings. Future Horizons.

11. Brock, S. E., Jimerson, S. R., & Hansen, R. L. (2006). Identifying, assessing, and treating autism at school. Springer.

12. Buron, K. D. (2007). A 5 is against the law! Social boundaries straight up. Autism Asperger.

13. Buron, K. D., & Curtis, M. (2004). Incredible 5-point scale: Assisting students with autism spectrum disorders in understanding social interactions and controlling their emotional responses. Autism Asperger.

14. Burrows, E. L., & Wagner, S. J. (2004). Understanding Asperger's syndrome: Fast facts—a guide for teachers and educators to address the needs of the student. Future Horizons.

15. Carter, E. W. (2008). Peer support strategies for improving all students' social lives and learning. Brookes.

16. Carter, M., & Santomoura, J. (2004). Space travelers: An interactive program for developing social understanding, social competence and social skills for students with AS, autism and other social

cognitive challenges. Autism Asperger.

17. Cook, J., & Hartman, C. (2008). My mouth is a volcano! National Center for Youth Issues.

18. Coulter, D. (Producer/Director). (2000). Asperger syndrome: Success in the mainstream classroom [DVD]. Coulter Video.

19. Coulter, D. (Producer/Director). (2006). Intricate minds II: Understanding elementary school classmates with Asperger syndrome [DVD]. Coulter Video.

20. Coulter, D. (Producer/Director). (2006). Intricate minds III: Understanding elementary school classmates who think differently [DVD]. Coulter Video.

21. Coulter, D. (Producer/Director). (2006). Intricate minds: Understanding classmates with Asperger syndrome [DVD]. Coulter Video.

22. Crary, E., & Casebolt, P. (1990). Pick up your socks … and other skills growing children need. Parenting Press.

23. *Dubin, N., & Carley, M. J. (2007). Asperger syndrome and bullying: Strategies and solutions. Jessica Kingsley.Dunn, M. A. (2005). S.O.S. Social Skills in our Schools: A social skills program for children with pervasive developmental disorders, including high-functioning autism and Asperger syndrome, and their typical peers. Autism Asperger.

24. Edwards, A. (2001). Taking autism to school. JayJo Books.

25. Ernsperger, L. (2002). Keys to success for teaching students with autism. Future Horizons.

26. Faherty, C., & Mesibov, G. B. (2000). Asperger's: What does it mean to me? Future Horizons.

27. Fein, D., & Dunn, M. (2007). Autism in your classroom: A general educator's guide to students with autism spectrum disorders. Woodbine House.

28. Flowers, T. (1996). Reaching the child with autism through art: Practical, "fun" activities to enhance motor skills and improve tactile and concept awareness. Future Horizons.

29. Grandin, T., & Barron, S. (2006). The unwritten rules of social relationships: Decoding social mysteries through the unique perspectives of autism. Future Horizons.

30. Gray, C. (2000). The new social story book. Future Horizons.

31. Gutstein, S. E. (2001). Autism Asperger's: Solving the relationship puzzle—A new develop-mental program that opens the door to lifelong social and emotional growth. Future Horizons.

32. *Handleman, J. S., Harris, S. L., & Martins, M. (2005). Helping children with autism enter the mainstream. In F. Volkmar, R. Paul, A. Klin, & D. Cohen (Eds.), Handbook of autism and pervasive developmental disorders (3rd ed., pp. 1029–1042). Wiley.Heflin, L. J., & Alaimo, D. F. (2007). Students with autism spectrum disorders: Effective instructional practices. Pearson.

33. *Heinrichs, R. (2003). Perfect targets: Asperger syndrome and bullying—Practical solutions for surviving the social world. Autism Asperger.Hinduja, S., & Patchin, J. W. (2015). Bullying beyond the schoolyard: Preventing and responding to cyberbullying. Corwin.

34. Hobson, P. (2005). Autism and emotion. In F. Volkmar, R. Paul, A. Klin, & D. Cohen (Eds.), Handbook of autism and pervasive developmental disorders (3rd ed., pp. 406–424). Wiley.

35. Howlin, P. (1998). Children with autism and Asperger syndrome: A guide for practitioners and careers. Wiley.

36. Jaffe, A., & Gardner, L. (2006). My book of feelings: How to control and react to the size of your

emotions. Autism Asperger.

37. Kluth, P., & Chandler-Olcott, K. (2008). "A land we can share": Teaching literacy to students with autism. Brookes.

38. *Koegel, R. L., & Koegel, L. K. (1995). Teaching children with autism: Strategies for initiating positive interactions and improving learning opportunities. Brookes.Koegel, R. L., Koegel, L. K., & Brookman, L. I. (2003). Empirically supported pivotal response interventions for children with autism. In A. E. Kazdin & J. R. Weisz (Eds.), Evidence-based psychotherapies for children and adolescents (pp. 341–357). Guilford Press.

39. Koegel, L. K., & LaZebnik, C. (2009). Growing up on the spectrum. Penguin Books.

40. Larson, E. M. (2006). I am utterly unique: Celebrating the strengths of children with Asperger syndrome and high-functioning autism. Autism Asperger.

41. Little, L. (2002). Middle-class mothers' perceptions of peer and sibling victimization among children with Asperger's syndrome and nonverbal learning disorders. Issues in Comprehensive Pediatric Nursing, 25(1), 43–57. https://doi.org/10.1080/014608602753504847.

42. Ludwig, T. (2006). Just kidding. Tricycle Press.

43. Mackenzie, H. (2008). Reaching and teaching the child with autism spectrum disorder: Using learning preferences and strengths. Jessica Kingsley.

44. McClannahan, L. E., & Krantz, P. J. (2005). Teaching conversation to children with autism: Scripts and script fading. Woodbine House.

45. McKinnon, K., & Kremps, J. L. (2005). Social skills solutions: A hands-on manual for teaching social skills to children with autism. DRL Books.

46. *Myles, B. S. (2001). Asperger syndrome and sensory issues: Practical solutions for making sense of the world. Autism Asperger.Myles, B. S., & Southwick, J. (1999). Asperger syndrome and difficult moments: Practical solutions for tantrums, rage, and meltdowns. Autism Asperger.

47. Naylor, P. R. (1994). King of the playground. Aladdin Paperbacks.

48. Ozonoff, S., Dawson, G., & McPartland, J. (2002). A parent's guide to Asperger syndrome and high-functioning autism: How to meet the challenges and help your child thrive. Guilford Press.

49. Pierce, K., & Schreibman, L. (1997). Multiple peer use of pivotal response training to increase social behaviors of classmates with autism: results from trained and untrained peers. Journal of Applied Behavior Analysis, 30(1), 157–160. https://doi.org/10.1901/jaba.1997.30–157.

50. Pierce, K., & Schreibman, L. (1997). Using peer trainers to promote social behavior in autism: Are they effective at enhancing multiple social modalities? Focus on Autism & Other Developmental Disabilities, 12, 207–298.

51. *Quill, K. (9995). Teaching children with autism: Strategies to enhance communication and socialization. Delmar.Silverman, S., & Weinfeld, R. (2007). School success for kids with Asperger's syndrome: A practical guide for parents and teachers. Prufrock Press.

52. Small, M., & Kontente, L. (2003). Everyday solutions: A practical guide for families of children with autism spectrum disorder. Autism Asperger.

53. Strachan, J., & Schnurr, R. G. (1999). Asperger's, huh? A child's perspective. Anisor.

54. Strong, C. J., & North, K. H. (1996). The magic of stories. Thinking Publications.

55. Tsatsanis, K. D., Foley, C., & Donehower, C. (2004). Contemporary outcome research and programming guidelines for Asperger's syndrome and high functioning autism. Topics in Language Disorders, 24(4), 249–259. https://eric.ed.gov/?id=EJ708228.

56. Vicker, B. (2007). Sharing information about your child with autism spectrum disorder: What do respite or alternative caregivers need to know? Autism Asperger.

57. Volkmar, F., & Cohen, D. (1985). The experience of infantile autism: A first person account by Tony W. Journal of Autism and Developmental Disorders, 15 (1), 47–54.

58. Weber, J. D. (2000). Children with fragile X syndrome: A parents' guide. Woodbine House.

59. *Winter, M. (2003). Asperger syndrome: What teachers need to know. Jessica Kingsley.

第七章　患有ASD的青少年和成人

孩子进入青春期后，家长和孩子都面临着各种挑战。处于青春期的孩子既可能发生积极的改变，也可能发生消极的改变。因为患儿的认知能力和沟通能力水平各异，所以各自面临的问题也有所不同，但目前要面临的问题是不可避免的身体变化、性成熟和情绪变化。因此，应该从患儿进入青春期时开始实施过渡计划。对有些患儿来说，这意味着完成从高中阶段到大学或职业学校的过渡，以实现个人独立。对其他患儿来说，他们的目标是获得就业机会或就业支持。父母和患儿须把握好各自的角色定位，患儿的工作须与个人情况较为契合，多种康复服务须进行有效的整合，这样患儿才能较为容易地完成过渡。众所周知，在美国，患儿从高中毕业前就开始参与过渡计划，虽然这也属于 IEP 的一部分（Anderson 等，2018；Bennett 等，2018；Roux 等，2020）。职业康复服务可以帮助患儿找到稳定工作，顺利完成过渡（Rast 等，2020）。我们稍后会讨论到，我们有充分的理由相信，职业康复服务改善了许多患者的总体状况。然而，部分患者成年后仍受损严重，需要获得长期支持。

越来越多的患者成年后能够独立生活。对许多患者来说，他们的目标可能是远离父母，远离这种在某种程度上受到监督的生活。有时，成年患者会和父母住在一起，但白天的工作可能仍然需要支持。其他患者可以选择一个提供就业支持的团体之家。成年患者人群在医疗保健领域面临着众多艰巨的挑战——有关孤独症的研究内容十分有限，成人康复技师的知识匮乏，保险覆盖范围参差不齐，患者能够获得的支持较少。目前，仅有一半想要就业的成年孤独症患者获得就业机会（Solomon，2020）。然而，高认知功能患者面临的境况却是最艰难的，因为国家只向智力水平较低的患者提供成人康复服务。幸运的是，随着对该领域的深入了解，这种情况逐渐得到了改善（Burke 和 Stoddart，2014；Volkmar，Reichow 等，2014；Volkmar，Rowberry 等，2014）。

一、青春期的变化结果

当然，青春期的变化是不受个人或父母控制的。许多不同的因素会导致问题的出现。对一些患儿来说，青春期的高大身形使得患儿难以实行自我行为管理，如身体难以控制攻击性行为或自伤行为。然而，似乎越来越多的患儿正在进步。坎纳首次提出，有些患儿能够在青春期取得显著进步（Kanner，1971）。有几个因素有助于改善发育结果，如更好、更早的诊断，更有效的循证治疗，以及对病情和诊疗方案的深入了解（Howlin 等，2014；Magiati 和 Howlin，2019）。其中最有效的因素是更好的检测和治疗。早在 20 世纪 80 年代，笔者第一次进行孤独症研究时，发现在课题的实践研究中遇到的绝大多数患者都不会说话，且有相关的智力障碍。如今，这种情况发生了巨大的变化，只有部分患儿进入青春期时仍然不会说话，而且与之相关的智力障碍率也大大降低了。

总体而言，最早的研究结果表明约 5% 的患者能够实现独立自主、自力更生。到 2000 年，25% ~ 30% 的患者能够独立生活，而且这一数字还在持续增长。不过，这并不意味着患者的生活总是容易的。许多青少年能够获得沟通、社交技能和行为方面的提升。这些都有助于青少年更加独立，从而实现自力更生。尽管一些障碍（社交焦虑和尴尬、情绪问题）会持续存在，但在某些情况下，会发生非常显著的改善，有时年轻患者甚至可能看起来无症状（Fein 等，2013）。少数情况下，10% 左右的患者在青春期出现症状恶化的情况，这可能与新的医学病症有关，尤其是癫痫发作。

二、青春期的干预措施

为青少年制定的干预目标不仅仅是提高学习技能，还要提高社交能力和沟通能力。最重要的是，提高他们对现实生活的适应能力。如果青少年的目标是上职业学校或大学，或者具备在寥寥的支持下工作的能力，那么发展青少年的适应能力就尤为重要。

有时，取得显著进步的青少年会逐渐产生独特的感觉和想要融入的感觉。这些青少年虽然可以很好地接受心理治疗或咨询，但他们患焦虑或抑郁的潜在风险也会增加（Lugnegard 等，2011）。令人伤心的是，这些认知能力最强的青少年在学校接受的服务通常是最少的。在某种程度上，这反映了公众意识增强的弊端。青少年和成年人可以受益于社交技能的显性教学，也可以受益于精心挑选的社区活动，他们能够通过这些活动提高泛化技能。

三、青春期的性发育问题

即使是发育正常的儿童，性发育也会给他们带来一系列复杂的问题，更何况是发育脆弱的儿童。因此，父母一般都会担心孩子的性发育问题。通常，在发现性发育迹象前期，孩子会频繁出现行为或情绪问题。与其他青少年一样，监测他们的身体发育和青春期成长是很重要的。当然，青春期是由生理因素而不是发育状况决定的。ASD 患儿在青春期完成过渡和转变是十分困难的。当然，如果可能的话，可以尝试开展有关青春期和身体变化的教育——这虽然对存在言语障碍的患儿来说更具挑战性，但是仍然有许多可用的资源（见本章末尾的阅读清单）。

正常发育的儿童性意识成熟早。蹒跚学步的孩子在 3 岁左右就能知道自己的性别并且意识到男孩和女孩之间的差异。他们对自己的身体意识也在不断增强，他们通过如厕训练认识到公共行为和私密行为之间的区别。随着孩子年龄的增长，他们想要更多地认识自己的身体，以及婴儿从何而来。对于正常发育的孩子，父母、兄弟姐妹和同龄人都是重要的信息来源。进入青春期以后，他们会对身体的变化产生兴趣，如来月经和做春梦，以及强烈意识到性行为的恰当与否。年龄较大的青少年会处理一些问题，如认识到爱和性的区别，避孕和预防性传播疾病的重要性，并对发展长期关系的意义有了更加成熟的看法。在最近的一篇研究文献的综述中，佩科拉（Peccora）和同事 2016 年对认知能力较强的 ASD 患者存在的性问题进行了研究。他们指出，男孩和女孩面临的问题有所不同。女孩有更多糟糕的性经历，而男孩对性接触更感兴趣，也更投入。

由于社交孤立的存在，患有 ASD 的青少年难以通过常规渠道获得性发育信息（如询问兄弟姐妹和同龄人），而学校的教学内容又十分有限。对青少年和家长而言，可以从基层医疗医师那里获得性发育信息。对于能力较强的学生，老师可以就青春期的热点话题展开组织化教学和开放式讨论。像青少年患者康复支持小组这样的信息来源也是有帮助的。有些患有孤独症的青少年会有强烈的性感觉，而其他患者则没有。有些患者，尤其是高认知功能患者，可能非常想交女朋友或者男朋友，这种内驱力有时也会让患者收获巨大。重要的是要让患者意识到性感觉与人际关系密切相关。考虑到社交技能的问题，这对患有 ASD 的青少年来说是非常困难的。因此，通常需要对青少年患者实施显性教学（如行为的适当与否）。令人伤心的是，适用于普通青少年（也就是患者的同龄人）的信息获取渠道，并不适用于患有 ASD 的青少年。青少年的学习困难和父母的焦虑都为这一问题的解决加大了难度。随着该问题的改善和患者社交技能的提高，部分社交能力和认知能力较强的患者逐渐能够维持长期关系，甚至部分患者现在已经结婚并组建了自己的家庭。

对患有孤独症的青少年来说，青春期会唤醒他们存在的性别认同障碍，以及对性别认同和相关问题的困惑（Glidden 等，2016；Van Der Miesen 等，2016）。这些问题对青少年和父母来说都很复杂，并且在 ASD 青少年中甚至比在一般人群中更常见（尽管这一问题存在争议）。有些青少年患者可能会被认为是同性恋。因此，务必要支持患有 ASD 的**性少数群体**（Lesbians Gays Bisexuals Transgender Queer，LGBTQ）(Mukaddes，2002；van Schalkwyk 等，2015)。

在教授患者发展人际关系时，请记住，医疗保健医师应该尽可能地让患者获得积极的学习体验，还要告诉患者什么该做，什么不该做。在患者参与同伴活动时，便要开始仔细监测患者的学习体验，教他们如何融入同伴（服装、外表、音乐）。重要的是教授他们心中所想和口中所说之间的区别（Lorimer 等，2002；Myles，2004)，以及不同场合（公开场合和私下）下的规范行为。有必要对患者开展有关社交距离、社交接触等方面的显性教学。和其他青少年一起参加社交技能小组也是有帮助的。父母要引导患有 ASD 的青少年正确看待性发育，针对这一问题与他们进行开放式的讨论。但在讨论的过程中，父母应该以孩子能够理解的方式做出回应，讨论时还要明确地告诉孩子什么行为会被大众所认可。父母应该谨记，除了性发育，患有 ASD 的青少年或年轻人还需要理解社会关系对性行为的决定作用，明白朋友关系和性关系之间的区别。米勒（Miller）2015 年在解读亲密关系的书中给出了明确指导。

孩子在成长的过程中免不了要学习他人的边界行为和适当行为。十分重要的是，要帮助年轻的 ASD 患者学会羞怯，理解适当和不适当行为之间的区别。当前有多种项目和课程可供使用（部分可见阅读清单）。这些课程的教学方式十分具体，可以帮助患者把握亲密程度，并传达出不同成年人与孩子之间有不同的关系这一观点，如孩子与陌生成年人之间握手是恰当的。这种教学方式有助于确保 ASD 青少年建立行为边界，制止他人的任何不当行为。遗憾的是，父母教导的各种规则难免会有例外，有时这些特殊情况会反过来困扰父母。父母叮嘱 ASD 青少年或年轻人不要让陌生人触摸他们。然而，当青少年就医时，陌生医师看诊时难免会与孩子产生肢体接触，此时家长教导的规则就不适用了。

有些患者有手淫习惯，这会让父母和兄弟姐妹感到尴尬。要明确地教授患者在特定的场合下，什么行为恰当，什么行为不恰当。即使是认知能力较差的孩子也可以做到这一点。父母经常会发现孩子存在不适当的性接触问题。因此，父母应该优先考虑教授他们在与他人相处时应保持边界和做出适当行为。与人相处时，要保持边界，行为恰当。有许多项目和课程可供选择（见阅读清单）。这些课程也能够以一种非常明确的方式教授患儿如何把握亲密程度。

父母应该尽量帮助孩子为青春期的到来做好准备。对女孩来说，可以进行月经初潮和自我护理方面的教育。有些女孩能够在照顾者的帮助下实现自我护理，但有些女孩在经期可能需要更直接的照看或帮助。对沟通能力较差的女孩来说，痛经可能会导致行为改变。在这种情况下，通常可以服用非甾体抗炎药（nonsteroidal anti-inflammatory drug，NSAID）。在特殊情况下，还可以服用避孕药。女孩们应该尽可能在第一次妇科检查前做好充分的准备工作，只要不出现其他问题，通常可以在晚些时候进行检查，如 18 岁时甚至 20 岁时。

进入青春期后，男孩会出现勃起和梦遗（这两种现象都会令他们感到极其困惑），以及成长变化和肌肉健壮。可以对会说话的青少年患者实施显性教学，让他们正确看待自己的生理变化。随着青春期的到来，医师对青少年进行生殖器检查也是一种教学方式。教职工也可以帮助患儿强化青春期的恰当行为，并为青少年制定适用于学校内外的指导方针。男孩和女孩均应接种 HPV 疫苗。对于青少年，性行为有潜在的性传播疾病风险。因此，还需要为他们提供避孕知识。

四、高中及以上：过渡时期的挑战和机遇

ASD 青少年在高中时就面临着一系列的挑战：需要具备更高水平的社交技能，需要具备更复杂的**执行功能**（如监督作业进度和日常学习计划、调换班级等）。学校对青少年提出了更高的学业要求，这给认知能力较差的学生带来了挑战。即使是认知能力最强的学生，家长、学校和医师也应该立即对其采取行动，帮助青少年提高适应性技能，也就是说，帮助学生将技能应用于日常生活。不管何时，包容都是很重要的。对于学习能力不足的学生，学校应该将教学重点放在职业技能和生活技能的培养上。高中环境给青少年带来了挑战，且对学生自我护理和个人卫生的要求很高。虽然青少年故意摆出一副不拘礼节的样子，但是他们在外表、清洁等方面往往是一丝不苟的。同伴接纳问题会随之而来。因此，学校环境是十分重要的。学校应该接受学生的个体差异，让每个孩子都得到充分的发展。

许多青少年一直参与 IEP 计划，通过这一计划可以明显提高他们的社交技能、适应性技能和组织 / 执行技能。根据个人需要，高中阶段的服务可以持续到学生 21 岁。重要的是要意识到，在 IEP 的实施过程中，可以要求对学生进行职业评估和其他评估。加里·迈尔森（Gary Mayerson）在最近出版的一本书（2020）中对此进行了详细讨论。

然而，多达 70% 的 ASD 青少年在某些方面遭受过欺凌（Cappadocia 等，2012）。另外，青少年有时会以不适当的方式追求他人——无论是朋友还是恋人。这是法律难行的主要原因。因此，教授适当的社交行为和适当的社交界限是有帮助的。

越来越多的 ASD 青少年在高中毕业后进入大学或职业学校。全国各地启动了一些特殊项目，旨在为其提供高中 - 大学的过渡支持，并明确教授他们在大学期间及独立生活所需的技能。这些项目往往十分昂贵，并且教学结构不同。虽然现在对这些项目已有一些研究，但其证据支持却相当有限（White 等，2017；White 等，2019；White 等，2011）。

学生和家长必须明白，法律并没有赋予 ASD 患者接受高等教育的权利，而是规定学校应平等对待残疾学生。这意味着：①学生必须向学校残疾办公室（家长不能这样做）提供自己的残疾证明和必要的文件。②学校或职业学校必须根据学生的需求申请书（如安排指导教师，留出更多的测试时间等）做出适当安排。

学生进入大学或职业学校后面临着诸多挑战。他们非常希望能够实现个人独立，并且能够做出适当的行为举止（Duggan，2018；Moss，2014）。令人痛心的是，认知能力较强的 ASD 学生因言论 / 行为不恰当而被学校开除的情况并不少见，尤其是在这个有任何不当性行为都会被迅速开除的时代。事实上，与小学和高中不同的是，学校会迅速开除有不当行为的学生。比较好的一点是，尽管不同学校的支持措施各异，但仍有很多措施可用。学习障碍办公室、指导教师、同伴导师或治疗师都可以提供支持措施（Cappadocia 等，2012）。

与高中相比，大学对青少年学业的期望值更高了。当前，大学要求学生更加独立，更善于组织，成为一个懂得规划时间的学习者，而不是依赖于老师或父母的持续辅助来完成阅读、论文设计或进行交流。小组作业或许也是一项挑战。只要学生愿意寻求帮助，学习支持办公室就可以提供诸多帮助，如提供更多的测试时间、安排个人指导教师等。重要的是要意识到，尽管人们不断意识到 ASD 青少年的特殊需求，但许多大学所提供的支持仅限于他们所了解的，如针对注意力缺陷障碍和学习障碍提供的支持。在某种程度上，这些是足够的，但在组织方面，特别是社会支持方面，学校提供的支持是有限的。同伴导师计划也是非常有帮助的。我们反复着重强调，**家长要意识到，学生（而不是家长）在大学里必须要求残疾服务**。事实上，没有学生的允许，学校不会让家长知道任何事情，包括分数！正如前文我们谈到，提高学习技能比提高日常生活技能和社交技能要容易得多。有一些佳作，如（Meeks 和 Masterson，2016；Miller，2015）为即将进入大学或试图发展人际关系的学生提供了中肯的建议。专栏 7-1 中是对一位患者大学经历的案例研究。

专栏 7-1

约翰是一名大一新生，为了和工作人员聊天，他来到孤独症办公室。与办公室主任聊了大约 10 分钟以后，他透露出自己多年前被诊断为孤独症，但目前表现良好。他不想向学校透露自己的孤独症病史，也不想寻求特殊帮助。相反，他想要自然地融入集体。

在和他聊天的过程中，主任发现约翰存在严重的学习障碍。他无法做好时间管理和任务安排。虽然约翰的舍友都很友好，但在他眼里却是又脏又吵。因此，他和舍友难以相处。造成这种情况的原因是，约翰刚上大学时自我感觉良好，所以他不再服用治疗焦虑和抑郁的药物。此药叫作选择性5-羟色胺重摄取抑制剂（selective serotonin reuptake inhibitor，SSRI）（见第十三章），是他在高中时期服用的。最近一段时间，他发现自己越来越抑郁和焦虑，并且逐渐产生自杀的想法。工作人员听他讲完后，建议他立即寻求心理辅导，并为他安排了紧急的心理健康咨询。得到了约翰的许可后，工作人员约谈了他的父母。他母亲的第一个问题是："没人逼他吃药吗？"后来，在治疗团队、学术性支持服务、个人咨询服务这些专业服务的持续支持下，他重新开始服药。渐渐地，他能够在适当的支持下与同事一起解决问题，并继续从事计算机编程工作（他在这方面做得很好）。现在，他能够独立生活，并且交了女朋友。

评论：在某种程度上，约翰母亲的反应体现了孤独症患者大学时期面临的主要问题——大学校医不会逼迫学生吃药。除了约翰，也没人知道他在服药。一般情况下，没有经过他的允许，校医也无法约谈他的父母（除非在紧急情况下）。他不愿接受专业支持，而一旦获得了充足的专业支持，他便能够增强自我认同感。他最后顺利毕业、成功就业说明了专业支持的有效性，也同样强调了患者主动寻求帮助的重要性！

对部分孤独症学生来说，高中毕业后参加职业项目或寻找工作不失为一个明智的选择。学生（和家长）择业时，应该客观地看待学生的优缺点，寻找与学生的能力、特长相匹配的工作（Lawer 等，2009）。当下有很多优质资源可以参考，具体参见阅读清单，以及格哈特（Gerhardt）等人 2014 年的研究。学生在高中时期处于自我探索和职业选择的阶段，理想状态是，经过这一阶段他们能够做出适合自己的职业选择。虽然现有数据表明，已就业的 ASD 患者人数比预期的就业人数要少，但是 ASD 患者也可以成为优秀员工（Magiati 和 Howlin，2019；Solomon，2020）。需要为认知能力各异的学生提供不同的工作支持和生活支持（Wong 等，2020）。显而易见，应该明确地教授独立生活所需的技能，并且使用多样化的优秀技术支持，如使用 iPad/iPod 进行组织支持（Kellems 和 Morningstar，2012）。还需要注意的是，牢记性别差异，以此来为患者提供多样化的支持，这是至关重要的（Green 等，2019）。

五、互联网和计算机

如今，计算机的应用非常广泛，既可用于教授青少年职业技能（Larson 等，2016），也可用于增强他们的社交技能（Ramdoss 等，2012），甚至提高他们的自理能力。虚拟现实技术也可用于提高患者的工作能力（Smith 等，2014）和社交能力（Kandalaft 等，2013）。的确，对部分患者来说，学习计算机语言和计算机编程有利于成年后实现就业和独立。计算机有利于青少年和成年 ASD 患者的发展——它能够提供一个可预测的、可控制的、通常是（但并非总是）匿名的，并且具有简单社交模式的环境。计算机也可以提供丰富的信息——有时确实是太多了。网络游戏会给 ASD 患者带来特殊的挑战，因为他们可以通过网络结交朋友，但往往察觉不到他人的潜在动机。这会导致各种各样的问题，如患者浏览危险、不良网站，以及遭受网络霸凌（Bostic 和 Brunt，2011）。同样，网络游戏也是青少年交友和增强技能自信的一种方式。然而，网络游戏和网络活动有时的确会让青少年患者上瘾（Higham 等，2016；Masi 等，2020；Shane-Simpson 等，2016）。

六、向成年期过渡

关于孤独症的首个研究成果并不是那么理想，仅仅约 5% 的青少年患者能在成年期实现自力更生，但随着教育要求的不断提高，更复杂、有效的治疗方法的出现，这种情况得到了改善（Howlin 等，2014）。有几个关键因素影响着预测青少年患者的最终发展走向。因素之一是对实用交际语言的学习（5 岁左右），另一个因素是正常范围内的非言语认知能力，还有一个因素是独立自主和自力更生的能力。许多研究试图完善早期的预测因素，如普遍认为词汇量是预测患者最终发展的重要指标，但这一观点仍然存在争议。至关重要的是，家长应该参与教授日常生活的适应性技能（独立自主和自力更生的能力）。现在，许多青少年虽然具有很强的认知能力，但日常生活技能却不如人意。

七、心理健康、安全和医疗问题

与其他青少年一样，这一阶段是部分患者心理问题新增的高发期。对能力较强的患者来说，最典型的心理问题是抑郁、焦虑或两者兼有。有些患者会意识到自己与众不同，这在一方面可以激励患者做出积极改变，但另一方面，也会导致患者出现心理问题（Ghaziuddin，2005）。ASD 患者的家人焦虑和抑郁的概率较高，这表明其遗传风险有所增加（Rutter 和 Thapar，2014）。自我意识既可以促使患者做出积极的改变，也可以增加其患抑郁症的潜在风险。第十三章将讨论治疗 ASD 成年患者焦虑和抑郁的有效药物。此外，在第十四章中，也介绍了许多有效且优质的社会心理治疗方法（White 等，2018）。

严重的抑郁会导致患者产生自杀的想法。年轻患者有自杀倾向的比例极高（Jackson 等，2018），一些（有限的）数据表明，患者的自杀率高于预期水平。换句话说，只要发现有人（任何人）谈论自杀，**请务必认真对待**。

青少年和成年患者的安全问题一直是人们共同关注的问题。他们可以驾驶车辆（对认知能力较强的患者来说），但需要具备一系列非凡的技能，包括社会意识、持续的环保意识、多任务认知处理功能（**执行功能**）——这些都是ASD青少年面临的问题（Huang 等，2012）。糟糕的社会判断会导致患者处于危险的境地，对于存在焦虑或情绪问题的青少年，用酒精或药物进行自我治疗也存在问题（Palmqvist 等，2014）。

随着青少年患者逐渐长大成人，他们需要寻找新的医疗保健医师。有些儿科医师愿意继续照料患有 ASD 的青少年或年轻人，直到他们 20 岁左右。当患者 30 岁（或 30 多岁以下）时，他们需要寻求内科医师或家庭医师的照料。这样做的主要原因是，随着患有 ASD 的青少年或年轻人年龄渐长，他们会出现老年人常见的医疗问题。也就是说，成年孤独症患者会受到所有成人疾病的影响，如高血压、高胆固醇、心脏病等。高血压在儿童时期较为少见，因此儿科医师在处理像高血压这样的医学问题时会感到棘手。现在有越来越多的工作支持青少年和成年孤独症患者参加体育活动和锻炼，因为他们认为这有利于身心健康。

八、成人生活和就业问题

对我们来说，成年后的主要挑战是必须具备独立生活的能力，拥有幸福人生。2014 年，霍林（Howlin）对此做出了合理的解释，对部分成年孤独症患者来说，他们面临的挑战不是保住饭碗，而是能够在安全的环境下生活与工作。有些成年 ASD 患者的确能够像普通人一样独立生活。许多 ASD 患者可以顺利就业、组建家庭和维护人际关系，但对存在学习问题和行为问题的患者来说却十分困难。在这种情况下，应该尽可能地帮助患者实现独立自主、自力更生。尽管仍面临许多挑战，但比起过去，目前有充足的资源来帮助患者及其家庭。但是，国家之间、州之间、城镇之间实际可获得的资源存在相当大的差异（Doehring 和 Becker-Conttrill，2013）。美国政府为残障人士的就业提供了许多职业培训支持，患者可以从中受益。通常，州立职业康复部（vocational rehabilitation）[有时又称 voc rehab 或 department of vocational rehabilitation(DVR)]是政府指定的职业康复服务机构，服务对象主要是非智力障碍的成年患者。如果患者符合条件，机构可以为他们制订类似 IEP 的就业计划。国家和各州还制定了多项有关禁止歧视残疾人的法律。在国家层面，1990 年的《美国残疾人法》通常是最通用的，它禁止任何对残疾的歧视。该法案适用于多个领域，如大多数民营企业、高校、公共场所等。

社区为患者提供的就业资源有限。在美国，法律规定公民有免费受教育的权利，但对于成人就业没有赋予相关权利。让所有人认识到这一点很重要。有些患者家长能够通过自己的人脉关系为孩子提供就业机会——这在不同地区有很大差异。作为 IEP 的一部分，残疾儿童（也包括高中生）的过渡计划应该在

16 周岁前开始实施。遗憾的是，如果获得的机会和支持很少，再好的过渡计划也收效甚微。因此，家庭支持和社区资源都是十分重要的。

一般来说，（尽可能）不强调社交技能的工作通常最适合 ASD 患者。患者社交能力、沟通能力和认知能力的显著差异造成了严重的就业困难。选择工作时必须将患者的兴趣和优缺点考虑在内。成年患者的就业有以下几种选择：

•**庇护工场**：曾经是认知障碍或精神障碍患者最常见的工作场所，通常是重复性的工作，患者很少有机会参与社区活动。

•**保障性就业**：社区可以为患者提供最宽松的就业环境。做到这一点需要进行全面的规划。如果社区能够提供帮助，就可以很好地解决患者的就业问题。比如，据我们了解，一位成年孤独症患者每天步行去餐厅上班，他的工作是用洗碗机洗餐具，晚上他再回到家人身边。

•**支持性就业**：指对患者的就业给予持续性支持（例如，就业指导师）。最初给予残疾人大量支持，然后逐渐减少。有的小型残疾人团体可以共同就业。不过，需对其提供持续支持，并且减少速度不宜过快（即使在支持水平较低的情况下）。其他因素也很重要，如其他员工的参与度。患者可以与正常员工一起工作，如在快餐店与其他员工一起打扫桌子或打包物品。

•**独立性（竞争性）就业**：逐渐成为了一种就业选择。一般来说，患者会找到发挥自己优势的工作，如计算机编程、网络销售等。这些工作对社交技能几乎没有要求。高认知功能的患者可以获得更高的学位，也可以从事相关工作。同样，这类工作往往能够发挥患者的特殊兴趣 / 能力。例如，天文学、制图学、数学、化学、计算机科学和图形设计等领域。

ASD 患者工作起来非常认真。对患者来说，明确预期目标和日常活动仍然很重要。此外，生活管理技能仍然是需要干预的重点。遗憾的是，即使患者有良好的技能，有就业需求的患者就业不足的问题仍然存在（Solomon，2020）。

与就业选择一样，患者可选择的生活方式越来越多，患者可以选择与家人一起生活、不完全独立生活或者完全独立生活。不完全独立生活的患者可以选择团体之家和支持性公寓（提供不同程度的人员支持）。如前所述，全国各地逐渐发展出很多高中—大学的过渡性项目，专门为孤独症患者提供教学支持，培养其独立性，尽可能地帮助他们独立生活。重要的是，要针对个体需求提供灵活的支持。成年患者的生活满意度与患者在家庭和社区活动的参与度密切相关（Schmidt 等，2015）。

越来越多的成年患者，尤其是高认知功能患者，步入婚姻并组建家庭。这在阿斯佩格综合征患者中更为常见（Magiati 和 Howlin，2019）。家族史研究发现，患者家族中的已婚亲属也出现了 ASD 患者，具体案例详见阅读清单。此外，现在也有一些著作可以为已婚患者夫妇提供具体的支持和应对策略。虽然针对老年患者的研究文献有限，但部分资源可供使用（Lawson，2015）。

九、政府福利

随着《平价医疗法案》(The Affordable Care Act) 的通过，患者成年后一旦年满 26 岁，就不能再享受父母的医疗保险。因此，大多数人都倾向于州政府支持的项目。这使得寻求专业服务变得更加复杂。

联邦政府为残障人士提供了两项主要的社会福利，即社会补助保障金（Supplemental Security Income，SSI）和社保残障保险（Social Security Disability Insurance，SSDI）。SSI 项目（www.ssa.gov/ssi）能为残疾个人或夫妇提供每月的福利补助。补助金额依据个人的收入而定。该福利是为那些无法参与工作、没有可观收入或实质性工作的人设置的。

十、成年人的法律问题

ASD 成年患者存在重大的法律风险（Woodbury-Smith，2014）。认知能力较差的患者，如果碰到不知情的警察，可能会由于行为失常而被逮捕，或者作为犯罪受害人被拘留。认知能力较强的患者由于缺乏社会判断并且行为刻板，也会面临法律风险。例如，一个高中生公然谈论一个女孩的胸部；或者当人行道出现"禁停"标志时，患者停在道路中间。少量文献（基于案例报告）表明，阿斯佩格综合征患者面临着更高的法律 / 刑事司法风险。青少年有时会被他人唆使参与违法活动。根据我们的经验来看，患有孤独症的成年人往往更容易成为受害者，而不是加害者。

法律规定了成年人的法定年龄，并赋予了成年 ASD 患者基本权利和义务。对于成年后仍然需要父母监护的患者，应该提前为他们做好法律规划。由于各州的法律不同，经常需要咨询律师。有时父母们（尤其是认知障碍患儿的父母）期望孩子可以正常生活，无须法律的特殊规定，但事实并非如此。患者要在 18 岁之前通过相关国家机构认证，以获得国家资助。当孤独症患者成为法律意义的成年人，父母（或兄弟姐妹和其他家庭成员）希望成为他们的监护人。各州的监护程序和监护制度略有不同。其对监护的不同范围进行了规定——如监护人可以替患者做所有决定，或者只能在有限范围内做决定（如财务问题）。财产监护人可以替患者进行投资。根据监护方式，监护人可以替患者做生活安排、医疗保健等在内的所有决定。通常，这一过程涉及一些（通常是非常正式的）法律程序。因为各州的法律各不相同，父母向资深律师进行咨询是至关重要的。找到一位了解相关法律问题的律师十分关键（一定要问清楚，这样才能知道监护人能做什么）。父母与其他兄弟姐妹 / 家庭成员讨论患者的长期规划也是相当重要的。

一旦患者有了孩子，就应该做好财产规划——包括照顾和监护未成年子女所需的花费，以及对人寿保险、信托等的管理和处置。推迟财产规划的情况相当普遍，不做好遗产规划恐怕会存在很大的风险。简单地在遗嘱中把钱、财产或其他资产留给子女不是最好的方法。即使用孩子的名字设置一个特殊信托账户，如果孩子成年后需要照料，也会使全部财产归国家所有。有几种方法可以解决这个问题。很多州现在设有"特殊需要"的信托机构，允许信托人掌管信托账户（例如，兄弟姐妹、信任的朋友、律师），将资金用于信托的指定受益人。

十一、医疗保健问题

在儿童医疗保健中需要考虑的一些因素，与青少年和成年 ASD 患者同样息息相关。显然，随着年龄的增长，ASD 患者也会患有成年人常见的疾病，如高血压、肥胖症等。然而，由于多种原因，他们可能面临着比普通人更高的风险。例如，常用的行为矫正法或癫痫药物会引起多种不良反应；同样，肥胖率的增加也会引起其他健康问题。正如伯克（Burke）和斯托达特（Stoddart）2014 年指出，医疗服务体系的"碎片化"进一步增加了孤独症患者患病的风险。越来越多的人意识到，衰老是孤独症患者面临的主要健康问题（Hategan等，2017）。

遗憾的是，青少年和成人医疗问题的相关信息非常有限，目前几乎没有任何关于 ASD 患者衰老的研究。显然，由于不同患者的适应能力、认知能力、沟通能力及家庭和社区支持的不同，其存在的医疗需求和医疗问题也不同。沟通能力和认知能力较强的患者可以很好地照顾自己。对于那些仍然依赖家人或其他人照顾，难以寻求医疗服务的患者，医疗问题变得更加复杂。虽然保险范围涵盖了这些问题，但是认知水平较高的患者却难以获得保险保障。经过几番修订，此类患者可以继续采用医疗之家模式（Connell 等，2016）。基层医疗医师也必须认识到此类患者的特殊需求。

十二、孤独症的衰老

关于孤独症患者衰老的资料相当有限，只有少量的研究可供参考（Happé和 Charlton，2012；Wise，2020）。现有研究往往受样本量和其他问题的限制，因此很难得出明确的结论。造成这种知识匮乏的原因尚不清楚（Piven 和Rabins，2011）。就像其他病症一样，衰老过程中是否存在相关的功能改变，或者某些疾病（如癫痫发作）的风险是否持续存在/甚至增加，我们尚不清楚。少量研究表明，除了那些更易保留的功能（如记忆等），孤独症患者的衰老与普通人大致相似（Lever 和 Geurts，2016；Lever 等，2015）。鉴于孤独症的性质，随着患者年龄的增长，社交孤立现象的增加和社区支持的减少应该引起关注。社区可以设立一些对老年患者有帮助的支持团体，如宗教团体、俱乐部、活动团体和志愿者活动。显然，孤独症患者衰老这一课题仍然需要更多的研究，应该将其作为该领域的主要研究方向（Mukaetova-Ladinska 和 Stuart-Hamilton，2015）。

十三、总结

孤独症及相关疾病患者逐渐成长为青少年和成年人。由于该疾病确诊时间的提前，越来越多的患者能很好地适应社会，实现独立生活或不完全独立生活。越来越多的患者进入大学或职业学校，经过一定的培训后，进入职场。遗憾的是，目前我们对该群体的认知极其有限。我们了解到，由于一般的医疗保健机构在处理成人发育障碍方面（如 ASD）经验较少，孤独症患者难以获得高质量的医疗服务。

在青春期，ASD 患者也面临着与正常同龄人相同的挑战。教师、支持团体和基层医疗医师等要为青少年及其父母提供完善的信息和强有力的支持。他们可以帮助青少年和年轻人了解相关知识。当青少年和年轻人面临隐私、性发育、亲密关系和社会规范问题时，他们可以提供额外的支持（需要时）。有些患者能够在帮助下达到成年人该有的独立，少数患者能够达到最佳结果（从字面意义上说，此类患者并不符合 ASD 的常规诊断标准）。然而，焦虑和抑郁，以及生活满意度较低的问题仍然存在。即使对该疾病能够"早发现、早干预"，也不能保证所有孤独症患者的康复状况良好。大多数患者一生都需要家人悉心照料。不太合理的是，认知能力越强的患者，成年后反而只能获得更少的支持。

ASD 患者治疗效果的总体改善主要基于以下几个因素：更准确（和更早）的诊断、尽早地适当干预，以及（可能）孤独症定义的扩展。目前，成年 ASD 患者有多种职业选择，如上大学，或者支持性就业，而且越来越多的患者可以独立生活。即使成年患者尚未完全独立，他们也可以过上充实且有意义的生活。

患者的父母们必须意识到，随着年龄的增长，患者权利也不断发生变化。学龄期的患者（一直到 21 岁）有接受教育的权利。然而，不同州对老年患者获得政府支持的权利有不同的规定。不过，老年 ASD 患者的很多问题都适用于关于禁止歧视残疾人的一系列法律规定。学生在接受教育或其他职业培训时，应该告知高校及机构自己的特殊需求，主动向他们寻求帮助。

越来越多的成年患者实现了独立生活。许多患者，尤其是那些认知能力较强的患者，都走进了家庭生活——维持长期关系并且组建家庭。尽管希望渺茫，但在帮助患者实现独立自主和自力更生的同时，也要向着这个目标努力。需要提前几年对患者的成年期进行规划。除了认知和语言能力外，患者的自我护理技能（见第六章）也至关重要。对许多成年患者而言，即使具备了全面的认知能力，距离独立自主、自力更生还有很长的路要走。

在性格孤僻、惯于久坐不动的成年患者中，肥胖症及随之而来的糖尿病和高血压等医学问题更为常见（Grondhuis 和 Aman，2014）。患者的心理健康问题也很常见，可通过药物治疗、心理治疗，以及社会心理支持等方法得到改善。随着对这一年龄群体关注度的不断提高，越来越多的临床研究成果将会不断涌现。随着知识的不断积累，现行的临床实践指南会进一步拓展（McClure，2014；NICE，2012）。

参考文献 *

* 特别推荐。

1. Anderson, K. A., Sosnowy, C., Kuo, A. A., & Shattuck, P. T. (2018). Transition of individuals with autism to adulthood: A review of qualitative studies. Pediatrics, 141(Suppl 4), S318–S327. https://dx.doi.org/10.1542/peds.2016–4300I.

2. * Bennett, A. E., Miller, J. S., Stollon, N., Prasad, R., & Blum, N. J. (2018). Autism spectrum disorder and transition-aged youth. Current Psychiatry Reports, 20(11), 103.

3. Bostic, J. Q., & Brunt, C. C. (2011). Cornered: An approach to school bullying and cyberbullying, and forensic implications. Child & Adolescent Psychiatric Clinics of North America, 20(3), 447–465.

4. Burke, L., & Stoddart, K. P. (2014). Medical and health problems in adults with high-functioning autism and Asperger syndrome. In F. R. Volkmar, B. Reichow, & J. C. McPartland (Eds.), Adolescents and adults with autism spectrum disorders (pp. 239–267). Springer.

5. Cappadocia, M. C., Weiss, J. A., & Pepler, D. (2012). Bullying experiences among children and youth with autism spectrum disorders. Journal of Autism & Developmental Disorders, 42(2), 266–277.

6. Connell, J. E., Souders, M. C., & Kerns, C. M. (2016). The adult medical home. In E. Giarelli & K. M. Fisher (Eds.), Integrated health care for people with autism spectrum disorder (pp. 158–172). Charles C. Thomas.

7. Doehring, P., & Becker-Conttrill, B. (2013). Autism services across America. Paul Brooks Publishing.

8. Duggan, M. H. (2018). First class support for college students on the autism spectrum. Jessica Kingsle.

9. Fein, D., Barton, M., Eigsti, I.-M., Kelley, E., Naigles, L., Schultz, R. T. M., … Tyson, K. (2013). Optimal outcome in individuals with a history of autism. Journal of Child Psychology and Psychiatry, 54(2), 195–205.

10. Gerhardt, P. F., Cicero, F., Mayville, E., Volkmar, F. R., Paul, R., Rogers, S. J., & Pelphrey, K. A. (2014). Employment and related services for adults with ASD. In Handbook of autism and pervasive developmental disorders (4th ed.). Wiley.

11. Ghaziuddin, M. (2005). Mental health aspects of autism and Asperger's syndrome. Jessica Kingsley.

12. Glidden, D., Bouman, W. P., Jones, B. A., & Arcelus, J. (2016). Gender dysphoria and autism spectrum disorder: A systematic review of the literature. Sexual Medicine Reviews, 4(1), 3–14.

13. Green, R. M., Travers, A. M., Howe, Y., & McDougle, C. J. (2019). Women and autism spectrum

disorder: Diagnosis and implications for treatment of adolescents and adults. Current Psychiatry Reports, 21(4), 22.

14. Grondhuis, S. N., & Aman, M. G. (2014). Overweight and obesity in youth with developmental disabilities: A call to action. Journal of Intellectual Disability Research, 58(9), 787–799.

15. Happé, F., & Charlton, R. A. (2012). Aging in autism spectrum disorders: A mini-review. Gerontology, 58(1), 70–78.

16. Hategan, A., Bourgeois, J. A., & Goldberg, J. (2017). Aging with autism spectrum disorder: An emerging public health problem. International Psychogeriatrics, 29(4), 695–697.

17. Higham, L., Piracha, I., & Crocombe, J. (2016). Asperger syndrome, internet and fantasy versus reality—A forensic case study. Advances in Mental Health and Intellectual Disabilities, 10(6), 349–354.

18. Howlin, P. (2014). Outcomes in autism spectrum disorder. In F. R. Volkmar, S. J. Rogers, R. Paul, & K. A. Pelphrey (Eds.), Handbook of autism and pervasive developmental disorders (4th ed., pp. 201–220). Wiley.

19. * Howlin, P., Volkmar, F. R., Paul, R., Rogers, S. J., & Pelphrey, K. A. (2014). Outcomes in adults with autism spectrum disorders. In F. R. Volkmar, S. J. Rogers, R. Paul, & K. A. Pelphrey (Eds.), Handbook of autism and pervasive developmental disorders (4th ed., pp. 97–116). Wiley.

20. Huang, P., Kao, T., Curry, A. E., & Durbin, D. R. (2012). Factors associated with driving in teens with autism spectrum disorders. Journal of Developmental & Behavioral Pediatrics, 33(1), 70–74.

21. Jackson, S. L. J., Hart, L., Brown, J. T., & Volkmar, F. R. (2018). Brief report: Self-reported academic, social, and mental health experiences of post-secondary students with autism spectrum disorder. Journal of Autism & Developmental Disorders, 48(3), 643–650.

22. Kandalaft, M. R., Didehbani, N., Krawczyk, D. C., Allen, T. T., & Chapman, S. B. (2013). Virtual reality social cognition training for young adults with high-functioning autism. Journal of Autism and Developmental Disorders, 43(1), 34–44.

23. Kanner, L. (1971). Follow-up study of eleven autistic children originally reported in 1943. Journal of Autism & Childhood Schizophrenia, 1(2), 119–145.

24. Kellems, R. O., & Morningstar, M. E. (2012). Using video modeling delivered through ipods to teach vocational tasks to young adults with autism spectrum disorders. Career Development and Transition for Exceptional Individuals, 35(3), 155–167.

25. Larson, J. R. Jr., Juszczak, A., & Engel, K. (2016). Efficient vocational skills training for people with cognitive disabilities: An exploratory study comparing computer-assisted instruction to one-on-one tutoring. Journal of Applied Research in Intellectual Disabilities, 29(2), 185–196.

26. Lawer, L., Brusilovskiy, E., Salzer, M. S., & Mandell, D. S. (2009). Use of vocational rehabilitative services among adults with autism. Journal of Autism and Developmental Disorders, 39(3), 487–494.

27. Lawson, W. (2015). Older adults and autism spectrum conditions: An introduction and guide. Jessica Kingsley.

28. Lever, A. G., & Geurts, H. M. (2016). Age-related differences in cognition across the adult lifespan in autism spectrum disorder. Autism Research, 9, 666–676.

29. Lever, A. G., Werkle-Bergner, M., Brandmaier, A. M., Ridderinkhof, K. R., & Geurts, H. M. (2015). Atypical working memory decline across the adult lifespan in autism spectrum disorder? Journal of

Abnormal Psychology, 24(4), 1014.

30. Lorimer, P. A., Simpson, R. L., Myles, B. S., & Ganz, J. B. (2002). The use of social stories as a preventative behavioral intervention in a home setting with a child with autism. Journal of Positive Behavior Interventions, 4(1), 53–60.

31. Lugnegard, T., Hallerback, M. U., & Gillberg, C. (2011). Psychiatric comorbidity in young adults with a clinical diagnosis of Asperger syndrome. Research in Developmental Disabilities, 32(5), 1910–1917.

32. Magiati, I., & Howlin, P. (2019). Adult life for people with autism spectrum disorders. In F. R. Volkmar (Ed.), Autism and pervasive developmental disorders (pp. 220–248). Cambridge University Press.

33. Masi, G., Berloffa, S., Muratori, P., Paciello, M., Rossi, M., & Milone, A. (2020). Internet addiction disorder in referred adolescents: A clinical study on comorbidity. Addiction Research & Theory, 1-7. https://doi.org/10.1080/16066359.2020.1772242.

34. Mayerson, G. S. (2020) Autism's declaration of independent: Navigating autism in the age of uncertainty. Different Routes to Learning Inc.

35. McClure, I. (2014). Developing and implementing practice guidelines. In F. R. Volkmar, S. J. Rogers, R. Paul, & K. A. Pelphrey (Eds.), Handbook of autism and pervasive developmental disorders (4th ed., pp. 1014–1035). Wiley.

36. * Meeks, L. M., & Masterson, T. L. (2016). Parties, dorms, and social norms. Jessica Kingsley.

37. * Miller, J. (2015). Decoding dating: A guide to the unwritten social rules of dating for men with Asperger syndrome (autism spectrum disorder). Jessica Kingsley.

38. * Moss, H. (2014). A freshman survival guide for college students with autism spectrum disorders. Jessica Kingsley.

39. Mukaddes, N. M. (2002). Gender identity problems in autistic children. Child: Care, Health & Development, 28(6), 529–532.

40. Mukaetova-Ladinska, E. B., & Stuart-Hamilton, I. (2015). Adults with autism spectrum disorder (ASD): Service user perspective on ageing transition (s). Journal of Autism, 2(1), 1–11.

41. Myles, B. S. (2004). Review of Asperger syndrome and psychotherapy: Understanding Asperger perspectives. American Journal of Psychotherapy, 58(3), 365–366.

42. NICE. (2012). http://www.nice.org.uk/guidance/cg142/chapter/1-recommendations.

43. Palmqvist, M., Edman, G., & Bolte, S. (2014). Screening for substance use disorders in neurodevelopmental disorders: A clinical routine? European Child & Adolescent Psychiatry, 23(5), 365–368.

44. Peccora, L. A., Mesibv, G. B., & Stone, M. A. (2016) Journal of Autism and Developmental Disorders, 46(11), 3519–3556.

45. Piven, J., & Rabins, P., & Autism-in-Older Adults Working Group. (2011). Autism spectrum disorders in older adults: Toward defining a research agenda. Journal of the American Geriatrics Society, 59(11), 2151–2155.

46. Ramdoss, S., Machalicek, W., Rispoli, M., Mulloy, A., Lang, R., & O'Reilly, M. (2012). Computer-based interventions to improve social and emotional skills in individuals with autism spectrum disorders: A systematic review. Developmental Neurorehabilitation, 15(2), 119–135.

47. Rast, J. E., Roux, A. M., & Shattuck, P. T. (2020). Use of vocational rehabilitation supports for

postsecondary education among transition-age youth on the autism spectrum. Journal of Autism & Developmental Disorders, 50(6), 2164–2173.

48. Roux, A. M., Rast, J. E., Anderson, K. A., Garfield, T., & Shattuck, P. T. (2020). Vocational rehabilitation service utilization and employment outcomes among secondary students on the autism spectrum. Journal of Autism & Developmental Disorders, 12, 12.

49. Rutter, M., & Thapar, A. (2014). Genetics of autism spectrum disorders. In F. R. Volkmar, S. J. Rogers, R. Paul, & K. A. Pelphrey (Eds.), Handbook of autism and pervasive developmental disorders (4th ed., pp. 411–423). Wiley.

50. Schmidt, L., Kirchner, J., Strunz, S., Brozus, J., Ritter, K., Roepke, S., & Dziobek, I. (2015). Psychosocial functioning and life satisfaction in adults with autism spectrum disorder without intellectual impairment. Journal of Clinical Psychology, 71(12), 1259–1268.

51. Shane-Simpson, C., Brooks, P. J., Obeid, R., Denton, E.-G., & Gillespie-Lynch, K. (2016). Associations between compulsive internet use and the autism spectrum. Research in Autism Spectrum Disorders, 23, 152–165.

52. Smith, M. J., Ginger, E. J., Wright, K., Wright, M. A., Taylor, J. L., Humm, L. B., … Fleming, M. F., (2014). Virtual reality job interview training in adults with autism spectrum disorder. Journal of Autism and Developmental Disorders, No Pagination Specified.

53. Solomon, C. (2020). Autism and employment: Implications for employers and adults with ASD. Journal of Autism & Developmental Disorders, 15, 15.

54. Van Der Miesen, A. I., Hurley, H., & De Vries, A. L. (2016). Gender dysphoria and autism spectrum disorder: A narrative review. International Review of Psychiatry, 28(1), 70–80.

55. van Schalkwyk, G. I., Klingensmith, K., & Volkmar, F. R. (2015). Gender identity and autism spectrum disorders. Yale Journal of Biology & Medicine, 88(1), 81–83.

56. Volkmar, F., Reichow, B., & McPartland, J. (2014). Adolescents and adults with autism spectrum disorders. Springer.

57. Volkmar, F. R., Rowberry, J., de Vinck-baroody, O., Gupta, A. R., Leung, J., Meyers, J., Vaswani, N., & Wiesner, L. A. (2014). Medical care in autism and related conditions. In F. R. Volkmar, S. J. Rogers, R. Paul, & K. A. Pelphrey (Eds.), Handbook of autism and pervasive developmental disorders (4th ed., pp. 532–555). Wiley.

58. White, D., Hillier, A., Frye, A., & Makrez, E. (2019). College students' knowledge and attitudes towards students on the autism spectrum. Journal of Autism and Developmental Disorders, 49(7), 2699–2705.

59. White, S. W., Elias, R., Capriola-Hall, N. N., Smith, I. C., Conner, C. M., Asselin, S. B., … Mazefsky, C. A. (2017). Development of a college transition and dupport program for students with autism spectrum disorder. Journal of Autism & Developmental Disorders, 47(10), 3072–3078.

60. * White, S. W., Ollendick, T. H., & Bray, B. C. (2011). College students on the autism spectrum: Prevalence and associated problems. Autism, 15(6), 683–701.

61. White, S. W., Simmons, G. L., Gotham, K. O., Conner, C. M., Smith, I. C., Beck, K. B., & Mazefsky, C. A. (2018). Psychosocial treatments targeting anxiety and depression in adolescents and adults on the autism spectrum: Review of the latest research and recommended future directions. Current Psychiatry Reports, 20(10), 82.

62. Wise, E. A. (2020). Aging in autism spectrum disorder. American Journal of Geriatric Psychiatry, 28(3), 339–349.

63. Wong, J., Coster, W. J., Cohn, E. S., & Orsmond, G. I. (2020). Identifying school-based factors that predict employment outcomes for transition-age youth with autism spectrum disorder. Journal of Autism & Developmental Disorders, 30, 30.

64. Woodbury-Smith, M. (2014). Unlawful behaviors in adolescents and adults with autism spectrum disorders. In F.R.

65. Volkmar, B. Reichow, and J. McPartland (Eds.), Adolescents and adults with autism spectrum disorders (pp. 269–281). Springer Science + Business Media.

延伸阅读 *

* 表示特别推荐。

1. Anderson, K. A., Sosnowy, C., Kuo, A. A., & Shattuck, P. T. (2018). Transition of individuals with autism to adulthood: A review of qualitative studies. Pediatrics, 141(Suppl 4), S318–S327.

2. Antony, P. J., & Shore, S. M. (2015). We do belong. Jessica Kingsley.

3. Aston, M. C. (2009). The Asperger couple's workbook: Practical advice and activities for couples and counsellors. Jessica Kingsley.

4. Attwood, S. (2008). Making sense of sex: A forthright guide to puberty, sex and relationships for people with Asperger's syndrome. Jessica Kingsley.

5. Attwood, T. (2004). Exploring feelings: Cognitive behavior therapy to manage anxiety. Future Horizons.

6. Baker, J. (2003). Social skills training for children and adolescents with Asperger syndrome and social–communications problems. Autism Asperger.

7. Baker, J. (2006). Preparing for life: The complete guide for transitioning to adulthood for those with autism and Asperger's syndrome. Future Horizons.

8. Bashe, P. R., Kirby, B. L., Baron-Cohen, S., & Attwood, T. (2005). The OASIS guide to Asperger syndrome: Completely revised and updated: Advice, support, insight, and inspiration. The Crown Publishing Group.

9. Bellini, S. (2006). Building social relationships: A systematic approach to teaching social interaction skills to children and adolescents with autism spectrum disorders and other social difficulties. Autism Asperger.

10. Bentley, K., & Attwood, T. (2007). Alone together: Making an Asperger marriage work. Jessica Kingsley.

11. Bissonnette, B. (2014). Helping adults with Asperger's syndrome get & stay hired: Career coaching strategies for professionals and parents of adults on the autism spectrum. Jessica Kingsley.

12. Bruey, C. T., & Urban, M. B. (2009). The autism transition guide: Planning the journey from school to adult life. Woodbine House, Inc.

13. Buron, K. D. (2007). A 5 is against the law! Social boundaries: Straight up! An honest guide for teens and young adults. Autism Asperger.

14. Clouse, J. R., Wood-Nartker, J., & Rice, F. A. (2020). Designing beyond the Americans with Disabilities

Act (ADA): Creating an autism-friendly vocational center. HERD: Health Environments Research & Design Journal, 13(3), 215–229.

15. Cooper, N. A., & Widdows, N. (2008). The social success workbook for teens. New Harbinger Press.

16. *Coulter, D. (Producer/Director). (2001). Asperger syndrome: Transition to college and work [DVD]. Coulter Video.

17. Coulter, D. (Producer/Director). (2006). Intricate minds: Understanding classmates with Asperger syndrome. Coulter Video.

18. Coyne, P., Nyberg, C., & Vandenburg, M. L. (1999). Developing leisure time skills for persons with autism: A practical approach for home, school and community. Future Horizons.

19. Debbaudt, D. (2002). Autism, advocates, and law enforcement professionals: Recognizing and reducing risk situations for people with autism spectrum disorders. Jessica Kingsley.

20. De-la-Iglesia, M., & Olivar, J. S. (2015). Risk factors for depression in children and adolescents with high functioning autism spectrum disorders. The Scientific World Journal, 2015, 127853.

21. * Duncan, M., & Myles, B. S. (2008). The hidden curriculum 2009 one-a-day calendar: Items for understanding unstated rules in social situations. Autism Asperger.

22. Edwards, D. (2008). Providing practical support for people with autism spectrum disorders: Supported living in the community. Jessica Kingsley.

23. Fegan, L., Rauch, A., & McCarthy, W. (1993). Sexuality and people with intellectual disability (2nd ed.). Brookes Publishing.

24. Fullerton, A., Stratton, J., Coyne, P., & Gray, C. (1996). Higher functioning adolescents and young adults with autism: A teacher's guide. Pro-Ed.

25. Gates, J. A., Kang, E., & Lerner, M. D. (2017). Efficacy of group social skills interventions for youth with autism spectrum disorder: A systematic review and meta-analysis. Clinical Psychology Review, 52, 164–181.

26. Gaus, V. L. (2007). Cognitive–behavioral therapy for adult Asperger syndrome. Guilford Press.

27. Gaus, V. L. (2011). Living well on the spectrum. Guilford Press.

28. Gaus, V. L. (2019). Cognitive behavioral therapy for adults with autism spectrum disorder. Guilford Press.

29. Getzel, E. E., & Wehman, P. (Eds.). (2005). Going to college. Brookes Publishing.

30. Gwynette, M. F., Sidhu, S. S., & Ceranoglu, T. A. (2018). Electronic screen media use in youth with autism spectrum disorder. Child & Adolescent Psychiatric Clinics of North America, 27(2), 203–219.

31. Harpur, J., Lawlor, M., & Fitzgerald, M. (2004). Succeeding in college with Asperger syndrome. Jessica Kingsley.

32. Healy, S., Nacario, A., Braithwaite, R. E., & Hopper, C. (2018). The effect of physical activity interventions on youth with autism spectrum disorder: A meta-analysis. Autism Research: Official Journal of the International Society for Autism Research, 11(6), 818–833.

33. Henault, I., & Attwood, T. (2005). Asperger's syndrome and sexuality: From adolescence through adulthood. Jessica Kingsley.

34. Hingsburger, D. (1995). Just say know! Understanding and reducing the risk of sexual victimization of people with developmental disabilities. Diverse City Press.

35. Hodgetts, S., & Park, E. (2017). Preparing for the future: A review of tools and strategies to support autonomous goal setting for children and youth with autism spectrum disorders. Disability & Rehabilitation, 39(6), 535–543.

36. Hollins, S., & Downer, J. (2000). Keeping healthy down below. Gaskell and St. George's Hospital Medical School.

37. Hollins, S., & Perez, W. (2000). Looking after my breasts. Gaskell and St. George's Hospital Medical School.

38. Holyfield, C., Drager, K. D. R., Kremkow, J. M. D., & Light, J. (2017). Systematic review of AAC intervention research for adolescents and adults with autism spectrum disorder. AAC: Augmentative & Alternative Communication, 33(4), 201–212.

39. Howlin, P. (2004). Autism and Asperger syndrome: Preparing for adulthood (2nd ed.). Routledge.

40. Hoyt, P. R., & Pollock, C. M. (2003). Special people, special planning. Legacy Planning Partners.

41. Jackson, L., & Attwood, T. (2002). Freaks, geeks and Asperger syndrome: A user guide to adolescence. Jessica Kingsley.

42. Jacob, A., Scott, M., Falkmer, M., & Falkmer, T. (2015). The costs and benefits of employing an adult with autism spectrum disorder: A systematic review. PLoS ONE [Electronic Resource], 10(10), e0139896.

43. Kapp, S. K. (2018). Social support, well-being, and quality of life among individuals on the autism spectrum. Pediatrics, 141(Suppl 4), S362–S368.

44. Kellems, R. O. (2012). Using video modeling delivered through iPods to teach vocational tasks to young adults with autism spectrum disorders (ASD). Dissertation Abstracts International Section A: Humanities and Social Sciences, 73(2–A), 575.

45. * Korin, E. S. H. (2007). Asperger syndrome: An owner's manual 2 for older adolescents and adults: What you, your parents and friends, and your employer need to know. Autism Asperger.

46. Korpi, M. (2007). Guiding parent's teenager with special needs through transition from school to adult life: Tools for parents. Jessica Kingsley.

47. * Laugerson, E. A. (2017). PEERS for young adults. Routledge.

48. Lora, C. C., Kisamore, A. N., Reeve, K. F., & Townsend, D. B. (2020). Effects of a problem-solving strategy on the independent completion of vocational tasks by adolescents with autism spectrum disorder. Journal of Applied Behavior Analysis, 53(1), 175–187.

49. Lord, C., McCauley, J. B., Pepa, L. A., Huerta, M., & Pickles, A. (2020). Work, living, and the pursuit of happiness: Vocational and psychosocial outcomes for young adults with autism. Autism, 24(7), 1691–1703. https://doi.org/10.1177/1362361320919246.

50. Matson, J. L., Cervantes, P. E., & Peters, W. J. (2016). Autism spectrum disorders: Management over the lifespan. Expert Review of Neurotherapeutics, 16(11), 1301–1310.

51. McAfee, J., & Attwood, T. (2001). Navigating the social world: A curriculum for individuals with Asperger's syndrome, high functioning autism and related disorders. Future Horizons.

52. Mukaetova-Ladinska, E. B., Perry, E., Baron, M., & Povey, C. (2012). Ageing in people with autistic spectrum disorder. International Journal of Geriatric Psychiatry, 27(2), 109–118.

53. Myles, B. S., & Adreon, D. (2001). Asperger syndrome and adolescence: Practical solutions for school

success. Autism Asperger.

54. Myles, B. S., Trautman, M. L., & Schelvan, R. L. (2004). The hidden curriculum: Practical solutions for understanding unstated rules in social situations. Autism Asperger.

55. Nadeau, K. G. (1994). Survival guide for college students with ADD or LD. Magination Press.

56. Newport, J., & Newport, M. (2002). Autism-Asperger's and sexuality: Puberty and beyond. Future Horizons.

57. Patrick, N. J. (2008). Social skills for teenagers and adults with Asperger syndrome: A practical guide to day-To-day life. Jessica Kingsley.

58. Pecora, L. A., Mesibov, G. B., & Stokes, M. A. (2016). Sexuality in high-functioning autism: A systematic review and meta-analysis. Journal of Autism & Developmental Disorders, 46(11), 3519–3556.

59. Perry, N. (2009). Adults on the autism spectrum leave the nest: Achieving supported independence. Jessica Kingsley.

60. Pezzimenti, F., Han, G. T., Vasa, R. A., & Gotham, K. (2019). Depression in youth with autism spectrum disorder. Child & Adolescent Psychiatric Clinics of North America, 28(3), 397–409.

61. Regan, T. M. (2016). Understanding autism in adults and aging adults: Improving diagnosis and quality of life. INDIEGO Publishing.

62. Shore, S. (2003). Beyond the wall: Personal experience with autism and Asperger syndrome (2nd ed.). Autism Asperger.

63. Sicile-Kira, C. (2006). Adolescents on the autism spectrum: A parent's guide to the cognitive, social, physical, and transition needs of teenagers with autism spectrum disorders. Penguin Group.

64. Silverman, S., & Weinfeld, R. (2007). School success for kids with Asperger's syndrome: A practical guide for parents and teachers. Prufrock Press.

65. Smith, M. D., Belcher, R. G., & Juhrs, P. D. (1995). A guide to successful employment for individuals with autism. Brookes Publishing.

66. Stanford, A. (2002). Asperger syndrome and long-term relationships. Jessica Kingsley.

67. Steinhausen, H. C., Mohr Jensen, C., & Lauritsen, M. B. (2016). A systematic review and meta-analysis of the longterm overall outcome of autism spectrum disorders in adolescence and adulthood. Acta Psychiatrica Scandinavica, 133(6), 445–452.

68. Stevens, B. (2002). The ABC's of special needs planning made easy. Stevens Group.

69. Taymans, J. M., & West, L. L. (2000). Unlocking potential: College and other choices for people with LD and AD/HD. Woodbine House, Inc.

70. Tincani, M., & Bondy, A. (2014). Autism spectrum disorders in adolescents and adults: Evidence-based and promising interventions. Guilford Press.

71. Turner, D., Briken, P., & Schottle, D. (2017). Autism-spectrum disorders in adolescence and adulthood: Focus on sexuality. Current Opinion in Psychiatry, 30(6), 409–416.

72. Urgolo Huckvale, M., & Van Riper, I. (Eds.). (2016). Nature and needs of individuals with autism spectrum disorders and other severe disabilities: A resource for preparation programs and caregivers. The Rowman & Littlefield Publishing Group.

73. van Schalkwyk, G. I., & Volkmar, F. R. (2017). Autism spectrum disorders: Challenges and

opportunities for transition to adulthood. Child & Adolescent Psychiatric Clinics of North America, 26(2), 329–339.

74. Vermeulen, P. (2000). I am special: Introducing young people to their autistic spectrum disorder. Jessica Kingsley.

75. Volkmar, F. R., Jackson, S. L. J., & Hart, L. (2017). Transition issues and challenges for youth with autism spectrum disorders. Pediatric Annals, 46(6), e219–e223.

76. Wall, K. (2007). Education and care for adolescents and adults with autism: A guide for professionals and careers. Sage Publications, Inc.

77. Wehman, P., Smith, M. D., & Schall, C. (2008). Autism & the transition to adulthood: Success beyond the classroom. Brookes Publishing.

78. Willey, L. (1999). Pretending to be normal: Living with Asperger's syndrome. Jessica Kingsley.

79. * Wolf, L. E., Brown, J. T., & Bork, G. R. K. (2009). Students with Asperger syndrome: A guide for college personnel. Autism Asperger.

80. Wood, J. J., Ehrenreich-May, J., Alessandri, M., Fujii, C., Renno, P., Laugeson, E., … Storch, E. A. (2015). Cognitive behavioral therapy for early adolescents with autism spectrum disorders and clinical anxiety: A randomized, controlled trial. Behavior Therapy, 46(1), 7–19.

81. Wrobel, M. (2003). Taking care of myself: A hygiene, puberty and personal curriculum for young people with autism. Future Horizons & web site Videos and materials available from James Stanfield Company (P.O. Box 41058, Santa Barbara, CA 93140; 800–421–6534/www.stansfield.com).

第八章 医疗保健

ASD 患者比其他人更有可能出现某些医学问题。孤独症也给医疗带来了极不寻常的挑战。在本章中，我们将会回顾与孤独症相关的医学条件和优化医疗的措施。经坎纳于 1943 年首次对孤独症进行描述后，孤独症就在与其他医学疾病的关联性方面饱受争议。随着对孤独症儿童研究的深入，我们确定了一点，那就是孤独症与**癫痫**（反复抽搐）发作率的增加有关，这也是 ASD 儿童最常出现的医学问题。

吉尔伯格（Gillberg）和科尔曼（Coleman）在 2000 年的部分早期研究表明，多种疾病都与孤独症存在关联，并经常被引用在案例报告中。但当经过仔细研究后，并没有发现这些疾病与 ASD 存在关联。研究发现，孤独症与一些遗传疾病相关，尤其是**脆性 X 染色体综合征**和**结节性硬化症**。在 20 世纪 70 年代，经过对高频率的癫痫发作观察后，部分研究表明，孤独症是以大脑疾病为基础的。继而促使专家对孤独症患者的大脑运行方式进行了一系列研究（正如我们在第一章中所提及的那样）。

一、癫痫发作

癫痫是最常见的与 ASD 相关的疾病。一些研究表明患有癫痫的孤独症儿童有 0%～26%，甚至在其他研究报告中高达 40%。在所有儿童中，只有 1%～2% 在青少年曾发作过癫痫。这还不包括所有 6 岁以下儿童发生的高热惊厥（2%～5%）。如果儿童有潜在的神经系统问题，则更有可能出现癫痫反复发作。有脆性 X 染色体综合征、结节性硬化症和天使综合征等遗传疾病的 ASD 儿童患癫痫的概率会增加。对于新发癫痫的儿童，应坚持寻找潜在病因。

需及时识别并治疗 ASD 儿童的癫痫，如果忽略治疗，患者可能更难参与家庭和学校相关的教育项目并从中获益。有时，癫痫会被误诊为注意力缺乏，那么被误诊后进行再多的治疗也无济于事。如果 ASD 儿童突发语言技能丧失或行为退化，却不伴随其他可预测或可识别的体征，那么这可能是由癫痫引起的。

图 8-1 中的数据显示了两组不同人群的癫痫发作率（不包括高热惊厥），一组是孤独症儿童，一组是英国公共卫生服务机构提供的英国儿童大样本数据。我们可以看到，在整个儿童期，孤独症患者患癫痫的风险比正常人群都要高。而且在生命早期和青春期早期均呈上升趋势。

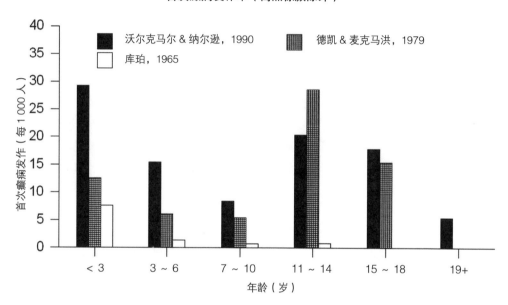

图 8-1   **孤独症癫痫发作率**

注：两组孤独症患者的首次癫痫发作率（Volkmar 和 Nelson，1990；Deykin 和 MacMahon，1979）和英国正常发育儿童样本（Cooper，1965）

经许可转载自：F.R. 沃尔克马尔（F.R.Volkmar），L. 威斯纳（L.Wiesner）. 孤独症实用指南（*A Practical Guide to Autism*）［M］. 美国：威利出版社，2009：389.

如果怀疑癫痫发作，应将患者转诊并进行 **EEG** 检查和神经科会诊。EEG（包括 24 小时 EEG）很容易操作，但有时需要对患儿进行行为支持，甚至药物支持，才能使患儿配合检查。药物干预极可能影响 EEG，导致检查结果不理想。人们可能会将 ASD 患者的奇怪行为（如发呆、抽搐或**刻板行为**）与癫痫相混淆。因此，疾病的相关优质报告，以及对癫痫发作时的视频记录和 EEG 记录进行的临床相关性分析，都是有一定帮助的。此外，应针对癫痫选择合适的抗惊厥药。

2017 年，国际抗癫痫联盟发布了癫痫的最新分类方法。如今，我们根据癫痫的发病部位进行分类。癫痫可以是全身性起源或局灶性起源。可根据患者在癫痫发作期间的意识状态（过去称为知觉）做出进一步区分，还可根据癫痫发作是否有运动或非运动特征进行区分，当然，进一步区分还包括其他亚型。

如果患儿出现癫痫多次发作，建议进行抗惊厥治疗。少数情况下，可通过特殊的生酮饮食或手术方式治疗癫痫。

父母和老师应该学习与癫痫相关的基础急救知识。如果药物治疗造成某些不良反应，那么要综合考虑药物治疗的疗效与不良反应。对于 ASD 儿童，重要的是尽可能减少药物带来的镇静作用和学校活动的干扰。

二、与 ASD 相关的遗传因素

（一）脆性 X 染色体综合征

如今，X 染色体相关疾病是智力障碍最常见的病因之一，但该疾病并不普遍。男性发病率为 1/4 000 ~ 1/7 000，女性发病率较低。它占孤独症病例的 1% ~ 2%（在脆弱 X 染色体综合征个体中，孤独症的发病率存在性别差异，约有 25% 的男孩和 5% 的女孩受影响）(Abrahams 和 Geschwind，2008)，但在其他研究数据统计中，数据差异很大。脆性 X 染色体综合征是由 X 染色体上的 FMR1 基因突变，致**智力低下蛋白**（Fragile X Mental Retardation Protein，FMRP）表达缺失或水平下降引起的。

该疾病的身体体征可能并不会在出生时立即显现。一个家庭里，如果第一胎患该病，那么第二胎出现这种疾病的可能性就很大，这种情况并不少见。可以提前参与遗传咨询和产前检测。身体体征包括**巨头畸形**（大头）、长脸、大耳朵和前额突出。还会经常观察到**肌张力低下**（肌张力差）、拱状腭；睾丸增大在青春期尤为明显；各种相关的医学疾病包括癫痫发作、二尖瓣脱垂，以及复发性耳部感染或鼻窦感染；也常见智力障碍和 / 或学习障碍。

智力障碍的严重程度与个体产生的 FMRP 量相关。据心理测试结果显示，患者常在数学、注意力、执行功能、视觉空间能力，以及视觉 - 运动协调方面存在缺陷。少数患者是非语言个体，大多数患者会存在一定的语言和言语障碍。社交焦虑也十分常见，这提示可能患有 ASD（即使不完全符合 ASD 诊断标准）。孤独症的其他提示症状还包括注视困难和感觉障碍。鉴于这是一种单基因疾病，因此，靶向基因治疗有一定的帮助，这也是当前研究的活跃领域之一（Roach，2014）。

（二）结节性硬化症或结节性硬化复合症（Tuberous Sclerosis Complex，TSC）

这是一种罕见的遗传性神经皮肤疾病（累及神经系统和皮肤），发病率为 1/5 000 ~ 1/10 000。据统计，有 1% 的孤独症儿童患有该疾病。多达 40% 的结节性硬化症儿童患有孤独症，而其他儿童则表现出孤独症的部分特征。**颞叶结节**（生长）及更严重的智力障碍和癫痫，会增加孤独症的发病率。与孤独症的性别差异不同，该疾病的男女比例大致相同。

结节性硬化症可能累及多个器官系统，甚至导致良性肿瘤，通常会见于脑、皮肤、眼、心脏和肾脏。其症状表现及临床诊断方法各异。临床医师往往会以骨囊肿、多发性肾囊肿、脑皮质结节、面部血管纤维瘤、牙龈纤维瘤、心肌横纹肌肉瘤、肾血管平滑肌脂肪瘤、三个以上的色素脱失斑（皮肤色素减少的区域）等为临床诊断特征。

该疾病是由 TSC-1 或 TSC-2 基因异常（通常是基因突变）引起的，而不是遗传导致的。该病以常染色体显性方式遗传。符合诊断标准的患者通常会在基因检测中显示突变，不过诊断该病无须进行基因检测。在同一家族中，基因突变的范围也会存在显著差异。如果孩子存在许多相关的临床特征，就应该持高度怀疑态度。对于幼儿，出现癫痫发作、发育迟缓和**色素脱失性皮肤斑片**提示癫痫。可以通过**伍德灯检查**和细致的体格检查发现；可以进行 MRI 或 CT 颅脑成像、肾脏超声和超声心动图，视网膜检查也可能显示异常。

对于幼儿，癫痫和心肌横纹肌肉瘤可提示诊断。随着年龄的增长，皮肤特征和学习 / 认知障碍更加明显，也常见癫痫（可见于 90% 的病例）与智力障碍（可见于 40%～60% 的病例）。

关于孤独症和 TSC 的关联性存在几种假设。例如，这可能是基因表达错误，或者结节在大脑中的位置异常直接引起的。可以确定的是，在 TSC 治疗方面富有临床经验的医师对诊断起着关键性的作用。癫痫治疗尤其重要，如果孩子出现能力退化，就应考虑癫痫。

（三）15 号染色体长臂复制综合征

这种染色体复制综合征（染色体 15q 11.2～13.1）存在多种表现形式。如果遗传自父亲，则发育可能是正常的；但如果遗传自母亲，则会出现发育障碍。该疾病最常发生于妊娠期。该疾病的严重程度不同。其提示性体征包括肌张力低下（导致喂养困难和运动发育迟缓），还可能包括部分面部特征，如鼻梁低、内眦赘皮和高腭，少数病例身材矮小。据报道，存在认知迟缓的人患孤独症的概率比一般人群要高得多。在所有孤独症病例中，有 1%～2% 的患者有此疾病，通常是那些有中重度智力障碍的人（Abrahams 和 Geschwind，2008）。50% 的患者往往会出现一次，甚至多次癫痫发作。

（四）其他遗传疾病

据统计，当前已知的使孤独症发病率增加的其他遗传疾病还包括天使综合征、唐氏综合征、苯丙酮尿症、史-莱-奥综合征、朱伯特综合征和22q缺失综合征等。其中的关联性尚待发现，目前各疾病关联性的确定主要基于案例报告。不过，已经确定了其中多个疾病的相关致病基因。当儿童被诊断为ASD时，初步综合医疗评估应包括对遗传状况的评估。2019年，元恩（Yuenn）及其同事对孤独症/ASD的遗传问题进行了全面综述，经研究发现，不同基因的作用各不相同。

（五）听觉和视觉障碍

据报道，ASD儿童中最常见的感觉敏感性包括对声音的敏感性（过度敏感或敏感不足）。随着婴儿稍大一点，父母通常会注意到孩子对他人的声音缺乏关注（与正常儿童对声音的反应形成鲜明对比），所以父母往往会担心孩子患耳聋。幸运的是，在美国，绝大多数婴儿在出生时就接受了听力筛查，如今，可以诊断先天性听力损失的年龄比过去要小得多。因为有可能混淆孤独症和听力损失，特别是在年幼或不会说话的儿童中，因此需要进行听力测试。通常使用脑干听觉诱发电位检查，与其他检查方法相比，它不需要患儿配合。在少数病例中，孤独症和耳聋会同时存在。通常情况下，医师会首先将孩子诊断为听力减退，只有当孩子对治疗没有反应时，才会怀疑孩子孤独症，不过，孩子也可能会出现其他提示孤独症的症状。如果两种诊断同时存在，那么需要同时针对这两种疾病进行治疗，并且医师需要经过深思熟虑，对此进行协调治疗。基层医疗医师还应警惕**波动性听力丧失**，如复发性**中耳炎**。一些耳聋儿童，最初会表现出孤独症症状，不过通过助听器、植入物、视觉提示等干预措施，将不再表现出孤独症症状。

如果孩子对声音敏感，老师和家长应警惕，并为他们提供安静的环境。一些学校建筑和教室的设计有悖常理，给ASD患儿的生活带来了困难，例如，混凝土结构和油毡地板会造成"回声室"效果。对某些孩子来说，使用耳机屏蔽外来噪声会更有帮助。

许多孤独症儿童的视觉学习技能强（例如，组合拼图），然而，也存在异于常人的视觉偏好。有的孩子长时间沉浸于视觉的作态行为（如在他们眼前来回弹琴），或者对某种材料产生视觉兴趣（关注玩具的细节材料）。

有视觉障碍的儿童有时会表现出异常的身体运动，从而被误诊为孤独症。应寻求专家帮助，及时解决视觉障碍。盲聋儿童的诊断问题最为复杂，但是，这样的病例很少见。

（六）饮食和喂养问题

ASD儿童可能在饮食方面存在问题，如异常的食物偏好和敏感性，这可能导致限制性饮食与食用无营养物质（**异食癖**）；也会出现**反刍**，但并不常见。虽然有时人们错误地将其归结于婴儿时期难以喂养，但随着孩子年龄的增长，饮食问题会变得更加明显。有些孩子对食物的质地、味道、温度、气味或颜色非常敏感，甚至有的孩子只会吃白色的食物！还有的孩子拒绝吃新种类的食物，对食物接受程度有一定范围限制，尝试食用新食品可能会十分困难。经父母报告，从食用固体食物的那一刻起，孩子就开始出现排斥新食物的表现。然而，有趣的是，经研究发现，只有少数孤独症儿童会出现发育不良。

在某种程度上，ASD 儿童的食物偏好和幼儿正常发育存在一些相似之处。不过，帮助正常儿童改变挑食行为的方法，对于 ASD 儿童并不那么有效，例如，激励孩子去模仿某一家庭成员的饮食范围，或者对尝试新食物的孩子给予赞扬。替代饮食干预可能会引起相反的效果。有时，孩子会拒绝进食。这是有一定原因可循的。如果孩子刚出现此类问题，就应该积极寻找医学解释。如孩子会因为某种原因感到疼痛吗？是由于胃食管反流或便秘导致的胃肠道疼痛，还是由于牙齿问题导致的口腔疼痛？又或者是孩子患有乳糖不耐受症？

解决异常的食物偏好并非易事。职业治疗师和言语病理学家可以起到一定的作用。可采用以下方式，逐渐改变孩子的饮食习惯：根据孩子的喜好，在孩子喜欢的食物中添加新的食物，例如，如果孩子喜欢喝冰沙或奶昔，可以尝试在奶昔中加入不同种类的食物；改变食物呈现的方式会让孩子更容易接纳新食物，比如，把蔬菜泥冻成冰棍；可以让孩子参与到食物的准备过程中，用视觉提示法在索引卡上制作一个简单的食谱，如果孩子参与了烹饪过程，那么他们吃饭时就会更有动力；让孩子参与到杂货店购物活动中也会有所帮助；可以使用行为强化法，包括表扬、限时用餐、忽视拒绝某种食物的请求，还有提供多次"迷你餐"（期间提供少量零食）。

（七）异食症和反刍

在有智力障碍或其他障碍的孤独症个体中，常见食用非食物物质的表现（异食**症**），例如，泥土、油漆屑、绳子、头发，甚至衣物。患儿将其咀嚼，含在嘴中或吞咽。需注意这些物质是否属于有毒物质，避免引起肠梗阻。家长应该了解这些物质中是否含有铅或其他毒素。注意，孩子吃纸是缺铁的表现。

有多种方法可供选择。干预方法的选择取决于几个因素，包括儿童的年龄和认知水平，以及异常的具体行为表现。言语病理学家和 / 或职业治疗师的支持可能会有帮助。孩子享受动嘴和 / 或咀嚼的体验，但饮食不当会给自身带来麻烦。在这种情况下，可以帮助患儿选择口感松脆或食材奇特的食物，如口香糖。父母可以在孩子的饮食中添加糖类。偶尔，异食症与孩子受到过度刺激有关，在这种情况下，降低环境刺激的水平可能会有所帮助。良好的行为分析也会起到一定作用，例如，记录行为发生的情境，以及前因后果。对于某些孩子，使用电动牙刷（有时一天几次）会产生口腔刺激。对于其他孩子，可以选择替代物或替代行为，如吃冰片（有味道的或没有味道的）。有时，家长的反应是影响患儿行为是否持续的关键。根据具体情况，可能还需要进行一些医学/实验室检查（腹部X光、血红蛋白和/或铅水平等）。

反刍不像异食症那么常见，但偶尔也见于孤独症或其他智力障碍患者。反刍指的是孩子吞下食物，然后经由胃收缩挤压而倒流回口腔，再咀嚼的行为。其中缘由尚待研究，这可能是由胃食管反流引起的，但并非总是如此。从胃里倒流的食物会与口腔中的酸反应，从而导致牙齿问题。反刍也会导致食物误吸或生长发育问题。

（八）胃肠道问题

近年来，人们对ASD患儿的胃肠道问题产生了研究兴趣。患儿最常报告的问题是腹痛、便秘、腹泻和胃食管反流。与所有儿童一样，缺乏运动、久坐不动的生活方式，以及限制性的不当饮食等多种因素都可能导致胃肠道问题。ASD患者似乎没有特殊的胃肠道问题。

目前尚未发现无面筋蛋白、无酪蛋白饮食有助于解决ASD患者的行为障碍，也未发现乳糜泻增加。显然，胃肠道问题可能导致其他问题，如睡眠问题或易激惹。如果这些症状发作次数增加，就应该考虑到胃肠道问题或其他的医学疾病，对于所有的孩子都是如此。

（九）肥胖症

疾病控制中心的数据显示，目前美国约有1/3的儿童超重或患肥胖症，而且在ASD儿童中的比例更高。肥胖症与一系列医学问题显著相关，包括2型糖尿病、高血压、骨科疾病和高脂血症，等等。如果问题持续发展，患者在成年期就会面临更高的健康风险。

（十）超重和肥胖症的ASD患者面临的危险因素

超重和患肥胖症的ASD儿童面临的危险因素包括运动不足、饮食怪癖、利培酮等非典型抗精神病药物的使用。许多ASD儿童不喜欢参加团体运动，因为社会交往会带给他们压力。与正常青少年（和成人）一样，干预很重要，但遗憾的是，可选择的干预方案相当有限（见专栏8-1）。

有效的干预方案必须满足患者的个人需求和适应病情需要。如果可能的话，ASD患者也应该参与干预方案的制订。制定切实可行的体重目标和适当的运动计划尤为重要。在美国的一些地方，个人机构独立开发或与学校合作，为ASD

> **专栏 8-1 超重和患肥胖症的 ASD 患者面临的危险因素**
>
> - 社交技能有限→难以参与同伴活动（包括玩耍和体育活动）。
> - 执行功能障碍→团队运动困难。
> - 社交孤立→乐于参与单独的和久坐的活动，如电子游戏。
> - 食物可以是快乐的主要来源。
> - 药物→如果有镇静作用，就会降低活动水平，可能会直接刺激食欲（利培酮）。

儿童开发了专项娱乐项目。越来越多的研究表明，定期锻炼对 ASD 患者有许多益处，包括降低体重、改善心脏问题、促进全身健康，以及减少行为问题。相关资源见阅读清单。

（十一）为患者提供医疗护理的方法

在本章中，我们讨论了为孤独症患者提供高质量的医疗服务所涉及的一些问题。我们总结了一些实用方法，以使 ASD 患者就诊成功，以方便后续转诊到急诊科（Emergency Department，ED）和住院，协调护理与**医疗之家**的服务。有一些优秀的资源可供家庭使用，见本章末尾。同样重要的是，要注意，与成年 ASD 患者的医疗保健相关的学术著作很少，更不用说研究了。在本章最后对实践指南和循证治疗展开了讨论。

不足为奇的是，孤独症的两大难题是沟通困难和社交互动困难，这给提供医疗保健带来了重大挑战。在语言能力有限的患者中，急性疾病以各种方式表现，如易怒、食欲下降或拒绝进食、体重急剧下降或行为变化（如撞头或自伤）。有社交障碍，且对变化敏感的儿童在接受检查时不喜欢被触碰或拒绝配合，甚至小型的外科手术也可能存在挑战。快速的医疗节奏会进一步加重医疗问题，对于医护人员也是如此。例如，当医护人员不熟悉患者或对环境不熟悉且刺激过度时（如急诊科），就会在医疗工作上面临严峻挑战。如今，已经专门为卫生医疗人员和急救人员开发了图板和视觉支持，可在网上随时获得。对孤独症患者来说，治疗的长期目标是帮助他们尽可能多地获得良好的医疗服务，保持健康的生活方式。

鉴于卫生保健系统的复杂性，患者还会面临其他挑战。在保险方面的挑战，例如，寻找接受保险计划的医疗机构，或者为成年患者寻找医疗机构。卫生保健通常由不同的医师负责，例如，除基层医疗医师之外，还包括精神病医师、神经医师、心理医师、职业治疗师或言语病理学家等专家。正如我们随后讨论的，协调医疗的一种重要方式就是，由在协调医疗和服务中发挥领导作用的提供者或提供者小组组建成"医疗之家"。

（十二）帮助患者成功就医

父母、医师和医疗工作人员都可以采取措施，帮助就诊。首先就是定期随访。考虑到众多因素，定期随访尤为重要。让孩子在健康的时候熟悉医师的办公室、工作人员和检查流程，更有助于孩子在生病时配合医师治疗。可以采取几个步骤来帮助患者就医：①为随访做准备；②合理安排就诊时间和等待时间；③安排活动，让患儿保持忙碌的状态；④为检查留出额外的时间，使患儿更熟悉检查流程和检查人员。

预防保健护理尤为重要。通过体格检查和实验室检查等常规筛查可以早期发现问题，早期治疗可以预防更严重或永久性的疾病。定期访视有助于医务人员和孩子增进了解，方便在孩子生病时提供恰当的护理。定期访视时，会进行免疫接种，或对常见的健康问题进行定期筛查。健康儿童定期接受检查至关重要，这一点再怎么强调都不为过。正如我们在本章后续讨论的那样，采用医疗之家模式进行护理可促进护理工作的协调，并实现资源的最佳利用。

（十三）其他资源

校医，或者学校保健室可以为孩子提供良好医疗保健支持。虽然有时需要额外的信息和资源支持，校医在协调学校工作人员和医疗专业人员之间的工作方面，有着不可取代的作用。特别是对于有其他医疗问题的 ASD 患者，校医在协调参与儿童护理的所有专业人员，以及家长之间的沟通方面具有至关重要的作用。

药剂师也会起到一定帮助。如果所有的医师都从同一家药房为孩子订购药物，药剂师可以保证药物之间不存在排斥作用。一些专家在推荐一种新药物时，可能并不知道其他专家开了什么药，而药剂师可以保证这些药的兼容性。药剂师也可以帮助你找到孩子愿意服用的药物。有时，也可以调整药物的质地或味道，使其更容易被孩子接受。有关建议，请参见专栏 8-2。

专栏 8-2 帮助患者成功就医

让孩子为就诊做好准备：

绘本、视觉时间表，甚至是孤独症患者可用的各种计算机应用程序（例如，给患者展示时间表、办公室环境、工作人员和医师的照片）都会有帮助。

对于有兴趣的儿童，提供医疗设备游戏。

对家长来说，可以使用各种书籍（包括孩子的纸板书），尽量减少就医过程中产生的"新鲜感"。

时间表：

将预约时间安排在上午或下午——尽量减少孩子的等待时间。

如果可能的话，安排安静的（隔离的）等候区。

如果可能的话，让孩子熟悉（或逐渐了解）工作人员。

活动：

如果可能的话，给孩子准备一些他／她最喜欢的活动。

使用手机／iPad，让孩子有事可做——潜移默化地显示一些信息来帮助他们熟悉就医流程。

指导体格检查：

应保持可预测的、始终如一的和深思熟虑的态度——在检查结束时做一些更具干扰性的事情。

给孩子留出额外的适应时间。

保证言语简单。

鼓励（强化）合作和服从。

以积极的方式结束会诊（对于父母和孩子）。

（十四）牙科护理

预防是牙科护理的关键。由于 ASD 儿童面临着多重困难，人们往往会忽视预防的重要性。预防不足的儿童随着年龄的增长，有可能出现重大问题。例如，牙齿疼痛可能会导致自伤行为，而未经治疗的牙齿问题又可能导致其他医疗问题，有时甚至很严重。不过，如今关于孤独症儿童的牙科护理的工作成果越来越多（见阅读清单）。近期，在全美范围内，研究人员对具有代表性的，患有和未患孤独症的儿童及青少年进行了大型调查，并对其牙科状况和需求进行了评估。据报道，大约50% 的孤独症儿童及青少年的牙齿状态为极好或良好，相比之下，近 70% 的正常发育儿童的牙齿状态为极好或良好。考虑到 ASD 儿童的意外／伤害发生率增加，那么他们出现牙外伤的可能性高也就不足为奇了。

已经出台了牙科医师护理孤独症患者的指南（Green 和 Flanagan，2008），协助家长指导孩子成功就诊的指南／建议也已经出台（Marshall 等，2007；Volkmar 和 Wiesner，2009）。与看家庭医师或儿科医师一样，也需要使用各种方法来为孩子就医做准备。家长参与刷牙／牙科护理有助于促进孩子配合牙医的工作（成功看牙的其他预测因素包括整体认知能力、沟通能力，以及坐下来理发的能力）。见表 8-1。

表 8-1 家长确保牙齿良好护理的步骤

- 尽早开始。牙齿一长出来就应该开始刷牙。家长应该尽量让孩子把刷牙看作一个有趣的游戏，或者在刷牙后安排孩子最喜欢的活动

- 尝试不同口味的牙膏。不用牙膏刷也总比不刷牙要好

- 与牙医或药剂师讨论如何让牙刷更有趣

- 对于那些不能忍受牙刷的孩子，制定一个计划来帮助他们使用牙刷

- 对着镜子刷牙。有时候孩子对观察自己很感兴趣。也可以试着把刷牙作为一项家庭活动（使孤独症儿童慢慢熟悉刷牙）

- 如果孩子拒绝刷牙，可以鼓励饭后立即喝水，尽可能多地清除牙齿上的食物，以减少导致蛀牙的细菌。对于婴幼儿，可以用奶瓶；对于大一点的孩子，可以用吸管或挤压瓶

- 其他方法。有些孩子喜欢机械的东西，可能会愿意尝试电动牙刷或水冲洗器

- 避免让孩子食用会导致蛀牙的食物。限制糖果的食用，尤其是黏糖。有些食物特别容易附着在孩子的牙齿上，如果丹皮和干果（如葡萄干）。请记住，许多饮料也含有大量的糖。尽量尝试使用其他种类的（不甜的）食物作为零食。对于接受食物作为强化物的儿童，试着鼓励他们吃一系列的食物

- 如果孩子有运动障碍，家长可以与作业治疗师或物理治疗师讨论适应性牙刷，给孩子更大的稳定性和控制力

- 对于能力更强的孩子，牙垢显示药剂，可以显示需要多刷牙的区域，既有实用意义又有指导意义

（十五）ED

快节奏的医疗护理，特别是在紧急情况下，可能会给 ASD 儿童带来挑战。由于急诊科工作人员对 ASD 缺乏了解，也可能使患儿的情况复杂化，例如，使其焦虑问题或行为问题进一步恶化。父母既可以是有效的倡导者，也可以给予孩子安慰。如果可能的话，在患儿到达急诊科时应联系基层医疗医师，在随访中也是如此。

虽然当前有一些关于急诊工作人员应对一般残障儿童的文献，但关于孤独症的具体护理信息却很少。缺乏信息和培训也是急救人员面临的一个问题。学校应备有患儿出现紧急情况所需的基本信息，MedicAlert® 手环可以提示过敏史、药物史与疾病史等情况。对于急诊人员，重要的是要避免对患者的过度刺激，保持稍慢的互动节奏，并听取了解孩子的家长或学校工作人员的报告。显然，在一些十分紧急的情况下，这是不可能实现的，不过护理人员可以收集最基本的信息。也可获得家长的指导。认知能力较强的个体可能会给急诊科工作人员带来困惑，他们应该得到帮助，了解社交障碍的本质并接受相关培训。

（十六）住院治疗

与急诊科就诊不同，住院治疗通常是提前计划好的。以保证患者为就诊做好准备，配合护理人员或**儿童医疗辅导员**（如果他们有机会）的工作。在某些情况下，可以通过一些程序使患儿在当天出院。基层医疗医师可以帮助患者接受住院治疗。可以采取各种步骤尽量减轻患者的焦虑，并使住院生活更愉快。熟悉的活动、视频、材料等可以帮助孩子减轻焦虑，熟悉的家庭成员在场也可以。应尽可能遵守孩子的日常活动规划，包括学校的相关工作。医院工作人员应意识到患儿的困难，并针对安全问题采取额外的预防措施。

对于手术和其他程序流程，如有可能，应作详细说明。对于择期手术，患者和父母通常有机会熟悉工作人员、恢复室等（Volkmar 和 Wiesner，2009）。如有必要，可以使用药物来减轻疼痛和焦虑。

（十七）医疗之家

在所谓的**医疗之家**中，基层医疗医师作为中心人物的作用越来越大。医疗之家这一想法最初是由美国儿科学会（American Academy of Pediatrics，AAP）在几年前提出的，并于 2002 年进行了修订。孤独症患者的护理协调问题十分复杂。这种复杂性包括几个因素：孤独症与广泛的临床表达和医疗问题相关；在学校中提供多项服务；大量干预项目可能涉及个人的护理；治疗模式和获得现有服务的权利因人的年龄和发育水平而存在极大差异。不幸的是，孤独症儿童的父母说，他们在获得所需服务方面遇到困难的可能性是其他有特殊需求儿童的父母的 3 倍。可悲的是，无法满足需求既导致医疗保健质量下降，也对家庭产生了更不利的影响（Zuckerman 等，2014）。即使只考虑潜在的医学专家，也涉及大量人员，例如，牙医、神经医师、遗传学家、睡眠专家、胃肠道专家和/或精神健康顾问。在学校内部，学校心理医师、社会工作者、言语病理学家、职业治疗师、物理治疗师和教师/特殊教育工作者也经常参与其中。行为干预也可以在学校或家里进行，不过也需要多方协调。基层医疗医师的一项重要职能，特别是在为患者提供医疗之家时，就是努力确保参与服务的所有专家了解彼此的工作，并尽可能协调个人工作，与总体护理方案相一致。

基层医疗医师可以采取几个步骤来协调护理工作。首先，他们可以确保所有相关的专业人员，特别是药剂师或指导治疗的人员，了解彼此的工作。基层医疗医师在提供全面监测、保持工作目标一致、确保治疗团队成员了解彼此的工作方面有着重要作用。特别是在多学科成员合作时，这既是一项严峻的挑战，也是一个亟须解决的重要问题。

医疗之家的提供者也可了解患者的兄弟姐妹，为他们解决相关需求。通常，医务人员会参与青春期和成年早期的护理，并在患者长大后，不再需要儿科护理时，协助父母和患者过渡到其他医务人员手中。许多有特殊需求的患者的父母发现，医疗之家模式有助于提供及时的、以家庭为中心的护理。这一点已被许多 ASD 儿童的父母注意到。

（十八）免疫接种和孤独症

通过免疫接种预防传染病是上个世纪医学领域的一项重大成就。不过，几年前发表在《柳叶刀》(*The Lancet*) 上的一篇论文（Wakefield 等，1998）引发了人们的担忧，即免接种麻疹、腮腺炎和风疹联合病毒活疫苗（measles-mumps-rubella，MMR）疫苗可能会增加孤独症的患病率。媒体的广泛报道更加剧了人们的担忧。人们还对在某些疫苗中使用硫柳汞（一种含汞的防腐剂）表示了其他关切。这两种担忧都引起了家长的恐慌，随后疫苗接种率下降。当前已广泛研究了这些问题，免疫接种和孤独症之间不存在联系（Hotez，2018；Offit，2008）。基层医疗医师应继续鼓励父母理智地参与免疫接种项目。显然，如果更多儿童仍未接种疫苗，麻疹、腮腺炎和风疹等疾病卷土重来的可能将越来越大。

三、总结

与其他药物一样，1 盎司（oz）（重量单位，1 oz≈28 g）的预防胜过一磅 (Lb)（重量单位，1 Lb≈454 g）的治疗！患者及其家人应了解常规医疗模式的优劣，这有助于实现医疗实践的透明化，使其更充分地参与卫生保健过程，并预测预防一些严重的长期健康问题。从幼龄阶段开始，无论孩子健康与否，父母都可以尝试采取一系列措施，帮助就诊。措施的选择应预见孩子的需求，并帮助其形成常规就诊流程，如使用视觉工具（书籍、日程安排表与应用程序），避免过度等待，在等待过程中使用孩子熟悉的玩具或活动缓解焦虑，根据孩子需求考虑使用一致性的方法，为检查留出额外的时间，等等。如果健康儿童的就诊进行得更好，那么患病儿童的就诊也会更顺利。对年龄较大的儿童、青少年和成人来说，所有相关人员都应考虑到各年龄阶段常见的典型问题，以及 ASD 的特定问题。

预防性牙科保健也很重要。如果牙齿保健不充分，那么在以后的生活中，甚至在童年的后期，可能会导致重大问题。可以向有经验的儿科牙医寻求帮助，即使是全科医师也可以采取措施，一定要鼓励孩子就医，并在日常生活中保持牙齿卫生。

孤独症儿童发生意外伤害的风险增加，而且部分数据显示其急诊次数增加。如果急诊科医疗人员与基层医疗医师保持良好的工作沟通，那么患者的风险通常可以降低到最低限度。为急诊科就诊和住院提供便利措施（特别是在预期的情况下），可以在一定程度上减轻 ASD 患者及其照顾者（和医院工作人员）的压力。

鉴于潜在的医疗和精神健康问题，特别是随着患者年龄的增长，尤为重要的是，基层医疗医师了解患者服用的所有药物，并为此提供任何相关的补充/替代治疗（饮食、维生素等）。医疗之家的应用与更高水平的卫生保健和更有效的卫生保健服务密切相关。随着治疗和干预项目的证据基础日益增强，许多实践指南和资源可供临床医师参考，并为基层医疗医师选择治疗方式提供了初始参考。

已证实，孤独症与其他疾病无关的早期印象是错误的。随着对孤独症儿童随访的深入，我们发现，他们患癫痫的风险很大。遗传研究清楚地表明，孤独症具有很强的遗传性。另一方面，也已证实，早期关于大量疾病都与孤独症存在相关性的说法是错误的。孤独症与癫痫发作风险密切相关，尤其会在幼儿期和青少年期发病。孤独症患病率增加也与脆性 X 染色体综合征和结节性硬化症等遗传疾病相关。尽管证据基础不强，我们也注意到了孤独症与其他遗传疾病的联系。

孤独症患者有时会出现听觉和视觉障碍，基层医疗医师应对此保持警惕。饮食和喂养问题也频繁出现，不过，支持胃肠道疾病与孤独症存在联系的证据相当有限。肥胖和便秘等胃肠道问题似乎是由活动水平有限、饮食习惯不良等引起的。也就是说，应该解决患者的饮食和营养不良问题。肥胖是孤独症患者常见的长期健康问题。

虽然媒体对孤独症与免疫接种之间的关联进行了炒作，但并没有相关证据支持这种说法。其实，疾病风险的增加与疫苗接种率的降低有关。所有家长应遵循美国儿科学会（AAP）提出的免疫接种建议。阅读清单提供了相关医疗保健实践指南的网址，旁边以 * 标注。

参考文献和延伸阅读 *

* 表示特别相关的资料。

1. Abrahams, B. S., & Geschwind, D. H. (2008). Advances in autism genetics: On the threshold of a new neurobiology.[erratum appears in Nat Rev Genet. 2008 Jun;9(6):493]. Nature Reviews Genetics, 9(5), 341–355. https://doi.org/10.1038/nrg2346.

2. Acs, G., & Ng, M. W. (2009). Dental care for your child with special needs. In M. L. Bat-Shaw (Ed.), When your child has a disability: The complete sourcebook for daily and medical care. Brookes.

3. Altun, C., Guven, G., Yorbik, O., & Acikel, C. (2010). Dental injuries in autistic patients. Pediatric

Dentistry, 32(4), 343–346.

4. *American Academy of Pediatrics Medical Home Initiatives for Children With Special Needs Project Advisory Committee. (2002). Policy statement: The medical home. Pediatrics, 110(1 Pt 1), 184–186.

5. American Psychiatric Association. (2013). Diagnostic and statistical manual (DSM-5). American Psychiatric Press.

6. Bellando, J., & Lopez, M. (2009). The school nurse's role in treatment of the student with autism spectrum disorders. Journal for Specialists in Pediatric Nursing: JSPN, 14(3), 173–182.

7. Bennetto, L., Kuschner, E. S., & Hyman, S. L. (2007). Olfaction and taste processing in autism. Biological Psychiatry, 62(9), 1015–1021.

8. Bolton, P. F., Carcani-Rathwell, I., Hutton, J., Goode, S., Howlin, P., & Rutter, M. (2011). Epilepsy in autism: Features and correlates. British Journal of Psychiatry, 198, 289–294.

9. Brachlow, A. E., Ness, K. K., McPheeters, M. L., & Gurney, J. G. (2007). Comparison of indicators for a primary care medical home between children with autism or asthma and other special health care needs: National survey of children's health. Archives of Pediatrics & Adolescent Medicine, 161(4), 399–405.

10. Buie, T., Campbell, D. B., Fuchs, G. J., Furuta, G. T., Levy, J., Vandewater, J., Whitaker A. H., Atkins, D., Bauman, M. L., Beaudet, A.L., Carr, E.G., Gershon, M.D., Hyman, S.L., Jirapinyo, P., Jyonouchi, H., Kooros, K., Kushak, R., Levitt, P., Levy, S.E., Lewis, J.D., Murray, K.F., Natowicz, M.R., Sabra, A., Wershil, B.K., Weston, S.C., Zeltzer, L. & Winter, H. (2010). Evaluation, diagnosis, and treatment of gastrointestinal disorders in individuals with ASDs: A consensus report. Pediatrics, 125(Suppl 1), S1–18.

11. Carbone, P. S., Bhel, D. D., Azor, V., & Murphy, N. A. (2010). The medical home for children with autism spectrum disorders: Parent and pediatrician perspectives. Journal of Autism & Developmental Disorders, 40(3), 317–324.

12. Carbone, P. S., Farley, M., & Davis, T. (2010). Primary care for children with autism. [Summary for patients in American Family Physician. 2010 Feb 15;81(4):461; PMID: 20180295]. American Family Physician, 81(4), 453–460.

13. Chaidez, V., Hansen, R. L., & Hertz-Picciotto, I. (2014). Gastrointestinal problems in children with autism, developmental delays or typical development. Journal of Autism & Developmental Disorders, 44(5), 1117–1127.

14. Chandler, S., Carcani-Rathwell, I., Charman, T., Pickles, A., Loucas, T., Meldrum, D., Simonoff, E., Sullivan, P., & Baird, G. (2013). Parent-reported gastro-intestinal symptoms in children with autism spectrum disorders. Journal of Autism & Developmental Disorders, 43(12), 2737–2747.

15. Chawarska, K., & Volkmar, F. R. (2020). Autism spectrum disorder in the first years of life. Guilford Press.

16. Civardi, A., & Bates, M. (Eds.). (2009). Going to the hospital. EDC.

17. Cooper, J.E. (1975). Epilepsy in a longitudinal survey of 5000 children. British Medical Journal, 1, 1020–1022.

18. Devinsky, O., Conway, E., & Glick, C. S. (2016). Epilepsy in children: What every parent needs to know. Demos Medical Publishing.

19. Deykin, E. Y., & MacMahon, B. (1979). The incidence of seizures among children with autistic symptoms. American Journal of Psychiatry, 136(10), 1310–1312.

20. Dias, G. G., Prado, E. F. G. B., Vadasz, E., & Siqueira, J. T. T. (2010). Evaluation of the efficacy of a dental plaque control program in autistic patients. Journal of Autism & Developmental Disorders, 40(6), 704–708.

21. Durand, V. M. (2014). Autism spectrum disorder: A clinical guide for general practitioners. American Psychological Association.

22. Fombonne, E., & Cook, J. E. H. (2003). MMR and autistic enterocolitis: Consistent epidemiological failure to find an association. Molecular Psychiatry, 8, 933–934.

23. Giarelli, E., & Fisher, K. M. (2016). Integrated health care for people with autism spectrum disorder. Springfield, Ill: Charles Thomas Publishing.

24. Gillberg, C., & Coleman, M. (2000). The biology of the autistic syndromes (3rd ed). Mac Keith Press.

25. Gillette, M. L., Stough, C. O., Beck, A. R., Maliszewski, G., Best, C. M., Gerling, J. K., & Summar, S. (2014). Outcomes of a weight management clinic for children with special needs. Journal of Developmental & Behavioral Pediatrics, 35(4), 266–273.

26. Green, D., & Flanagan, D. (2008). Understanding the autistic dental patient. General Dentistry, 56(2), 167–171.

27. Grossman, S. A., Richards, C. F., Anglin, D., & Hutson, H. R. (2000). Caring for the patient with mental retardation in the emergency department. Annals of Emergency Medicine, 35(1), 69–76.

28. Hotez, P. (2018). Vaccines did not cause Rachel's autism: My journey as a vaccine scientist, pediatrician, and autism dad. Johns Hopkins University Press.

29. Hyman, S. L., & Johnson, J. K. (2012). Autism and pediatric practice: Toward a medical home. Journal of Autism and Developmental Disorders, 42(6), 1156–1164.

30. Hyman, S. L., Levy, S. E., & Meyers, S. M. (2020). Identification, evaluation, and management of children with autism spectrum disorder. Pediatrics, 145(1), e20193447. https://doi.org.10.1542/peds.2019-3447.

31. Hyman, S. L., Stewart, P. A., Foley, J., Cain, U., Peck, R., Morris, D. D., Wang, H., & Smith, T. (2016). The glutenfree/casein-free diet: A double-blind challenge trial in children with autism. Journal of Autism and Developmental Disorders, 46, 205–220.

32. Kopycka-Kedzierawski, D. T., Auinger, P., Kopycka-Kedzierawski, D. T., & Auinger, P. (2008). Dental needs and status of autistic children: Results from the national survey of children's health. Pediatric Dentistry, 30(1), 54–58.

33. Lai, B., Milano, M., Roberts, M. W., & Hooper, S. R. (2012). Unmet dental needs and barriers to dental care among children with autism spectrum disorders. Journal of Autism and Developmental Disorders, 42(7), 1294–1303. https://doi.org//10.1007/s10803–011–1362–2.

34. Lerner, A. J. (2008). Treatment of pica behavior with olanzapine. CNS Spectrums, 13(1), 19.

35. Lokhandwala, T., Khanna, R., & West-Strum, D. (2012). Hospitalization burden among individuals with autism. Journal of Autism and Developmental Disorders, 42(1), 95–104.

36. Marshall, J., Sheller, B., Williams, B. J., Mancl, L., & Cowan, C. (2007). Cooperation predictors for dental patients with autism. Pediatric Dentistry, 29(5), 369–376.

37. Matson, J. L., Hattier, M. A., & Turygin, N. (2012). An evaluation of social skills in adults with pica, autism spectrum disorders, and intellectual disability. Journal of Developmental and Physical

Disabilities, 24(5), 505–514.

38. Mayer, M. (1990). Just going to the dentist. Golden Books.

39. McClure, I. (2014). Developing and implementing practice guidelines. In F. R. Volkmar, R. Paul, S. J. Rogers, & K. A. Pelphrey (Eds.), Handbook of autism and pervasive developmental disorders, Volume 2: Assessment, interventions, and policy (pp. 1014–1035). Wiley.

40. Minchella, L., & Preti, L. (2011). Autism spectrum disorder: Clinical considerations for the school nurse. NASN School Nurse, 26(3), 143–145.

41. Ming, S. X., & Pletcher, B. A. (Eds.). (2014). Navigating the medical maze with a child with autism spectrum disorder: A practical guide for parents. Jessica Kingsley.

42. Montes, G., Halterman, J. S., & Magyar, C. I. (2009). Access to and satisfaction with school and community health services for US children with ASD. Pediatrics, 124(Suppl 4), S407–413.

43. Myers, S. M., Johnson, C. P., & American Academy of Pediatrics on Children with Disabilities. (2007). Council on children with management of children with autism spectrum disorders. Pediatrics, 1205, 1162–1182.

44. Nadler, C. B. (2014). Development and evaluation of educational materials for pre-hospital and emergency department personnel on the care of patients with autism spectrum disorder. Journal of Developmental and Behavioral Pediatrics, 35(7), 473.

45. *Offit, P. A. (2008). Autism's false prophets: Bad science, risky medicine, and the search for a cure. Columbia University Press.

46. Piazza, C. C., Fisher, W. W., Hanley, G. P., LeBlanc, L. A., Worsdell, A. S., Lindauer, S. E., & Keeney, K. M. (1998). Treatment of pica through multiple analyses of its reinforcing functions. Journal of Applied Behavior Analysis, 31(2), 165–189.

47. Piven, J. & Rabins, P., & Autism-in-Older Adults Working Group. (2011). Autism spectrum disorders in older adults: Toward defining a research agenda. Journal of the American Geriatrics Society, 59(11), 2151–2155.

48. Potvin, M.-C., Prelock, P. A., & Snider, L. (2008). Collaborating to support meaningful participation in recreational activities of children with autism spectrum disorder. Topics in Language Disorders, 28(4), 365–374.

49. Potvin, M.-C., Prelock, P. A., Snider, L., & Savard, L. B. (2014). Promoting recreational engagement in children with autism spectrum disorder. In Volkmar, F. R., Rogers, S. J., Paul, R., Pelphrey, K. A. (Eds.), Handbook of Autism and pervasive developmental disorders (4th ed., pp. 871–886). Wiley.

50. Raja, M., & Azzoni, A. (2001). Asperger's disorder in the emergency psychiatric setting. General Hospital Psychiatry, 23(5), 285–293.

51. Roach, E. S. (2014). Mechanism-Based Therapy of Genetic Neurological Disease. Pediatric Neurology, 50(4), 285–286.

52. Roach, E. S. & Sparagana, S. P. (2004). Diagnosis of tuberous sclerosis complex. Journal of Child Neurology, 19(9), 643–649.

53. Rutter, M., Bailey, A., Bolton, P., & Le Couteur, A. (1994). Autism and known medical conditions: Myth and substance. Journal of Child Psychology & Psychiatry & Allied Disciplines, 35(2), 311–322.

54. Schreck, K. A. & Williams, K. (2006). Food preferences and factors influencing food selectivity for

children with autism spectrum disorders. Research in Developmental Disabilities, 27(4), 353–363.

55. Sharp, W. G., Burrell, T. L., & Jaquess, D. L. (2014). The Autism MEAL Plan: A parent-training curriculum to manage eating aversions and low intake among children with autism. Autism, 18(6), 712–722.

56. Shmaya, Y., Eilat-Adar, S., Leitner, Y., Reif, S., & Gabis, L. (2015). Nutritional deficiencies and overweight prevalence among children with autism spectrum disorder. Research in Developmental Disabilities, 38, 1–6.

57. Srinivasan, S. M., Pescatello, L. S., & Bhat, A. N. (2014). Current perspectives on physical activity and exercise recommendations for children and adolescents with autism spectrum disorders. Physical Therapy, 94(6), 875–889.

58. Staines, R. (2010). School nurses can help identify children with undiagnosed autism. Paediatric Nursing, 22(2), Woodbine House, 7.

59. *Steinbrenner, J. R., Hume, K., Odom, S. L., Morin, K. L., Nowell, S. W., Tomaszewski, B., Szendrey, S., McIntyre, N. S., Yücesoy-Özkan, S. & Savage, M. N. (2020). Evidence-based practices for children, youth, and young adults with Autism. The University of North Carolina at Chapel Hill, Frank Porter Graham Child Development Institute, National Clearinghouse on Autism Evidence and Practice Review Team.

60. Stratton, K., Gable, A., Shetty, P., & McCormick, M. (Eds). (2009). Immunization safety review: Measles-mumps-rubella vaccine and autism. Immunization Safety Review Committee–Institute of Medicine. National Academies Press. (Can be ordered online at www.nap.edu.)

61. Taylor, B., Miller, E., Farrington, C. P., Petropoulos, M. C., Favot-Mayaud, I., Li, J. & Waight, P.A. (1999). Autism and measles, mumps, and rubella vaccine: No epidemiological evidence for a causal association [see comments]. Lancet, 353(9169), 2026–2029.

62. Taylor, B., Miller, E., Lingam, R., Andrews, N., Simmons, A., & Stowe, J. (2002). Measles, mumps, and rubella vaccination and bowel problems or developmental regression in children with autism: Population study. British Medical Journal, 324(7334), 393–396.

63. Valdimarsdóttir, H., Halldórsdóttir, L. Y., & Sigurådóttir, Z. G. (2010). Increasing the variety of foods consumed by a picky eater: Generalization of effects across caregivers and settings. Journal of Applied Behavior Analysis, 43(1), 101–105. https://doi.org/10.1901/jaba.2010.43–101.

64. Van Esch, H. (2012). Clinical features and diagnosis of fragile X syndrome in children and adolescents. UpToDate, 1–16. https://www.uptodate.com/contents/fragile-x-syndrome-clinical-features-and-diagnosis-in-childrenand-adolescents.

65. Visootsak, J., Warren, S. T., Anido, A., & Graham, J. M., Jr. (2005). Clinical Pediatrics, 44(5): 371–381. (Phila.), Jun.

66. Volkmar, F., Siegel, M., Woodbury-Smith, M., King, B., McCracken, J., & State, M. (2014). Practice parameter for the assessment and treatment of children and adolescents with autism spectrum disorder. Journal of the American Academy of Child & Adolescent Psychiatry, 53(2), 237–257. https://www.aacap.org/AACAP/Families_and_Youth/Resource_Centers/Autism_Resource_Center/Home.aspx.

67. Volkmar, F.R., & Nelson, D.S. (1990). Seizure disorders in autism. Journal of the American Academy of Child Adolescent Psychiatry, 1990 Jan; 29(1), 127–129. https://doi.org/10.1097/00004583–199001000–

00020.

68. Volkmar, F. R., Rowberry, J., de Vinck-baroody, O., Gupta, A. R., Leung, J., Meyers, J., Vaswani, N., & Wiesner, L. A. (2014). Medical care in autism and related conditions. In F. R. Volkmar, S. J. Rogers, R. Paul, & K. A. Pelphrey (Eds.), Handbook of autism and pervasive developmental disorders, Volume 1: Diagnosis, development, and brain mechanisms (4th ed., pp. 532–555). Wiley.

69. Volkmar, F. R. & Wiesner, E. A. (2009). A practical guide to Autism: What every parent, family member, and teacher needs to know. Wiley.

70. Weber, J. D. (2000). Children with fragile X syndrome: A parents' guide. Weber Woodbine House.

71. Williams, P. G., Tomchek, S., Grau, R., Bundy, M. B., Davis, D. W., & Kleinert, H. (2012). Parent and physician perceptions of medical home care for children with autism spectrum disorders in the state of Kentucky. Clinical Pediatrics (Phila), 51(11) Nov, 1071–1078. 10.1177/0009922812460333.

72. Yuenn, R. K. C., Szatmari, P., & Vorstman, J. A. S. (2019). The genetics of Autism spectrum disorders. In F. R Volkmar (Ed.), Autism and pervasive developmental disorders (pp. 112–128). Cambridge University Press.

73. Zuckerman, K. E., Lindly, O. J., Bethell, C. D., & Kuhlthau, D. (2014). Family impacts among children with autism spectrum disorder: The role of health care quality. Academic Pediatrics, 14(4), 398–407.

第九章　安　　全

　　所有的孩子都会经历事故和伤害，如偶尔的受伤或小伤口、骨折、磕碰、摔倒、割伤或擦伤，这都是成长的一部分。但 ASD 儿童发生伤害和事故的风险比一般儿童更高。导致这种情况发生的原因有许多。ASD 患儿对危险的理解可能比其他孩子要晚。机械装置、旋转的风扇、火焰等会吸引他们的注意力。ASD 患儿也可能容易冲动，经常远离父母和老师的视线。年幼的 ASD 患儿可能同时具有判断力差和运动能力好的特点。其他患有 ASD（如阿斯佩格综合征）的儿童这两方面的能力可能较差。任何一种情况都可能导致事故。独特的感觉兴趣也会产生影响。例如，对于大多数人觉得苦的味道，患儿可能并不介意；或者患儿可能对振动或旋转的东西感兴趣，如蜜蜂的翅膀或旋转的风扇叶片。害怕新事物或新环境的患儿反而可能会去探索新的建筑工地，或者，害怕水的孩子反而可能会对邻居的游泳池感兴趣。同样，尽管对事物感到害怕，即使曾经被蜜蜂叮过，患儿也可能并不会从特殊经历中吸取教训。由于以上所有原因，你应该格外小心，要在问题发生之前就加以预防。在本章中，我们将讨论保证孤独症患儿安全的相关问题。

　　随着儿童年龄的增长，**霸凌**相关的安全问题也会出现。在学龄儿童和年龄较大的儿童中，霸凌行为相对常见。但在 ASD 患儿中，这一现象显著增加（至少翻了一番）。正如下文所述，霸凌会使患儿陷入极其艰难的处境。当患儿除 ASD 之外还有其他问题时，如焦虑或抑郁，他们受霸凌的比例会进一步上升。由于对电脑和互联网感兴趣，ASD 患儿面临着巨大的**网络霸凌**风险。

　　本章将介绍 ASD 患儿安全问题的相关信息，其中还包括发生的霸凌类型和出现的警报信号。父母都希望自己的孩子是安全的。本章末尾的阅读清单可作为资料来源，家长们从中可以了解到具体信息，如霸凌和逃跑。专栏 9-1 列举了关于孤独症患者遭遇事故和伤害的相关信息。

专栏 9-1　事故和伤害

- 在美国，受伤是导致儿童和青少年死亡的主要原因。
- 致命伤害只是冰山一角：每发生一次致命伤害，就有 18 名儿童被送往医院，超过 200 名儿童在急诊室接受治疗。
- 好消息（和坏消息）是，这些伤害大多数是可以预防的。
- 现有数据表明，孤独症患儿因溺水和窒息等事故而受到严重伤害甚至死亡的风险增加。

一、一般家庭安全

一分预防胜过十分治疗。对待孤独症患儿要像对待其他孩子一样，采取明智的预防措施。对年龄较小的 ASD 患儿来说尤其如此，他们更容易接触到危险环境或地点。ASD 患儿无法准确判断哪些地方是安全的，哪些东西可能是热的或尖锐的。因此，对 ASD 患儿的安全监护时间和保持安全措施的时间通常要比其他儿童更长。许多 ASD 患儿，特别是幼儿，必须有人时刻监护他们，否则他们就会处于危险之中。对不同年龄段的孩子，以及在不同的环境下，提供安全环境的方法也不同。对于幼儿和部分年龄较大的 ASD 患儿，你需要：①有人一直看着他们；②当你需要短暂离开房间时，带他们一起离开；③在没有任何伤害风险的安全区域，让他们单独待一会儿。婴儿床或婴儿围栏对幼儿来说可能是安全的地方。孩子的卧室可能是安全的，可以暂时离开他们一会儿（如果他们不能自己开门出去的话）。记住，教会孩子注意安全的方法包括，通过自己的行为做出表率，通过日常生活中不断地提醒和讨论让孩子注意安全，等等。需要注意的安全问题见专栏 9-2。

专栏 9-2　安全教育

在家庭、学校和社会中的安全问题：

- 对于幼儿和语言能力尚未发展的孩子，使用图片、直观提示、视觉支持等告诉他们这些意味着什么。
- 教给孩子什么是危险的，例如，热炉子、电源插座、刀、剪刀，等等。
- 在有毒物品上贴上警示标签，并告知标签的含义（即使物品被锁起来）。
- 教孩子汽车安全知识——系好安全带或坐在安全座椅上（针对幼儿）。
- 明确告知社区和户外安全技能，如过马路和在操场活动时需要注意的安全事项。
- 教孩子面对陌生人时要注意安全。
- 教孩子如何拨打报警电话，以及如何在紧急情况下求助。
- 教孩子如果在学校、公共场所或家里发生火灾时该怎么做。
- 教孩子游泳时、游泳池中需要注意的问题，以及其他水上安全注意事项。

应采取的安全措施包括：遮盖电源插座，将装有有毒清洁用品和油漆的柜子上锁，安装门锁和楼梯门，把刀、剪刀和其他锋利的东西放在患儿够不着的地方。检查是否有明显的危险区域，如敞开的楼梯间，孩子容易摔倒的地方，墙壁或地板上突出的尖锐物体，等等。确保窗户上锁，以免孩子从窗户坠落。安装窗户护栏，尤其是二楼及以上的房间。确保锅炉、烧柴炉或其他加热器正常工作，确保孩子够不到它们。如果遇到火灾时知道应该拨打什么电话号码——在美国是 911（在中国是 119）。还要知道中毒控制中心的电话号码（1-800-222-1222）（该号码为美国中毒控制中心的电话），把它贴在你的电话旁边。

ASD 患儿具有特殊的兴趣爱好，因此要注意各个房间是否存在对 ASD 患儿的潜在安全隐患。例如，什么东西看起来五颜六色又有趣？什么东西会吸引你？风扇或旋转的东西在孩子够得到的地方吗？对你来说毫无吸引力的东西，在孩子看来可能是美食。当某些药物看起来，甚至尝起来像好吃的糖果，问题就更严重了。厨房和浴室是家里最危险的地方。

和其他孩子一样，孤独症患儿大部分时间都待在卧室里，所以要确保卧室是一个安全的地方。为了孩子，房间里最好少放一些家具（也可能有助于夜间睡眠，见第十章）。对危险物品要仔细检查，比如，可以拉到窗户边的书柜。当孩子离开房间时，尤其是晚上，可以通过内部通讯设备给予提醒，比如，用智能手机配备监视器，也有很多好用的儿童监视器。

摔倒是一个危险因素，如从楼梯上摔下来或从窗户坠落。如果孩子擅长攀爬，一定要将窗台封好。安装楼梯门可以防止孩子从楼梯上摔下来。如果门在楼梯的顶端，需要将其固定在墙上，因为门可能会被大一点的孩子推倒。所有年龄段的孩子都有可能中毒。有害的家用清洁剂和洗涤剂，处方药物和非处方药物，以及油漆和溶剂都是常见的中毒来源。食用化妆品和室内植物也可能导致中毒。专栏 9-3 提供了家庭常见毒物的相关信息。

同样重要的是，要意识到孩子可能已经陷入某种危险境地的预警信号。这些信号包括在孩子旁边发现打开的药瓶或清洁剂，或孩子衣服上的污渍，或孩子突然生病（呕吐、腹痛、癫痫发作等）。如果孩子生病了，首先拨打急救电话，然后再拨打中毒控制中心电话。当客人带着药物或香烟来到你家时，或者当你去到别人家里，他们家没有小孩，所以没有儿童安全防护装置时，要特别小心。记住，预防中毒是最重要的一步。

对幼儿，甚至是大龄的 ASD 患儿来说，误食可能是一个严重的问题。如果孩子喜欢用嘴探索物体，要确保家里或学校，墙壁或玩具，甚至婴儿床上都没有含铅油漆。美国已经有几十年不再将含铅油漆用于室内涂料了，但是有些居民仍然住在原漆层为含铅油漆的房子里。如果在准备粉刷房子时把油漆刮掉，房外土壤里可能会有含铅油漆的残留。对于药物和其他会被孩子误以为是食物

专栏 9-3　家庭常见毒物

厨房

洗碗机用洗涤剂　　　　　　　　　烤箱清洁剂

下水道清洁剂　　　　　　　　　　玻璃清洁剂

氨

浴室

药物（非处方药物和处方药物）

马桶清洁剂　　　　　　　　　　　除臭剂

含汞温度计

洗衣区

洗涤剂　　　　　　　　　　　　　漂白剂

地下室或车库

汽车材料

防冻液 / 除冰剂　　　　　　　　　刹车液

挡风玻璃清洁剂 / 除冰剂　　　　　汽油

杀虫剂　　　　　　　　　　　　　老鼠药

胶水　　　　　　　　　　　　　　液体打火机 / 碳烤炉引炉

涂料　　　　　　　　　　　　　　涂料稀释剂 / 清除剂

煤油

其他区域

香烟　　　　　　　　　　　　　　酒

家具擦光漆　　　　　　　　　　　樟脑丸 / 饼

的物品，也要确保将其放在安全且孩子够不到的地方。如果孩子喜欢用嘴触碰东西，要避免孩子在 3 岁以前接触有小块零件的玩具。此外，一些室内植物和庭院植物食用时会有剧毒。其中一些类别在专栏 9-4 中列出。

　　无论在家中、学校还是社区内，当患儿在无人看管的情况下四处游荡，会把自己置于危险之中。如果这种情况发生在家里，父母可以采取以下几个步骤。将家门装上安全锁，能防止患儿自己开门。有的家长使用多段式门闩锁；有的家长在门的高处（孩子够不到的地方）安装普通锁或钩眼式锁。如果患儿有四处游荡的行为，教他们学会戴上医用警报手环（MedicAlert™）。手环上有孩子的名字、父母的名字和手机号码等信息，甚至可以说明孩子患有 ASD。我们曾见过一个例子，某患儿具有严重的脱逃 / 游荡行为，他的父母找到了一只经过

专栏 9-4　有毒的花草	
常见有毒的室内植物和花卉	
喜林芋属	花叶芋属
哑藤	象耳
和平百合	水仙
朱顶兰	黄水仙
洋地黄	夹竹桃
附子花	飞燕草
铃兰	一品红
芦荟	菊花
有毒的野花和植物	
龙葵（多品种）	曼陀罗
天仙子	藜芦
铁杉	毛茛
牵牛花	蓖麻
山月桂	杜鹃花
槲寄生	英国冬青
注意：这些品种只是一部分。	

特殊训练的辅助犬，它能陪着患儿到处游荡。孩子和狗基本上是栓在一起的。狗经过训练后，当孩子想要溜走时，辅助犬（这是一只大型犬）会坐在地上不动！狗走过来让人抚摸，还能打破患儿的刻板、作态行为。在下文讨论社区安全问题时，将会详细讨论患儿的游荡问题。

对于许多认知能力较强的儿童和青少年 ASD 患者，网络安全是需要注意的问题。尼古拉·洛尼（Nicola Lonie）以此为主题写了一本富有思想性的书。书中讨论了 ASD 患儿上网的优点和缺点，以及保障孩子安全的方法（见阅读清单）。

二、学校安全

学校安全问题和家庭安全有些不同。学校中有些危险因素比家中少，但会更常见的其他问题，处理起来更复杂。有些潜在的困难是由于周围其他学生导致的。那些正常儿童无人监管的场所（课间休息、体育课、校车、食堂）更有可能成为孤独症患儿的危险地带。正如前文所述，教学安全很重要，尤其是意识到潜在的安全问题才能预防危险的发生。这一部分内容主要论述了在学校内部容易出现的一些危险因素，后文中（在"社区安全"那一部分）就汽车和公共汽车的安全问题，以及水上安全问题进行了讨论。

工作人员准备

与其他活动一样，提前规划能有效预防事故和伤害的发生。但由于可能发生一些紧急情况，对工作人员进行培训，并在必要时做好应对准备是至关重要的。所有教师都应该接受基本安全知识和简单急救的培训。在有潜在危险区域的情况下（例如，学校有游泳池或有接触到有毒物质的可能），孩子们必须时刻有人监督。对于 ASD 患儿，必须时刻有人监督。在操场、课间活动和类似活动时，ASD 患儿要比正常孩子需要更多的监督。如果没有意识到这一点，往往会出乱子。校医可能是极为重要的资源。

教师和学校工作人员应该建立起相关规则和程序，防止事故发生。他们在基本安全概念（可以推广到家庭和社区中）的教育和培训方面扮演着重要角色。他们还应该就学生患病时或紧急情况下应该执行的动作程序进行演练。专栏 9-2 提供了安全相关的教学信息。

三、教室安全

与家庭安全一致，学校或日托机构也需要进行仔细检查，确认教学楼内是否有明显的危险因素。ASD 患儿在过渡时期会面临各种各样的困难，对他们说这是一个压力很大的时期。应制定应对紧急情况的计划。消防演习可能是 ASD 患儿极大的焦虑来源，会造成混乱。提前制定排练计划，让患儿经常练习，他们会觉得这是惯例。对于能力较强的患儿，你可以教他们做什么，让他们练习；对于能力较差的患儿，采取适当的措施，比如，在撤离时将患儿指派给某位成年人来负责。请急救人员来教室做演讲会很有效果。

建立课堂规则能使 ASD 患儿产生安全感，也有助于预防事故和伤害。在操场上课时，规则必须根据情况、环境和学生而定。一旦课堂规则明确了，就应该坚持执行下去。教师应该将风险和安全问题作为教学计划的一部分。教师还应该检查教室的安全问题，是否有剪刀或其他锋利的物品，电器或其他有触电风险的地方，清洁用品或其他可能有毒的材料等。美术材料应该是无毒的。

参观体验是一项特殊的活动，能促进学生的技能泛化。但是这也带来了一些风险，特别是 ASD 患儿，可能会对新情况或环境变化感到不安。重要的是，教师要制订合理的社区活动和参观体验的方案（要获得家长的许可），制订监督学生的计划，做好处理紧急情况的准备，等等。让孩子做好准备很重要。

在某些情况下，孩子会知道自己有健康问题，如过敏或癫痫。教师应做好处理这些情况的准备。对于严重过敏的儿童，对其使用肾上腺素注射笔

（EpiPen™）进行培训。如果孩子有严重的过敏反应，这支笔可以挽救生命。当然，医用警报手环也非常有用。

四、社区安全

（一）游荡／乱跑／脱逃

乱跑或脱逃行为在 ASD 患儿中相当常见。大约 40% 的患儿在家庭和学校中会有这种行为。这一行为可能是非常危险的，例如，患儿冲入街道，从汽车上跳到高速公路上，或跳到火车前面。一方面，家长们希望患儿能融入社会；另一方面，他们也希望患儿是安全的。对于存在这一问题的患儿，重要的是时刻都有成人监督，患儿始终在老师、工作人员或家长的视线范围内。应制定这种行为的解决方案。有时，一声巨响或大声的指令会打断这种行为，能起到阻止这种行为的作用。针对该行为适时地进行物理干预可以确保患儿安全。在社区时，重要的是要让患儿始终在视线范围内，当他们需要时可以及时给予帮助。由于乱跑／脱逃行为会带来相当严重的后果，不应忽视。但是，不要让"追逐"成为游戏的一部分，因为这会在不经意间强化这种行为。社区安全培训应该包括教给孩子们走人行横道，理解危险的标志，等等。已经有一些研究通过虚拟现实环境探讨社区安全培训的方式。

（二）汽车及公共汽车安全

请遵循美国高速公路安全管理局和美国儿科学会关于汽车安全的建议。对于不同类型汽车安全座椅的使用年龄，以及从汽车安全座椅换成安全带的年龄，每个州有不同的法律规定。一般建议 12 岁以下儿童坐在后座，并在汽车后门上安装儿童安全锁，防止儿童从车内打开车门。他们还建议父母使用窗户锁，防止孩子自己打开窗户。很多地区的消防和警察部门会免费帮忙检查，以确保汽车安全座椅或幼儿加高座椅安装正确。

如果孩子不喜欢被约束，你必须确保他们不能自行解开安全带或约束装置。可能需要其他监护人坐在孩子旁边，保证他们安全带系牢。有种带扣防护装置可以让孩子更难解开安全带，该产品有不同的类型和品牌。也可以考虑使用安全带警报器，如果孩子解开安全带，它会发出警报声。如果孩子离开了汽车安全座椅或解开了安全带，要做好靠边停车的准备（只要你能安全停下车），让孩子回到汽车安全座椅上或重新系上安全带。

如果孩子乘公共汽车或面包车上学，在开车前必须有人监督他们在座位坐好。某些 ASD 患儿乘公交车时需要有人帮助，以确保他们不会解开安全带，离开座位。

（三）水上安全

溺水是 ASD 患儿意外死亡的最常见原因之一。其过程发生得很快。即使是一小会，也一定不要把孩子单独留在水里或水域附近。对癫痫发作或有脱逃行为的孩子来说尤其如此。溺水地点可能是家里的浴缸，也可能是室外游泳池，甚至是儿童游泳池。如果家庭或学校有小型游泳池，在每次课程结束时把水清空是比较安全的做法。很少量的水就能淹死一个孩子！如果家里有一个大型游泳池，必须用上锁的门和泳池盖防止孩子擅自游泳。安装安全警报是非常有必要的，当人或物浮出水面时，安全警报会及时提醒。教会孩子泳池相关安全知识——不要奔跑，不要跳入浅水区。另外要注意的是，如果家里有游泳池，也会有游泳池的化学物质，这些可能是有毒的，必须放到孩子拿不到的地方。

让孩子学游泳是个好主意——如果孩子会游泳，溺水的可能性会很小。此外，游泳是一项很棒的运动，可以锻炼身体，还能提高自理能力（如换衣服）。游泳还提供了一个安全可控的环境，增加了患儿结识其他儿童和成人的机会。对孤独症患儿来说，游泳的重复性和独立性会带来很多快乐。与团队运动（需要大量社交）不同，游泳这项运动不需要太多社交，但又可以与其他人同时进行。雅各布斯（Jacobs）最近出版了一本关于 ASD 儿童和青少年安全问题的书（2019 年）（见阅读清单）。

（四）霸凌和欺侮

不幸的是，ASD 患儿在学校（和校外）遭受霸凌的情况相当普遍。认知能力较强的孤独症或阿斯佩格综合征患儿遭受的霸凌更加多见。这是由于从长远发展来看，他们最有可能突破自己的局限取得成就，但随后又会由于患病而自尊心受创。这些能力较强的 ASD 学生也最有可能融入集体，接触到正常的同龄人。校园霸凌最常发生的地方是无人监督的场所(如课间休息、食堂、公共汽车)，但有时即使有老师在场也会发生。对于组织能力有困难、缺乏社交技能、有运动障碍、协调能力不佳的孩子，上体育课可能会造成很大压力。我们曾注意到，老师有时（通常是无意的）会支持霸凌行为。例如，当某个孩子由于误解他人用的修辞方式而造成社交错误时，老师和班里的其他同学一起嘲笑他 / 她；或者当某个患 ASD 的高中生不断举手，要求老师对某个问题深入讲解时，老师对他 / 她冷嘲热讽。

以下几个因素会增加 ASD 患儿被霸凌的风险：

· 特殊的社交方式，持续出现解读社交线索困难。

· 在处理快节奏和复杂交流方面存在问题。

· 与众不同的兴趣爱好或行为可能会使患儿孤立。

- 怪异的语言和沟通方式。
- 通常患儿已经被社交孤立了。
- 患儿的异常穿着或行为模式。
- 患儿缺乏良好的解决社交问题的能力。
- 对于非文字语言和幽默理解困难（孩子经常过于追求具体和字面意思，可能会被误认为他们在搞笑）。此外，患儿可能不明白他人语句的含义。当有人说"外面正下着倾盆大雨"（"It's raining cats and dogs"，直译：外面下着猫和狗——译者注）时，孩子可能会往外面看。
- 不理解情境规则，例如，在教室里不需要一直举手。

霸凌是由个人或群体实施，可以是口头的、身体上的，也可以是网络上的（网络**霸凌**）。霸凌在初中和高中最为常见，但有的也会持续到大学和工作场所。

ASD 患者遭受霸凌的风险更高，至少是一般人群的 2 倍。无论患者的认知能力高还是低，其风险都高于一般人群。还有一些数据表明，患者出现焦虑或抑郁等其他问题会使遭受霸凌的风险增加 70%。

家长和学校都有责任防止霸凌事件的发生，建立能包容各类学生的学校和营造包容性社区环境非常重要。要让家长和老师了解霸凌行为的警告信号，鼓励孩子看到霸凌行为后与大人谈论此事，这一点很重要。父母也应该意识到，兄弟姐妹之间也会出现霸凌。

除孩子自述或同学／老师的报告之外，霸凌的警告信号还包括：物品丢失（如手机、钱和其他物品），身上出现原因不明的瘀伤和创伤，出现学校逃避的情况和对某些情况的恐惧。学习成绩的突然下降也代表有出现霸凌现象的可能性。家长们要注意，随着孩子对科技产品越来越精通，网络霸凌的风险也会增加。想了解相关信息，可以阅读杰德·贝克（Jed Baker）的著作（见阅读清单）。

霸凌会对受害者的自尊产生负面影响，加重抑郁和社交孤立状态，使之产生自杀的想法。霸凌产生的压力会引发身体症状（头痛、胃痛），有时也会导致攻击性行为。学业成绩和社会参与度可能会受到影响。有时，在霸凌行为和非霸凌行为之间的界限并不清晰（例如，老师过度的讽刺或嘲笑可能是一种霸凌）。

年龄偏小的孩子更容易受到身体上的霸凌。网络霸凌则发生在高中及以上阶段。霸凌行为可能只发生过一次，但也可能是持续或频繁地发生。相关内容可参阅海因里希斯（Heinrichs）2003 年的一本著作。

如上所述，霸凌在缺少监管的环境（包括校外环境）中最常见。对所有学生进行明确的指导，并建立促进包容、对霸凌零容忍的学校政策非常重要。目前，有 50 个州都制定了反霸凌的法律。已有一系列的预防和干预程序投入使用。孩子、家长和老师想要了解相关内容，请参阅本章结尾的阅读清单。

五、总结

本章中，我们讨论了在家庭、学校和社区可以采取的一些措施，以保障孩子的安全。在保障儿童安全方面，做好预防就已经完成了 90% 的工作。仔细检查家中、教室和操场，留意任何一项潜在隐患。如果孩子年幼，可以蹲在地板上，从他们的视角看周围（世界会变得很不一样）。根据孩子的特殊爱好和能力范围，选择安装儿童安全防护装置的位点。帮助其他家庭成员和学校的老师意识到安全问题。

由于无法预防所有的伤害或事故，要做好充分准备，当意外发生时能够从容应对。把中毒控制中心和其他重要电话号码贴在电话附近。阅读急救相关书籍，参加心肺复苏（cardiopulmonary resuscitation，CPR）训练等急救课程。最后要牢记，随着孩子长大，相关安全问题会随着时间的推移而变化。定期检查周围环境，确保孩子安全。专栏 9-5 是一份电话号码清单，如果需要的话，可以将它们写下来。

请牢记，ASD 患儿（及青少年和成年人）遭受霸凌的风险更高。霸凌会带来一系列的负面影响，包括焦虑、抑郁、学习成绩下降和自杀倾向。营造良好的校园环境非常重要。对同龄人的教育也是重点项目，教他们看到霸凌事件时及时报告。相对于其他类型的霸凌，网络霸凌可能很难被发现。请记住，在无人监管的情况下，霸凌事件发生的概率最高。它也可能发生在大学校园或工作场所。目前，有 50 个州制定了反霸凌的法律。对于不同年龄阶段的受害者，均有相应的规章制度能够执行。与其他安全问题一样，预防是重中之重！

专栏 9-5　贴在电话上的重要号码

- 当地警方和消防部门的电话号码（报警电话：110，火警电话：119）。
- 儿科医师 / 基层医疗医师的姓名和电话号码。
- 当地医院急诊科的号码。

延伸阅读

* 特别推荐。

1. * Baker, J. (2013). No more victims: protecting those with autism from cyber bullying, internet predators, & scams. Future Horizons.
2. * Bergstrom, R., Najdowski, A. C., & Tarbox, J. (2012). Teaching children with autism to seek help when lost in public. Journal of Applied Behavior Analysis, 45(1), 191–195. https://doi.org/10.1901/jaba.2012.45–191.

3.　Boyd, B. (2003). Parenting a child with Asperger syndrome: 200 tips and strategies. Jessica Kingsley.

4.　Chavelle, R. M., Strauss, D. J., & Picket, J. (2001). Causes of death in autism. Journal of Autism and Developmental Disorders, 31, 569–576.

5.　Cook, J., & Hartman, C. (2008). My mouth is a volcano! Chattanooga: National Center for Youth Issues.

6.　Dancho, K. A., Thompson, R. H., & Rhoades, M. M. (2008). Teaching preschool children to avoid poison hazards. Journal of Applied Behavior Analysis, 41(2), 267–271. https://doi.org/10.1901/jaba.2008.41–267.

7.　* Dubin, N. (2007). Asperger syndrome and bullying: Strategies and solutions. Jessica Kingsley.

8.　* Fancher, V. K. (1991). Safe kids: A complete child-safety handbook and resource guide for parents. Wiley.

9.　Garcia, D., Dukes, C., Brady, M. P., Scott, J., & Wilson, C. L. (2016). Using modeling and rehearsal to teach fire safety to children with autism. Journal of Applied Behavior Analysis, 49(3), 699–704.

10.　Grossberg, B. (2019). Coaching your child about sex, safety, and self-care. American Psychological Association.

11.　Heinrichs, R. (2003). Perfect targets: Asperger syndrome and bullying—practical solutions for surviving the social world. AAPC Publishing.

12.　Hinduja, S., & Patchin, J. W. (2015). Bullying beyond the schoolyard: Preventing and responding to cyberbullying. Corwin.

13.　* Jacobs, D. (2019). Safety and consent for kids and teens with autism or special needs. Jessica Kingsley.

14.　Kim, Y. S., & Leventhal, B. (2008). Bullying and suicide. A review. International Journal of Adolescent Medicine and Health, 20(2), 133–154.

15.　Ledbetter-Cho, K., Lang, K., Davenport, K., Moore, M., Lee, A., O-Reilly, M., Watkins, L., & Falcomata, T. (2016). Behavior skills training to improve the abduction-prevention skills of children with autism. Behavior Analysis in Practice, 9(3), 266–270. https://doi.org/10.1007/s40617–016–0128–x.

16.　* Lonie, N. (2015). Online safety for children and teens on the autism spectrum: A parent's and carer's guide. Jessica Kingsley.

17.　Ludwig, T. (2006). Just kidding. Tricycle Press.

18.　Ludwig, T., & Manning, M. J. (2006). Sorry! Tricycle Press.

19.　Marotz, L. R., Cross, M. Z., & Rush, J. M. (2005). Health, safety, and nutrition for the young child (6th ed.). Thompson Delmar.

20.　Naylor, P. R. (1994). King of the playground. Aladdin Paperbacks.

21.　Rivara, F. P., & Le Menestrel, S. M. (2016). Preventing bullying through science policy and practice. National Academies Press.

22.　Rodgers, G. C. Jr., & Matyunas, N. J. (1994). Handbook of common poisonings in children (3rd ed.). American Academy of Pediatrics.

23.　Rossi, M. R., Vladescu, J. C., Reeve, K. F., & Gross, A. C. (2017). Teaching safety responding to children with autism spectrum disorder. Education and Treatment of Children, 40(2), 187–208. https://doi.org/10.1353/etc.2017.0009.

24.　Schroeder, J. H., Cappadocia, M., Bebko, J. M., Pepler, D. J., & Weiss, J. A. (2014). Shedding light on a pervasive problem: A review of research on bullying experiences among children with autism spectrum disorders. Journal of Autism and Developmental Disorders, 44(7), 1520–1534.

25. Shaw, E. (2001). Keep kids safe: A parent's guide to child safety. Quality Life Resources.

26. Shore, K. (2001). Keeping kids safe. Prentice Hall.

27. Strickland, D. C., McAllister, D., Coles, C. D., & Osborne, S.. (2007). An evolution of virtual reality training designs for children with autism and fetal alcohol spectrum disorders. Topics in Language Disorders, 27(3), 226–241.

28. Unintentional Injuries in Children. The future of children (a publication of the Packard Foundation), Vol. 10, 2000. www.futureofchildren.org.

29. van Schalkwyk, G., Smith, I. C., Silverman, W. K., & Volkmar, F. R. (2018). Brief report: Bullying and anxiety in high-functioning adolescents with ASD. Journal of Autism and Developmental Disorders, 48(5), 1819–1824.

第十章　睡眠障碍

虽然父母的睡眠需求不变，但孩子在成长的不同阶段对睡眠的需求具有明显的差异。孤独症和 ASD 给家庭带来了诸多挑战，其中最难应对的问题是睡眠障碍。这之所以是一个重大问题，主要是以下几个原因导致：

- 早已十分焦虑的父母出现长期疲惫的症状，孩子晚睡和夜间频繁醒来更是给父母带来了极大的压力。
- 孩子睡眠不足导致白天出现更多的行为问题和学习问题。
- 孩子夜间睡眠质量不佳会导致睡眠模式的改变（如白天打瞌睡），扰乱家庭正常生活，影响学校教学和行为干预。

本章将谈论 ASD 患儿的睡眠障碍及其产生原因，并进一步分析一些可利用的资源和解决方案。请务必记住，比起大多数问题，睡眠障碍更难解决，因此可以寻求特殊帮助。帕克（Park）等人的研究（2012）表明，约 50% 的 ASD 患儿会在某个阶段出现睡眠障碍，特别是沟通困难或有高度重复行为的患儿。戈德曼（Goldman）及其同事的研究（2012）发现，睡眠障碍将随着患儿的成长逐渐得到改善，但这些问题仍然会持续到青春期。年幼患儿主要存在抗拒睡觉、睡眠焦虑和夜间觉醒这些睡眠障碍，而青少年则存在嗜睡、难以入睡和白天打瞌睡等更多的睡眠障碍。

一、正常的睡眠模式

为了更好地认识睡眠障碍，父母可以了解一点睡眠知识及童年时期睡眠模式的发展过程。婴儿的大部分时间都在睡眠中度过，他们的意识经过了从深度睡眠到轻度睡眠，再从嗜睡到清醒，这个连续变化的过程。正常发育的婴儿出生 1 个月左右，睡眠占据将近 2/3 的时间。虽然这一时期的婴儿尚未形成规律的睡眠和觉醒模式，但是婴儿有**快速眼动睡眠**（rapid eye movement，REM）。婴儿在这个睡眠阶段会做梦，父母可以观察到婴儿的眼球快速移动。随着时间的推移，婴儿清醒和睡眠的各个阶段愈加清晰。睡眠模式的变化一方面反映了脑电波及其他多种变化，另一方面似乎也反映了大脑发育的成熟度。

在人的一生中，深度睡眠和浅度睡眠一直处于循环模式，觉醒一般发生在浅度睡眠阶段。浅度睡眠每 50～90 分钟出现一次（取决于孩子的年龄）。人们除具备这种睡眠循环以外，也会逐渐形成白天/夜间觉醒或睡眠模式。足月婴儿大约有一半的睡眠时间处于 REM 阶段。这个比例随着孩子年龄的增长而逐渐下降，孩子 5 岁时，REM 阶段只占睡眠时间的 20%。通常婴儿在出生后的前几个月，白天和夜晚的睡眠模式相同，但 4 个月左右时，大多数婴儿开始转变这种睡眠模式。大约也是在这个时候，婴儿开始向夜间睡眠模式转变，尽管他们仍会占用白天的大部分时间睡觉。正常情况下，不同年龄的孩子都会出现整夜安睡的情况。大多数婴儿在 6 个月时，睡眠时间达到 6～8 小时。有些婴儿早在 3～4 个月时就能达到这一睡眠量，而有些婴儿在 6 个月以后才能达到，这令家长感到十分难过。大多数 6～15 个月的婴儿每晚的平均睡眠时间为 10～12 小时，而且每天都能保持规律的午睡。V. 马克·杜兰德（V. Mark Durand；2014）提到，儿童在夜间会多次从非快速眼动睡眠（non-rapid eye movement，non-REM）过渡到 REM。他们会在这个过渡期醒来，但是片刻之后会继续入睡。有睡眠障碍的孩子如果没有父母的陪伴，往往在这时难以入睡。

睡眠障碍在正常发育的幼儿中相当常见。大约 1/3 的婴幼儿会存在抗拒睡觉、夜间觉醒、早上早醒这些睡眠障碍。但是一般来说，睡眠障碍会随着年龄的增长而好转。医师会告诉家长，采用"时间染色法（tincture of time）"治疗后，孩子长大后可以摆脱这个问题。本章末尾为父母提供了一些常见的睡眠培养方法。尽管正常发育的婴儿可以像成年人一样建立起"白天－夜晚"规律的睡眠，但还是有小部分婴儿到儿童期仍无法建立。不过，对患有孤独症和存在相关障碍的儿童来说，情况往往并非如此。

二、孤独症患儿的睡眠

许多 ASD 患儿需要很长时间才能养成正常的睡眠模式。有些患儿的父母会说孩子从来没有出现过睡眠障碍。也有些患儿的父母会说孩子在婴儿时期睡眠很好，但这之后的睡眠似乎变得毫无规律。比如，一个蹒跚学步的孩子出现夜间觉醒，爬到父母的床上或渴望得到父母关注。此外，许多孤独症患儿似乎到了一定年龄后，睡眠才开始规律，可以安睡一整夜。他们可能会熬夜，有时会因为晚上在家里四处游荡而给自己和父母添麻烦。有些患儿存在早起的问题，或者高度依赖于非常具体和精确的规划才能入睡。时间越久，睡眠障碍就越复杂，且任何打破规划的行为都会使患儿度过一个难熬的夜晚。

许多父母意识到自己整晚都在熬夜，只有等到孩子睡着了，才能上床睡觉。

因此，父母变得愈加疲惫和焦虑，导致白天没有精力照顾孩子（和生活的其他部分），进而加剧了孩子的睡眠障碍。

虽然关于孤独症患儿睡眠障碍的研究并不多，但是在不断增加。我们无法理解所有的研究，因为研究人员处理问题的方式不同，或者因为他们只对一小部分儿童群体展开研究，所以我们无法很好地了解有发育障碍的儿童群体到底有多"典型"。最重要的是，很少有研究对同一个儿童群体进行长期随访。这类纵向研究有助于我们了解睡眠障碍如何随时间变化。然而，研究人员对孤独症睡眠障碍产生的原因尚未达成一致意见。许多研究人员认为，患有孤独症的幼儿最容易出现睡眠障碍。其他研究人员则认为，这与年龄无关，而是与孩子的整体发展水平密切相关。还有一些研究人员认为，这种差异与孩子的年龄和发育水平都没有太大的关系。

在加州的一项研究中，霍诺米歇尔（Honomichl）和同事（2002）发现，在 **PDD** 学龄患儿的家长中，超过 50% 的人存在睡眠障碍。这是在美国 DSM-5 更改孤独症谱系的命名之前完成的。睡眠日记（父母记录孩子的睡眠情况）和问卷调查证实了这一点。家长们指出的问题包括难以让孩子入睡及孩子频繁觉醒。该项研究表明有一些睡眠变化与年龄相关。

对于许多患有 ASD 和其他发育障碍的儿童为什么没有正常的睡眠模式，我们还未找到原因。关于这一点虽然有很多理论和推测，但研究相对较少。患儿的发育问题往往会导致患儿睡眠不足，睡眠不足形成恶性循环，从而导致慢性疲劳和更严重的睡眠障碍。正常发育的儿童可以通过社交游戏进行体育锻炼，而孤独症患儿缺乏体育锻炼，从而引发睡眠障碍。研究人员认为，引起孤独症的脑部原因或许是影响患儿睡眠的首要原因。其中影响神经递质 5- 羟色胺或褪黑素的脑部化学物质是造成睡眠障碍的原因之一。当然，昼夜交替可能也是一种原因。

三、解决睡眠障碍的通用建议

幸运的是，可以采取一些方法帮助孩子拥有并保持一个合理的睡眠周期。可以采取的有效方法是至少要坚持写一周的睡眠日记，详细记录睡眠时间、日常活动和睡眠障碍。有时候，患儿父母的睡眠时间也被剥夺，因此无法记得孩子睡眠障碍中的所有细节。当然，如果医师能够看到睡眠障碍的详细描述，他 / 她便能够提出更好的建议。

（一）难以入睡

父母们面临的主要睡眠障碍是如何让孩子快速入睡。有些父母花几个小时让孩子睡觉，而有些父母则不会要求孩子按照自己希望的时间睡觉，所以孩子通常睡得比较晚。下文将论述解决这一问题的不同策略。

与孤独症行为问题的干预方法一样，首先要试着做的一件简单的事情，那就是激起孩子对标准化和一致性的渴望。也就是说，尽量通过规范化和具有预测性的事情来吸引孩子的注意，从而帮助他们养成科学的睡眠规律。这意味着父母要保持始终如一的睡前习惯，并且睡眠时间不宜过长。父母应该保持入睡时间一致，并将其作为就寝计划的目标。父母可以陪同孩子在就寝时间做睡前活动或准备。可以和孩子一起回顾今天的活动，让孩子舒适地洗澡，听睡前故事或做其他喜欢的（但安静的）睡前活动。父母可以通过视觉时间表或故事向孩子展示睡前惯例。可以准备一本在就寝时间看的书，或者配有图片的故事板，讲述自己的睡前习惯，然后在每个睡前活动完成时翻开一张图片。尽量让孩子避免剧烈运动，避免食用易兴奋的食物或饮料。

尽管父母想为孩子做一个全面的入睡时间安排，但总是要在日常的入睡安排上做一些细微的改变，因为孤独症患儿在执行入睡惯例时表现得非常死板。有条件的话，父母可以尝试改变一些事情，以确保孩子灵活应对变化。父母可以陪同孩子在睡前阅读不同的书籍。如果孩子睡觉时有一个非常喜欢的东西，可以让孩子每天使用（但要谨慎，因为父母也需要使用它来帮助孩子入睡。）虽然入睡惯例能够帮助孩子入睡，但父母也不想被一个过于死板或需要花很长时间才能养成的入睡习惯所困。

父母要引导孩子独立睡觉，避免在他们身边徘徊。可以表扬和夸赞他们。需要强调的是，不是只能因为睡觉才可以表扬他们，如果他们能够在卧室中保持安静，父母也可以表扬他们。如果孩子想在床边放一瓶 / 一杯水，那也可以。不过，需要注意的是，不要让孩子养成吃零食的习惯，因为这会在无意中强化孩子起床的习惯。

记住，虽然父母的目标是帮助孩子按时睡觉，但父母能做的只是让孩子按时上床。如果孩子没有睡觉，但在卧室里很安静，这是完全没问题的。对许多父母来说，最棘手的睡眠障碍是孩子只有自己的陪伴下才能入睡。当睡眠困难的孩子有这种需求时，父母很快就会发现自己睡眠不足。尽管孩子频繁觉醒很难让父母睡个好觉（更不用说父母之间的配偶关系了），但是他们最终还是会选择陪孩子一起睡。此外，如果孩子有父母哄睡这种就寝习惯，那么当他们晚上醒来时，便想要父母哄睡。

专家建议父母可以逐渐与孩子拉开距离。比如，如果孩子习惯了让父母躺在床上将自己哄睡，父母可以试着先坐在他们的床边，而不是躺在他们的床上。如果能持续几个晚上，父母可以试着坐在床尾。慢慢地，父母可以坐在房间里的椅子上，最终，父母可以坐在客厅里（但孩子仍然可以看到父母），直到完全消失在视野中。这种方法并不适用于所有的孩子，但优点是不会让孩子太难过。

一种减少孩子依赖父母的常见方法被一些睡眠专家称为"逐渐消退法"。V. 马克·杜兰德（2014）解释说，孩子夜间会多次从非快速眼动睡眠过渡到快速眼动睡眠。通常在这个过渡期间，他们会短暂地醒来，然后继续睡觉。如果没有父母的帮助，有睡眠障碍的孩子在这段时间往往无法重新入睡。

逐渐消退法是指让孩子尝试在没有父母干预的情况下重新入睡。首先，父母要让孩子自己上床睡觉，如果孩子哭了，父母要按照事先设定的时间等待，一般不会超过 10 分钟。之后，父母回到房间，安抚孩子，告诉他们自己就在旁边，确保孩子没事。父母不应该把孩子抱起来、打开灯或开始玩耍，应该快速地查看孩子的睡眠情况然后离开。系统性地逐步增加忽视孩子的时间，之后再去查看他们的情况。这种方法可以让孩子学会安静下来睡觉。一些孩子几天到几周内便能够自己睡觉。但这并不适用于所有的孩子和父母。其中一个问题是，虽然许多父母知道如果他们走进孩子的房间，这种方法就会失效，但是孩子哭闹会让父母感到难过。孩子一旦心烦意乱，开始撞头，就很难平静下来，这也是一个问题。

一些家长会尝试**"睡眠时间消退法"**。这种方法是让孩子自己决定什么时间睡觉，这样他们通常能够睡着。之后，父母每隔几天就将就寝时间提前一点，直到就寝时间十分接近计划的就寝时间。尽管正常发育的婴儿可以像成年人一样建立起"白天－晚上"规律的睡眠模式，但还是有小部分婴儿到儿童期仍无法建立。不过，对患有孤独症和存在相关障碍的儿童来说，情况往往并非如此。

（二）卧室环境

父母应该关注卧室环境。睡眠环境可以帮助孩子入睡（并保持睡眠状态），也可以使其感到"兴奋"或者更难入睡。有些孩子对声音非常敏感。比如，火炉的声音可能会成为他们烦躁的来源。有些父母会尽量减少家里的各种噪声(洗碗机、洗衣房等)，因为安静的环境有助于孩子的睡眠。有些家长使用"白噪声"机、手机或类似设备上的应用程序来隐藏或掩盖噪声。有很多不同的声音可以选择，有雨水声、沙滩上的海浪声等。卧室光线也十分关键。有些孩子无法在光线太强的房间或客厅里睡觉，而有些孩子则需要房间里的光线安抚自己。当然，这或许会随着孩子年龄的增长而变化。

如果睡眠障碍是新出现的，务必要带孩子做全面的检查，有时也要咨询医疗保健医师，弄清楚导致孩子出现这种情况的原因。诸如耳部感染、尿路（膀胱）感染或其他任何可能引起疼痛的疾病都会影响孩子的睡眠。与扁桃体和腺样体肥大或严重肥胖相关的呼吸问题也会引起睡眠障碍。在某些情况下，切除扁桃体和腺样体可能会有所帮助。专栏 10-1 提供了一些解决睡眠障碍的建议。

专栏 10-1　解决睡眠障碍的建议

- 坚持写 1 ~ 2 周的睡眠日记，以便对睡眠问题有更深入的了解。
- 通过增加运动量让孩子感到疲劳；减少白天睡觉时间；改变药物的类型、用药剂量或时间。
- 避免睡前让孩子做剧烈活动，食用刺激性的食物、饮料。
- 尽量让孩子在夜间独立入睡。
- 让孩子有一个固定的就寝时间。

（三）夜间觉醒

许多孩子睡得很好，可是一旦半夜醒来，就很难或很快再次入睡。如果孩子晚上可以自主入睡，那么他们即便夜晚醒来，也很可能自己就可以重新入睡。研究表明，当正常发育的儿童处于不同睡眠阶段的过渡期时，他们经常会在夜间短暂地醒来。我们称之为"易熟睡者"（整晚都睡得很好的孩子），他们晚上无须父母哄睡，自己就能再次入睡。如果孩子的睡前习惯是父母抱着孩子，或躺在他们旁边，给他们唱歌，或给他们提供饮料，那么当孩子晚上醒来时，也往往需要父母同样的干预。如果孩子无需父母陪伴自己上床睡觉，那么他们晚上也很可能做到自己上床睡觉。一些 ASD 患儿会在夜间醒来，摇摆身体或做其他类型的刻板动作。如果这个动作能帮助孩子再次入睡，而且不会带来其他问题，父母无须对其进行干预。像撞头这样的行为可能需要更具体的干预。下文对此会有详细讨论。有时候，如果父母过多地关注他们，像撞头这样的行为会变得更糟。有时，这种行为会非常严重，父母必须十分注意。在这些复杂的情况下，他人提供的建议和观点是很有帮助的。孩子的医疗保健医师和心理医师、行为治疗师或职业治疗师这样的专业人士能够提供帮助。磨牙等其他习惯也需要特殊干预。

（四）早醒

有时噪声或过多的光线会迫使孩子早醒，无法达到预计的睡眠时间。如果这些环境因素促使孩子早醒，那么对父母来说，改变这些环境因素并不难。比如，拉上百叶窗或窗帘，让房间保持黑暗。如果父母希望孩子睡得更久，那就试着让孩子晚一点上床睡觉，尽管这并非总是有效。父母要告诉孩子，在家人起床前，要自己在卧室里安静地玩耍。随着孩子的成长，父母可以为孩子制定一个清晨活动清单，这可以帮助孩子开启有序的一天。

有些孩子早上起不来，这有时属于更复杂的睡眠障碍（如睡得太晚）。重要的是父母应该意识到孩子最重要的目标之一是有一个正常的"睡眠－觉醒"

周期。孩子们在夜间基本上不睡觉，而在白天睡觉，这种情况既不能帮助父母或孩子获得良好的教育方案，也不能让他们睡个好觉。偶尔出现例外情况可以理解，那就是父母不希望孩子起的太晚。

对于孩子起床困难，父母可以想办法在早上以一种温和的方式唤醒孩子。既可以用录音机播放孩子最喜欢的 CD、歌曲或播放列表，也可以让孩子最喜欢的宠物进入房间，等等。再次强调，制定一个明确的目标和循序渐进的计划是非常有用的。

（五）梦游

梦游是指孩子自行起床在居所附近游荡。如果孩子起床只是为了上厕所或喝点东西，那是另一回事。如果孩子离开家或做一些危险行为，这是十分危险的。如果孩子出现梦游症，父母可以考虑改变环境，以确保孩子的安全。可以采取在孩子的房间里放一个监视器这样的解决方法，这样父母才能知道他们是否要离开房间。或许还需要把门锁上，这样孩子就不能趁父母睡觉时出去游荡。

如果孩子想方设法离开房间，显而易见，父母需要采取更多防范措施，如用事先藏好的钥匙将前、后门锁上，或者安装一开门就会发出警报的报警器。

（六）梦魇和夜惊

偶尔，会说话的孤独症患儿在梦魇发作时会发牢骚，这往往反映了孩子对某一方面的特殊恐惧。由于梦魇往往发生在后半夜，因此孩子可能只记得一部分。孩子生病时易引发梦魇。父母只需走到孩子面前，让他相信自己只是在做梦就足够了。然而，如果孩子反复出现梦魇，父母就应该试着了解梦魇发作的原因。比如，当孩子频繁出现与学校有关的梦魇时，那么父母就要去学校看看孩子是否发生了什么特殊的事情。

夜惊（又称睡惊症）不同于梦魇，往往发生在夜间入睡后不久。看上去孩子似乎醒来了，处于恐慌之中，但实际上并没有完全醒来，也无法解释发生了什么。与梦魇不同的是，孩子不记得夜惊发作，也不知道发生了何事。有时夜惊与梦游（梦游症）有关。如果孩子夜惊发作，一定要咨询医师。颞叶癫痫发作的症状（见第八章）与夜惊发作的症状类似。

关于夜惊和梦游问题，务必要保证孩子的安全。如果孩子夜间起床了或四处游荡，父母可以使用婴儿监视器或警报系统来提醒自己。

（七）撞头和身体摇摆

一些正常发育的儿童（大约 5%）会用头／身体撞床。通常婴幼儿（不到 1 岁）会出现这种情况。孩子入睡前也会出现身体摇摆。在正常发育的儿童中，这些行为往往会自行消失，有时相当快，有时可能会持续数年。这些动作对孩子来说可能是舒畅的，通过这种方式，他们能够安抚自我、缓解睡眠过渡期间产生的焦虑情绪。

患有孤独症和相关疾病的儿童有时会在晚上撞头或身体摇摆。这些行为可能会在孤独症儿童中持续更长的时间，并可能成为儿童夜间睡眠的惯例。通常这些动作刚发生时并没有那么严重，但可能会随着时间的流逝进一步恶化，对孩子的健康构成威胁。

如果孩子有这些行为，要记住几件事。首先，要确保孩子的安全。对于年龄较大的孩子，可以在床周围放枕头或垫子。其次，思考是什么事情引起了这种行为。搬新家了吗？孩子白天的行为有变化吗？孩子是否感觉到哪里疼痛？（比如，新牙要长出来了吗？）如果父母清楚行为的发生原因，就能想到一些解决方案。最后，父母要考虑孩子撞头是否是为了传达自己的沮丧感或吸引父母的注意。当父母走进房间时，孩子是否停止撞头？如果父母能确定他们想要什么，他们会停止吗？像撞头这样的行为可以非常有效地获得父母的关注，这反过来会强化孩子的行为。

人们建议采取一些措施来帮助解决这些问题，然而，不是所有的措施都是有效的。父母可以在房间放一个"滴答"声音很大的闹钟，时钟的节奏会使孩子平静下来。父母也可以尝试其他有节奏的声音，比如，用声音发生器来模仿海浪在沙滩上的声音或下雨的声音。有些家长使用了节拍器。

如果有严重的伤害问题，父母需要采取更多的措施来确保孩子的安全。如果枕头／靠垫的方法无效，父母可以尝试把床搬出房间，把床垫放在地板上（如果身体摇摆是主要的问题，这会特别有用）。偶尔，父母不得不让孩子戴上头盔或其他防护装备，以避免头部受伤。如果父母担心孩子晚上的安全，可以咨询行为专家和医疗保健医师，寻求建议。

（八）齿龄

像撞头和身体摇摆一样，齿龄（**夜磨牙症**）在正常发育的儿童中相当常见。事实上，大约10%的正常发育的幼儿和学龄前儿童会出现这个问题。在正常发育的儿童中，这个问题往往会逐渐消失，不会带来牙齿问题，通常也不需要任何特殊治疗。

在 ASD 患儿中，齿龄的持续时间较长，从而造成更多的问题。就像睡前身体摇摆一样，偶尔齿龄磨牙似乎与压力有关。父母要尽力找到孩子生活中存在的潜在压力。在其他时候，它更可能是一种自我刺激。相对于孩子，齿龄对父母来说更是个问题，给父母带来更大的困扰，它可能会导致牙齿问题，如果持续发展则需要去看牙医。

四、与睡眠障碍有关的医疗问题和药物治疗

请记住，一些医疗问题，以及一些含有咖啡因的药物、食物或饮料，会给人们带来睡眠障碍。例如，如果孩子喝了很多含咖啡因的苏打水，你可能想要换成不含咖啡因的。同样，新药可能会导致睡眠障碍。

如果孩子一直睡得很好，但突然开始出现睡眠障碍，那父母就有必要问问自己，孩子是不是生病了或不舒服了。这是一个复杂的问题，尤其是对于还不能很好地进行语言交流的孩子。有气胀痛或肠道疼痛的孩子可能会存在睡眠障碍。孩子是否已经开始服用一种会使胃部不适的新药？其他的医学问题，如耳部感染或尿路（膀胱）感染或胃肠道问题（如胃食管反流）也可能会扰乱睡眠。询问医师孩子是否存在身体不适，从而引发睡眠障碍。例如，有时呼吸问题或过敏会导致睡眠障碍。注意睡眠障碍是否随着季节变化。父母要思考孩子的睡眠障碍有没有规律可循。它们是否只发生在一年中某些月份而其他月份并没有出现这种情况？有些孩子似乎在冬天有更多的问题，而其他孩子会在夏天存在问题。类似的规律都可能帮助你了解孩子现阶段的睡眠障碍。例如，如果孩子只有在冬天打开火炉后才出现睡眠障碍，那就有必要检查一下他们是否对通风管道中的尘螨过敏。一旦打开炉子，这些尘螨就会再次被搅动起来。

如果孩子服用了药物，请咨询医师或药剂师，这些药物是否会影响睡眠。由于其他原因给孩子服用的药物如果会使他们昏昏欲睡，反而有助于解决睡眠障碍。如果是这样，父母可以询问这些药物是否可以在夜间服用。这些药物包括一些用于治疗行为问题的药物（见第八章）和一些治疗其他病症的药物，如过敏。

父母经常询问我们什么药物可以帮助他们患有孤独症的孩子入睡。然而，这些药物的效果各不相同。通过药物治疗睡眠障碍最好是作为最后的手段使用，例如，当父母有事情的时候（可能在度假或不在孩子旁边时），或者在处理预期情况或危机时。父母应该意识到，这充其量只是暂时的解决办法。可以使用的药物有很多种。医师将是谈论这些药物的最佳人选。

一种常用的非处方药是苯海拉明（Benadryl®），能够起到临时缓解的作用。它是一种抗组胺药，经常让人昏昏欲睡（有时这就足够了）。也有很多帮助睡眠的处方药。这些药物包括其他抗组胺、巴比妥类和其他镇静药，以及地西泮（Valium®）和苯二氮䓬类药物（见第十三章）。这些药物有时会在一段时间内帮助孤独症患儿，但一些儿童会因此感到"亢奋"。这些药物的一个问题是，如果定期服用，身体会适应它们，必须长期增大剂量才能达到预期的效果。

近年来，褪黑素作为许多睡眠障碍的"天然"疗法受到了大量的宣传。它使人昏昏欲睡，也有助于调整睡眠周期。它是由大脑的松果腺分泌的一种激素。

当外面的光线越来越暗时，身体会释放出更多的褪黑素。有一些关于使用褪黑素来帮助患有各种残疾的儿童解决睡眠障碍的研究。一些报告提到了它在孤独症中的应用。这些都不是大型、精心设计的研究。不同研究给出的剂量不同，而且没有一项研究关注长期服用可能带来的不良反应。尽管如此，一些研究还是成功了。最常服用的剂量是睡前半小时 1 ～ 3 mg，但是另一位笔者建议服用更小剂量。褪黑素不是处方药，在保健品店畅销。请记住，因为它不是处方药，所以不受 FDA 的监管。在尝试使用褪黑素之前，一定要咨询孩子的医疗保健医师。阿布戴尔（Abdelgadir）等人 2018 年的一项**荟萃分析**提示，褪黑素有助于增加孤独症患儿的睡眠时间，并减少入睡所需的时间。

五、当所有方法都失败时

当你觉得自己已经很好地解决了孩子的睡眠障碍，但仍然会出现睡眠障碍时，向医师咨询其他可用的资源。有许多专业人士可以提供帮助，包括专门研究孤独症和相关疾病的心理医师和医师，以及睡眠障碍的专家。许多大型医疗中心都有睡眠障碍门诊，这可能是父母的资源。也可以参考阅读清单上的一些阅读材料。现在有几本书讨论了孤独症和其他发育障碍患者存在的睡眠障碍。

六、总结

在本章中，我们讨论了一些孤独症和相关疾病儿童最常见的睡眠障碍。有些患有孤独症的儿童难以入睡，有些儿童昏睡，还有些儿童早醒。由于孩子夜晚睡眠不足会加剧白天的学习和行为问题，削弱父母的应对能力，父母不应该仅仅把睡眠障碍视为孤独症不可避免的一部分。各种各样的方法可以帮助孩子获得并保持良好的睡眠模式。父母要对自己真正想要的和希望达到的目标进行深思熟虑的分析，再加上实现这一目标的合理计划，将非常有帮助。

参考文献和延伸阅读

* 表示特别推荐阅读。

1. *Abdelgadir, I. S., Gordon, M. A., & Akobeng, A. K. (2018). Melatonin for the management of sleep problems in children with neurodevelopmental disorders: A systematic review and meta-analysis. Archives of Disease in Childhood, 103(12), 1155–1162.

2. Abel, E., Kim, S. Y., Kellerman, A. M., & Brodhead, M. T. (2017). Recommendations for identifying sleep problems and treatment resources for children with autism spectrum disorder. Behavior Analysis in Practice, 10(3), 261–269.

3. Adams, H. L., Matson, J. L., & Jang, J. (2014). The relationship between sleep problems and challenging

behavior among children and adolescents with autism spectrum disorder. Research in Autism Spectrum Disorders, 8(9), 1024–1030.

4. Al Backer, N. B., Jaafar, M., Habibullah, H., & Bashir, S. (2018). The relationship between sleep and cognitive performance in autism spectrum disorder (ASD): A pilot study. Children, 5(11), 16.

5. Anders, T., Iosif, A.-M., Schwichtenberg, A., Tang, K., & Goodlin-Jones, B. (2012). Sleep and daytime functioning: A short-term longitudinal study of three pre-school-age comparison groups. American Journal on Intellectual and Developmental Disabilities, 117(4), 275–290.

6. Andersen, I. M., Kaczmarska, J., McGrew, S. G., & Malow, B. A. (May 2008). Melatonin for insomnia in children with autism spectrum disorders. Journal of Child Neurology, 23(5), 482–485.

7. Blackmer, A. B., & Feinstein, J. A. (2016). Management of sleep disorders in children with neurodevelopmental disorders: A review. Pharmacotherapy: The Journal of Human Pharmacology & Drug Therapy, 36(1), 84–98.

8. Cohen, S., Fulcher, B. D., Rajaratnam, S. M. W., Conduit, R., Sullivan, J. P., St Hilaire, M. A., Phillips, A. J. K., Loddenkemper, T., Kothare, S. V., McConnell, K., Braga-Kenyon, P., Ahearn, W., Shlesinger, A., Potter, J., Bird, F., Cornish, K. M., & Lockley, S. W. (2018). Sleep patterns predictive of daytime challenging behavior in individuals with low-functioning autism. Autism Research, 11(2), 391–403.

9. Cummings, C., Canadian Paediatric Society & Community Paediatrics Committee. (2012). Melatonin for the management of sleep disorders in children and adolescents. Paediatrics & Child Health, 176, 331–336.

10. Diaz-Roman, A., Zhang, J., Delorme, R., Beggiato, A., & Cortese, S. (2018). Sleep in youth with autism spectrum disorders: Systematic review and meta-analysis of subjective and objective studies. Evidence-Based Mental Health, 21(4), 146–154.

11. *Durand, V. M. (2014). Sleep better: A guide to improving sleep for children with special needs. Brooks Publishing.

12. Ferber, R. (1985). Solve your child's sleep problems. Simon and Schuster.

13. Ferber, R. (2006). Solve your child's sleep problems: New, revised, and expanded edition (Revised ed.). Simon and Schuster.

14. Goldman, S. E., Alder, M. L., Burgess, H. J., Corbett, B. A., Hundley, R., Wofford, D., Fawkes, D. B., Wang, L., Laudenslager, M. L., & Malow, B. A. (2017). Characterizing sleep in adolescents and adults with Autism spectrum disorders. Journal of Autism & Developmental Disorders, 47(6), 1682–1695.

15. Goldman, S. E., Richdale, A. L., Clemons, T., & Malow, B. A. (2012). Parental sleep concerns in autism spectrum disorders: Variations from childhood to adolescence. Journal of Autism and Developmental Disorders, 42(4), 531–538.

16. Herrmann, S. (2016). Counting sheep: Sleep disorders in children with autism spectrum disorders. Journal of Pediatric Health Care, 30(2), 143–154.

17. Heussler, H. S. (2016). Management of sleep disorders in neurodevelopmental disorders and genetic syndromes. Current Opinion in Psychiatry, 29(2), 138–143.

18. Hirata, I., Mohri, I., Kato-Nishimura, K., Tachibana, M., Kuwada, A., Kagitani-Shimono, K., Ohno, Y., Ozono, K., & Taniike, M. (2016). Sleep problems are more frequent and associated with problematic behaviors in preschoolers with autism spectrum disorder. Research in Developmental Disabilities, 49–

50, 86–99.

19. Hodge, D., Carollo, T. M., Lewin, M., Hoffman, C. D., & Sweeney, D. P. (2014). Sleep patterns in children with and without autism spectrum disorders: Developmental comparisons. Research in Developmental Disabilities, 35(7), 1631–1638.

20. *Honomichl, R. D., Goodlin-Jones, B. L., Burnham, M., Gaylor, E., & Anders, T. F. (2002). Sleep patterns of children with pervasive developmental disorders. Journal of Autism & Developmental Disorders, 32(6), 553–561.

21. *Johnson, C. R., & Malow, B. A. (2019). Parent training for sleep disturbances in autism spectrum disorder. Parent training for autism spectrum disorder: Improving the quality of life for children and their families. American Psychological Association (pp. 149–172).

22. Johnson, K. P., & Malow, B. A. (March 2008a). Sleep in children with autism spectrum disorders. Current Neurology and Neuroscience Reports, 8(2), 155–161.

23. Johnson, K. P., & Malow, B. A. (Oct 2008b). Assessment and pharmacological treatment of sleep disturbance in autism. Child and Adolescent Psychiatric Clinics of North America, 17, 773–785.

24. *Katz, T., & Malow, B. (2014). Solving sleep problems in children with Autism spectrum disorders: A guide for frazzled families. Woodbine House.

25. Katz, T., Malow, B. A., & Reynolds, A. M. (2016). Assessing sleep problems in children with autism spectrum disorder. In S. Chamn (Ed.), Handbook of assessment and diagnosis of autism spectrum disorder (pp. 337–356). Springer International.

26. Lambert, A., Tessier, S., Rochette, A.-C., Scherzer, P., Mottron, L., & Godbout, R. (2016). Poor sleep affects daytime functioning in typically developing and autistic children not complaining of sleep problems: A questionnaire-based and polysomnographic study. Research in Autism Spectrum Disorders, 23, 94–106.

27. Levin, A., & Scher, A. (2016). Sleep problems in young children with autism spectrum disorders: A study of parenting stress, mothers' sleep-related cognitions, and bedtime behaviors. CNS Neuroscience & Therapeutics, 22(11), 921–927.

28. Malow, B. A., Findling, R. L., Schroder, C. M., Maras, A., Breddy, J., Nir, T., Zisapel, N., & Gringras, P. (2020). Sleep, growth, and puberty after 2 years of prolonged-release melatonin in children with Autism spectrum disorder. Journal of the American Academy of Child and Adolescent Psychiatry, 2020 Jan 23. pii: S0890–8567(20)30034–4. https://doi.org/10.1016/j.jaac.2019.12.007.

29. Malow, B. A., MacDonald, L. L., Fawkes, D. B., Alder, M. L., & Katz, T. (2016). Teaching children with autism spectrum disorder how to sleep better: A pilot educational program for parents. Clinical Practice in Pediatric Psychology, 4(2), 125–136.

30. Mazurek, M. O., & Sohl, K. (2016). Sleep and behavioral problems in children with autism spectrum disorder. Journal of Autism & Developmental Disorders, 46(6), 1906–1915.

31. Mazzone, L., Postorino, V., Siracusano, M., Riccioni, A., & Curatolo, P. (2018). The relationship between sleep problems, neurobiological alterations, core symptoms of autism spectrum disorder, and psychiatric comorbidities. Journal of Clinical Medicine, 7(5), 03.

32. McDonagh, M. S., Holmes, R., & Hsu, F. (2019). Pharmacologic treatments for sleep disorders in children: A systematic review. Journal of Child Neurology, 34(5), 237–247.

33. Morgan, B., Nageye, F., Masi, G., & Cortese, S. (2019). Sleep in adults with autism spectrum disorder: A systematic review and meta-analysis of subjective and objective studies. Sleep Medicine, 65, 113–120.

34. Park, S., Cho, S.-C., Cho, I. H., Kim, B.-N., Kim, J.-W., Shin, M.-S., Chung, U. S., Park, T. W., Son, J. W., & Yoo, H. J. (2012). Sleep problems and their correlates and comorbid psychopathology of children with autism spectrum disorders. Research in Autism Spectrum Disorders, 6(3), 1068–1072.

35. Reynolds, A. M., Soke, G. N., Sabourin, K. R., Hepburn, S., Katz, T., Wiggins, L. D., Schieve, L. A., & Levy, S. E. (2019). Sleep problems in 2- to 5-year-olds with Autism spectrum disorder and other developmental delays. Pediatrics, 143(3), 03.

36. Shui, A. M., Katz, T., Malow, B. A., & Mazurek, M. O. (2018). Predicting sleep problems in children with autism spectrum disorders. Research in Developmental Disabilities, 83, 270–279.

37. Tatsumi, Y., Mohri, I., Shimizu, S., Tachibana, M., Ohno, Y., & Taniike, M. (2015). Daytime physical activity and sleep in pre-schoolers with developmental disorders. Journal of Paediatrics & Child Health, 51(4), 396–402.

38. Taylor, M. A., Schreck, K. A., & Mulick, J. A. (2012). Sleep disruption as a correlate to cognitive and adaptive behavior problems in autism spectrum disorders. Research in Developmental Disabilities, 33(5), 1408–1417.

39. Tomkies, A., Johnson, R. F., Shah, G., Caraballo, M., Evans, P., & Mitchell, R. B. (2019). Obstructive sleep apnea in children with autism. Journal of Clinical Sleep Medicine, 04, 04.

40. Tse, A. C. Y., Lee, P. H., Zhang, J., & Lai, E. W. H. (2018). Study protocol for a randomised controlled trial examining the association between physical activity and sleep quality in children with autism spectrum disorder based on the melatonin-mediated mechanism model. BMJ Open, 8(4), e020944.

41. Tse, C. Y. A., Lee, H. P., Chan, K. S. K., Edgar, V. B., Wilkinson-Smith, A., & Lai, W. H. E. (2019). Examining the impact of physical activity on sleep quality and executive functions in children with autism spectrum disorder: A randomized controlled trial. Autism, 23(7), 1699–1710.

第十一章　感觉处理障碍

　　感觉能够为我们提供重要的环境信息。触觉、嗅觉、味觉、听觉、视觉、平衡感、运动和身体位置都为我们提供了重要的环境线索，比如，食物是否美味，或某物体是否危险。我们大多数人能够快速得知，自己需要关注或忽略哪些感觉。而且对大多数人来说，有些外界刺激是可以迅速习得并忽略的——如荧光灯的轻微闪烁。对大多数孩子来说，听觉（尤其是别人对你说的话）和视觉是最重要的感觉，尤其是对人际交流和世界认知而言。有发育障碍的患儿，特别是 ASD 儿童，还会存在其他相关的感知障碍，虽然影响不大。他们可能会对某些感觉刺激反应过度，即在过滤不重要的刺激上存在困难——在某些情况下，这可能导致更高水平的激越和 / 或焦虑；这也会导致组织混乱和执行功能问题，损害孩子参与课堂的能力。鉴于这对孩子学习能力和社交能力存在潜在影响，因此在规划干预时应考虑感觉问题。在本章中，我们将讨论 ASD 患儿存在的感觉问题，包括听力和视力（及其筛查），以及 ASD 患儿经常存在的异常敏感和感觉问题。与其他相关章节提及的一样，我们需要注意，每个患儿都是独一无二的，都是存在个体差异的。并不是所有的孤独症患儿都存在这些问题。重要的一点是，保证孩子的听力和视力良好，以使其充分受益于个人教育项目。

一、孤独症患者的感觉差异

　　在 1943 年，利奥·坎纳第一次报告了孤独症，其中就提及了孤独症患者的异常感觉特征。许多孤独症患儿有着异于常人的兴趣和感觉反应，例如，对外界环境过于敏感或敏感不足。对（正常发育的）大多数人来说无关紧要的事情，对孤独症或 ASD 患儿来说可能并非如此。对他们而言，社交环境与个人关系不大，但非社交环境却格外重要。通常情况下，过于敏感（一些家长不以为意的声音却会让孩子分心）和敏感不足（当叫到自己的名字时，孩子没有应答反应）是并存的。有些孤独症患儿会专注于灯光或图案，他们有时甚至会贴近仔细观察感兴趣的物品。孤独症患儿也会专注于事物的触感、纹理或其他感觉特性。例如，他们会反复触摸、仔细观察木制玩具屋的家具，或将玩具堆成一堆，而不是热衷于扮演游戏或为玩具编故事。

目前尚不清楚孤独症患儿出现感觉问题的原因。这极可能与发育中出现的其他能力障碍密切相关，特别是社交能力和注意力障碍。确实，这些问题不仅会给孩子，还会给家长和老师的生活造成严重困难。有时，异常的感知体验也会为家庭或学校生活带来问题，例如，将孩子的注意力从重要的东西（老师或课堂）转移到不相关的东西上（电灯开关、空调的声音或地毯的质地）。因为这些行为在同龄人眼中极其异常，所以可能导致孤独症患儿被孤立。有时候，感觉敏感还会给他人带来不愉快的体验。在旁观者看来微不足道的细节，但在孤独症患儿眼中却值得关注，这常常会使他人感到奇怪反常。

专家提出了各种各样的理论，以试图解释这些问题，但收效甚微。目前还不清楚上述障碍是与过度（或过少）处理信息、焦虑和难以应对变化有关，还是与信息处理和注意力障碍有关。不过很有可能的是，上述所有因素都与此有一定的相关性。孤独症和 ASD 的社交障碍也可能起到一定的影响。值得注意的是，大多数人早在小时候就从别人那里了解到了各种事物的重要程度，同样地，也学会了面对感觉刺激或感觉超负荷时，学会了如何寻求帮助，比如，向父母或照顾者求助。我们还将在本章稍后讨论，一些有视力障碍或听觉障碍（非孤独症）的患儿会表现出与孤独症患儿相似的异常敏感和异常行为。

异常的感觉反应是孤独症的早期预警信号之一。例如，父母可能会注意到孩子无法持续对家长的声音做出应答，但对于吸尘器的声音，孩子会表现出极度不安。其他不寻常的感觉行为还包括专注于移动的物体（扇子），盯着手 / 手指，或者把绳子悬挂在眼前。对一些孩子来说，随着年龄的增长，这种感觉问题会逐渐加重。利奥·坎纳认为，这是孩子试图保持一致性，避免体验新经历的方式。这些问题为孤独症患儿认识世界带来了挑战。

对于语言能力较强的患者，随着时间推移，感觉问题可能会逐渐减少，这在很大程度上可能是因为语言可以帮助他们更有效地应对变化，使他们不那么容易受到环境的干扰。对于上述患者，可以采用一些方法，例如，自我对话，来培养他们的自我调节能力。许多高功能个体（孤独症或阿斯佩格综合征患者）确实存在异常的感觉体验，且容易被常人难以注意到的事情困扰。例如，在耶鲁大学所做的关于眼球追踪的研究中，研究者通过让高功能孤独症患者观看电影片段，并使用特殊的红外摄像机和各种计算机，观察受测者在观看场景时的专注点。在一个研究案例中，一位 ASD 患者正在观看经典电影《灵欲春宵》中的一个片段，当理查德·伯顿（Richard Burton）和伊丽莎白·泰勒（Elizabeth Taylor）激情接吻时，我们发现他关注的竟然是视频背景中的一个灯开关！部分研究表明，早期感觉异常与 ASD 的后期严重程度存在相关性（Grzadzinski 等，2020）。

在某些方面，感觉障碍的研究不如孤独症的先进。有一些特别好的荟萃分析，以本－萨森（Ben-Sasson）等人在 2009 年提出的报告为例。报告写到，在近期关于这一问题的 55 项研究综述中，他们注意到了过度反应和反应不足的问题。他们发现，与正常个体相比，孤独症有更高的感觉需求率，年龄和智力水平是反应过度和反应不足的重要相关变量。感觉反应过度是孤独症所特有的症状。笔者认为，这些差异存在的原因仍有待确定，不过，部分猜测这可能与大脑神经元回路有关（Chen 等，2020）。

听力问题

据报道，ASD 儿童最常见的感觉敏感可能涉及对声响和噪声的敏感，表现为敏感不足或敏感过度。起初，因为孩子明显对某些声音缺乏敏感，所以父母往往会担心孩子出现耳聋。不过，孩子会对无生命（非社交）环境产生的声音存在敏锐反应（如警报声、飞机声或糖果包装纸的沙沙声）。我们已经在医学问题一章中（第八章）讨论了与听觉相关的问题。

耳聋偶尔与孤独症相关（Szymanski 等，2012；Dammeyer，2014）。有时，ASD 患儿在耳部感染复发时，可能会因中耳积液而出现一定程度的暂时性听力损失，进而加剧干预工作的复杂程度。有时，耳聋儿童在一开始疑似孤独症，但在配备了助听器或植入物等辅助设备后，或在学习时使用了手语等交流程序后，他们的情况会有明显的改善。不过，除了基因测试，疑似孤独症的人还要接受听力测试。

二、声音敏感问题

如果孩子听力正常，但对声音极度敏感，可以提供如下方法。在学校，为孩子提供最不容易干扰他们注意力，噪声最少的环境。部分学校有特殊的建筑和教室设计，不过，这不仅对孤独症学生没有帮助，还使他们的生活更加困难。有时，采取一些简单的步骤就可以减轻教室里的听觉混乱。例如，在教室铺上地毯，或者整改椅子的底部，以减小噪声，降低教室的整体声音水平；让孩子坐在老师附近，以远离噪声源（如空调）也会有所帮助；关门可以减少外界噪声的影响；有时还可以使用耳机来屏蔽外界噪声。此外，还有其他方法，如使用声音放大器（类似于助听器），以帮助孩子专注于重要的声音（如老师或同龄人的话语）；调频音响系统可以帮助一些孩子应对充满干扰的环境（如噪声）；老师应了解孩子可以忍受的声音阈值。一些替代疗法也专注于降低患儿对声音的敏感性（见第十四章），但相关的研究支持有限。有时，行为疗法也可以用来帮助孩子降低对声音的过度敏感性（Koegel 等，2004）。

对声音非常敏感的孩子来说，还可以在教室里运用其他调节措施，如使用耳塞（有或没有音乐）。而对听觉输入反应较差的孩子来说，老师和家长应该尽量大声说话，也就是说，通过放大自己的声音来帮助孩子集中注意力。

（一）视力问题

许多孤独症患儿存在超乎常人的视觉能力，例如，拼图时使用的视觉空间技能。不过，他们也可能存在奇怪的视觉偏好。有些儿童会花很长时间维持视觉刻板印象（比如，在眼前来回弹一根弦），或者可能对材料的次要细节有视觉兴趣。这种视觉异常通常与其他行为障碍（运动的作态行为或异常活动）和自我调节的问题有关。此外，许多 ASD 患儿在社交注视方面明显存在困难（即难以在与他人交谈时进行眼神交流）。孩子为了避免新的体验，也会参与重复性活动。

存在先天视觉问题的儿童时而会表现出异常的身体动作，从而被误诊为孤独症患者。显然，正常视力对发育和学习都有着极为重要的作用。如果家长怀疑孩子存在视觉障碍，那么应该首先寻求医师帮助。在一项研究中，对于同时患有孤独症的先天性失明儿童,社交 – 情绪反应是个更具区分性的因素（Hobson 等，1999）。

美国眼科学会开设了一个非常有用的网站，介绍了婴幼儿视力筛查和一系列更复杂的眼科检查。他们建议，应由训练有素的医疗医师负责新生儿的基本眼科检查，观察新生儿对光的反应和对红色的本能反应是否正常（有时可以在闪光照片上看到眼睛中的红点）。早产儿，以及任何有眼部疾病体征或家族史的婴儿应转诊至眼科医师处接受检查治疗。在 6 ~ 12 个月的时候，在儿童健康检查中，私人健康医师会再次对孩子进行视觉筛查，他们还会检查眼睛的运动和协调性，以及对光的反应。在 12 ~ 36 个月时，孩子还须接收一项基本的眼部检查，包括"图片筛查"，以识别弱视问题。图片筛选测验可应用于无法配合视力表测试的儿童。通常会在孩子 3 ~ 6 岁时进行视力测试，因为此时孩子可以阅读视力表（其中可以不设置字母，只设置事物图片）。对于任何需要戴眼镜才能完成测试，存在视力问题的孩子都应转诊给眼科医师或儿科眼科医师。5 岁后，孩子往往可以接受视力的常规筛查，检查视力，并确定是否需要转诊，以及接受额外检查。作为定期健康随访的一部分，医师应在整个儿童期和青春期保持定期的眼部筛查。对于不会说话的儿童，可以使用一些辅助程序（例如，给儿童一张图片卡，然后让他们指出视力表中的物体）。对于如何帮助孩子学会戴眼镜，专家会有一些真知灼见，如使用发带。当然，只要有可能，就要让孩子参与到眼镜种类的讨论中。

对于容易在视觉上受到过度刺激的孩子，可以在教室里采取一定的措施，包括减少视觉刺激。比如，减少视觉干扰，帮助孩子在小阅读室或其他区域学习。对于其他学生，可以将视觉刺激作为奖励，例如，电脑屏幕保护程序、熔岩灯，或其他持续缓慢运动的材料。注意，如果使用视觉刺激作为奖励，应减少其干扰性，将其作为课后时间的奖励。

（二）其他感觉问题

除了视觉和听觉方面的问题，孤独症患儿还可能存在感觉高度敏感或敏感不足问题，涉及触觉、运动、嗅觉和味觉。同样，目前尚不清楚感觉敏感在孤独症中如此普遍的原因。对此有很多不同的理论解释，以下举例。

- **运动敏感性**：有些孩子喜欢快速旋转的感觉，有些却讨厌它；许多孩子喜欢在户外荡秋千；有些孩子走路方式异于常人，例如，用脚趾走路或步态异常。对于有运动敏感性的人，体育锻炼会起到一定的帮助，经证实，体育锻炼还可以减少刻板动作。荡秋千和跳摇滚舞等类似的活动会为**前庭刺激**区域存在问题的儿童提供帮助。
- **触觉反应**：一些孤独症患儿具有**触觉防御**。也就是说，他们无法触摸或不能容忍具有某种质感、温度的东西被持续触摸。例如，有些孩子无法忍受某种材质的衣服，或者不穿带有标签的衣服，因为标签会给他们的生活带来困扰。他们可能难以接受衣服的季节变换，如从长袖长裤变成短袖短裤。有些孩子无法接受梳头、洗脸。相反，有些孩子对温度变化却不像常人那么敏感，也不介意冬冷夏热。对此可以借助简单的解决方法，如去掉衣服上的标签，注意孩子对什么样的布料敏感。同样，也可以为孩子提供他们喜欢的感觉活动，例如，触摸一个球、可以挤压的物体和带有趣味性纹理的材料，等等。对一些孩子来说，穿紧身的衣服或加重背心可以帮助他们更好地感知自己的身体。
- **嗅觉和味觉敏感性**：有时，孤独症患儿的感觉敏感度甚至会延伸到味觉和嗅觉。比如，难以忍受食物的某种质地、味道、气味或颜色。常人感觉正常的气味，对某些孤独症患儿来说，却会难以忍受。在教室里，应注意那些可能分散孩子注意力的东西，例如，老师或助教使用的香水／古龙水／须后水。在午餐时间，如果孩子难以忍受某些气味，可以为他们安排另外的地方就餐。有些孤独症患儿可能会对有特殊气味的东西感兴趣，例如，有强烈气味的糖果，有气味的记号笔，等等。对于有强烈咀嚼需求的孩子，可以提供口香糖和有嚼劲的食物。

对光线、触觉和平衡的异常敏感（专业上称为**本体感受**，或感觉身体在空中的感觉）可能与自我刺激行为密切相关。例如，年龄较小的孤独症患儿可能想在眼前持续弹一根弦，而年龄较大的患儿更乐于旋转或摇晃身体，上述行为都会刺激他们自身的平衡系统。第十二章详细讨论了刻板行为（自我刺激）及其治疗方法。

各科专业人员经常参与感觉困难的评估。如前所述，所有 ASD 患儿参与的评估标准测试都包括视力测试和听力测试。营养学家和言语病理学家（SLP）可以参与嗅觉问题、味觉问题，以及由此产生的进食问题的评估治疗。职业治疗师和物理治疗师通常会参与异常感觉反应的治疗，特别是个人身体感觉能力的研究治疗。这些专业人员也可以参与到学校治疗团队中，贡献自己的力量，协助孤独症学生更容易地学习。

一般来说，物理治疗师最常参与平衡、体态、动作和粗大运动的评估；职业治疗师会参与精细运动、自我护理、感觉能力、调节能力，以及其他适应性技能的评估。往往还会包括一些运动能力和感觉反应能力的测试。评估通常主要关注于真实世界，以及会给孩子带来困扰的情形。职业治疗师评估的领域通常包括手眼协调、空间意识、手和身体的运动质量、肌张力和**感觉统合**能力（见后文）。治疗会重点关注孩子在日常活动中所需的功能、技能，对于年幼的孩子，可能还会关注游戏技能，如模仿能力。

职业治疗师可以利用丰富的材料来帮助孤独症患儿改善感觉障碍。例如，提供绘画材料，包括粉笔、颜料、特殊的钢笔、铅笔和记号笔，寻找让孩子感兴趣的绘画工具，或者能给有特殊感觉敏感的孩子提供具体帮助的材料。对于那些触摸或拿东西（触觉防御）存在困难的孩子，可以通过引入一系列新材料，如黏土、沙子、剃须膏、泡沫等。对于在运动计划方面存在困难的孩子，可以将运动任务分解成多个步骤再对其进行训练。可以通过打球来提高手眼协调能力。对于那些无法良好感知自身的孩子，可以使用像加重背心这样的工具来帮助他们专注于某项任务。椅子和桌子等经过特殊改造，也可以起到一定的帮助。对于那些喜欢花费大量时间参与旋转或摇晃活动的孩子，可以在运动间隙为其提供摆动／摇晃的机会。职业治疗师也可以专注于学习准备技能的训练，即组织孩子的感觉体验，以帮助他们提高注意力，促进主动参与和学习。当前已经发表了一系列针对孤独症患儿运动问题的精彩综述（Bodison 和 Mostofsky，2014）。

职业治疗师和物理治疗师也可以与其他专业人员（如 SLP）在精细运动和粗大运动方面进行合作。家长应该了解孩子的教育计划目标，以便于配合专业人士的工作，在教育干预中提供家庭支持。专栏 11-1 对感觉统合疗法的个别方面进行了总结。

专栏 11-1　感觉统合疗法

感觉统合指的是人类从感觉中吸收、整理、组织信息，然后利用信息来理解和应对环境的过程。比如，在假期的第一个早晨，你在黑暗中醒来时，虽然无法辨别方向，但你可以通过感觉到身下床垫异常的坚硬，听到窗外一阵隆隆声，空气中隐隐的咸味，把所有的感觉线索联系在一起，想起自己正住在一家提供早餐服务的海边旅馆中。

感觉统合(sensory integration, SI)疗法是由职业治疗师吉恩·艾尔斯开发的，目的是帮助有感觉处理障碍的人更好地整合感觉体验。该疗法基于对孤独症和其他发育障碍的儿童的异常敏感的观察，旨在帮助患儿掌握更丰富的感觉体验，改善发展技能。

SI 疗法的一个基本理念是，融入环境进行重复体验有助于孩子提高能力，应对任何可能分散注意力的感觉体验。疗法的目标包括降低患儿对困扰感觉的敏感性，强化孩子对环境变化的意识，以及帮助孩子掌握保持平静技巧。治疗可包括"感觉饮食"，也就是为儿童提供一系列满足感觉需求的材料。也可以应用按摩、刺激平衡感、压迫关节或加重背心等方法。还可以在手臂、腿部和背部使用软刷，并结合其他技巧。可以对干预措施做出适当调整，帮助高功能孤独症患者解决更复杂的问题，例如，帮助患者意识到自己的感知和处理存在过度刺激。众多治疗师，包括职业治疗师、物理治疗师和言语病理学家（SLP），都接受过 SI 技术的培训。

虽然感觉统合疗法的理论基础并不是很强。但其中许多方法能吸引孩子的兴趣，并帮助他们处理环境中常出现的障碍。特别是应用于更广泛的干预项目时，这些方法可以起到一定的帮助。结果帮助孩子实现更好地参加干预，睡眠质量更好，活动水平更低。缺陷是，有关认知能力提高的证据基础并不有力。

三、总结

ASD 患儿通常对环境存在异常的敏感或反应。这可以表现为对环境反应过度或反应不足，或者两者兼有。这些问题会给孩子的正常生活造成困难，也会使教育项目任务复杂化。感觉敏感会限制患儿在社区活动的机会，因为异常的关注和敏感性会给同伴交往带来麻烦。职业治疗师和其他专业人士可以帮助孩子学习如何更好地应对感觉敏感；部分药物可以帮助解决与感觉敏感相关的自我刺激行为（见第十三章）。除了了解异常的感觉反应，重要的一点是，确保孩子拥有正常的听力和视力。如果孩子有听力或视力问题，显然应将其纳入干预项目，进行纠正。对于对环境异常敏感的患儿，可以根据具体情况而采取不同的措施，帮助其更舒适地生活，更好地学习。

参考文献和延伸阅读

* 表示特别推荐 (Indicates Particularly Recommended)

1. **Baranek, G. T., Little, L. M., Diane, P., DAusderau, K. K., & Sabatos-DeVito, M. G. (2014). Sensory features in autism spectrum disorders. In F. Volkmar, Rogers, S., Paul, R., Kelphrey, K.A. (Eds.), Handbook of autism and pervasive developmental disorders (Vol. 1, pp. 378–407). Wiley.

2. Ben-Sasson, A., Hen, L., Fluss, R., Cermak, S.A., Engel-Yeger, B., & Gal, E. (2009). A meta-analysis of sensory modulation symptoms in individuals with autism spectrum disorders. Journal of Autism and Developmental Disorders, 49(12), 4974–4996. https://doi.org/10.1007/s10803–008–0593–3. Epub 2008 May 30. PMID: 18512135.

3. Bodison, S., & Mostofsky, S. (2014). Motor control and motor learning processes in autism spectrum disorders. In F. Volkmar, Rogers, S., Paul, R., & Kelphrey, K.A. (Eds.), Handbook of autism and pervasive developmental disorders, Volume 1: Diagnosis, development, and brain mechanisms (4th ed., pp. 354–377). Wiley. http://ovidsp.ovid.com/ovidweb.cgi?T=JS&CSC=Y&NEWS=N&PAGE=fulltext&D=psyc11&AN=2014–33097–015.

4. Chen, B., Linke, A., Olson, L., Ibarra, C., Reynolds, S., Muller, R.-A., Kinnear, M., & Fishman, I. (2020, In Press May). Greater functional connectivity between sensory networks is related to symptom severity in toddlers with autism spectrum disorder. Journal of Child Psychology and Psychiatry, No Pagination Specified. https://doi.org/10.1111/jcpp.13268.

5. Crasta, J. E., Salzinger, E., Lin, M.-H., Gavin, W. J., & Davies, P. L. (2020). Sensory processing and attention profiles among children with sensory processing disorders and autism spectrum disorders. Frontiers in Integrative Neuroscience, 14, ArtID 22. https://doi.org/10.3389/fnint.2020.00022.

6. Dammeyer, J. (2014, May). Symptoms of autism among children with congenital deaf blindness [Empirical Study; Quantitative Study]. Journal of Autism and Developmental Disorders, 44(5), 1095–1102. https://doi.org/10.1007/s10803–013–1967–8.

7. Grzadzinski, R., Donovan, K., Truong, K., Nowell, S., Lee, H., Sideris, J., Turner-Brown, L., Baranek, G. T., & Watson, L. R. (2020, November). Sensory reactivity at 1 and 2 years old is associated with ASD severity during the preschool years. Journal of Autism and Developmental Disorders, 50(11), 3895–3904. https://doi.org/10.1007/s10803–020–04432–4. PMID: 32157566; PMCID: PMC7483928.

8. Heflin L.J., & Alaimo, D.F. (2007). Students with autism spectrum disorders: Effective instructional practices. Pearson.

9. Hobson, R. P., Lee, A., & Brown, R. (1999). Autism and congenital blindness. Journal of Autism & Developmental Disorders, 29(1), 45–56.

10. Kern, L., Starosta, K., & Adelman, B.E. (2006). Reducing pica by teaching children to exchange inedible items for edibles. Behavior Modification, 30(2), 135–158.

11. Koegel, R. L., Openden, D., & Koegel, L. K. (2004). A systematic desensitization paradigm to treat hypersensitivity to auditory stimuli in children with autism in family contexts. Research & Practice for Persons with Severe Disabilities, 29(2), 122–134.

12. *Kranowitz, C. S. (1995). 101 Activities for kids in tight spaces: At the doctor's office, on car, train, and

plane trips, home sick in bed. St. Martin's Press.

13. *Kranowitz, C.S., Sava, D. I., Haber, E., Balzer-Martin, L., & Szklut, S. (2001). Answers to questions teachers ask about sensory integration (2nd ed.). Sensory Resources.

14. Matson, J. L., Hattier, M. A., & Turygin, N. (2012). An evaluation of social skills in adults with pica, autism spectrum disorders, and intellectual disability. Journal of Developmental and Physical Disabilities, 24(5), 505–514. https://doi.org/10.1007/s10882–012–9286–0.

15. Pastor-Cerezuela, G., Fernandez-Andres, M.-I., Sanz-Cervera, P., & Marin-Suelves, D. (2020). The impact of sensory processing on executive and cognitive functions in children with autism spectrum disorder in the school context. Research in Developmental Disabilities, 96, ArtID 103540. https://doi.org/10.1016/j.ridd.2019.103540.

16. Schreck, K. A., & Williams, K. (2006). Food preferences and factors influencing food selectivity for children with autism spectrum disorders. Research in Developmental Disabilities, 27(4), 353–363.

17. Schulz, S. E., & Stevenson, R. A. (2019). Sensory hypersensitivity predicts repetitive behaviours in autistic and typically developing children. Autism, 23(4), 1028–1041.

18. *Smith-Myles, B. S. (2001). Asperger syndrome and sensory issues: Practical solutions for making sense of the world. Autism-Asperger's Publishing.

19. Surgent, O. J., Walczak, M., Zarzycki, O., Ausderau, K., & Travers, B. G. (2020). IQ and sensory symptom severity best predict motor ability in children with and without autism spectrum disorder. Journal of Autism and Developmental Disorders, No Pagination Specified. https://doi.org/10.1007/s10803–020–04536–x.

20. Szymanski, C. A., Brice, P. J., Lam, K. H., & Hotto, S. A. (2012). Deaf children with autism spectrum disorders. Journal of Autism and Developmental Disorders, 42(10), 2027–2037. https://doi.org/10.1007/s10803–012–1452–9.

21. Valdimarsdottir, H., Halldorsdottir, L. Y., & Sigurthardottir, Z. G. (2010). Increasing the variety of foods consumed by a picky eater: Generalization of effects across caregivers and settings. Journal of Applied Behavior Analysis, 43(1), 101–105. http://ovidsp.ovid.com/ovidweb.cgi?T=JS&CSC=Y&NEWS=N&PAGE=fulltext&D=medl&AN=20808499.

第十二章　行为障碍与心理障碍

问题和措施

　　孤独症和 ASD 的行为问题和心理健康问题存在多种表现形式，有些较为常见，有些则不常见，这往往因个人年龄和发育水平而异。所有患者都可能出现重复行为、作态行为和狭隘或异常的兴趣，不过表现形式也因年龄而异。患者可能会表现为重复动作，包括手势作态行为、玩手指或摆动手部；或者常人难以理解的全身动作，如身体摇摆（见表 12-1）；还可能表现为大发脾气和／或自伤行为，如撞头、扇脸等。与坎纳在 1943 年首次描述孤独症时所说的一致，患有 ASD 或阿斯佩格综合征的儿童（或成人）可能会热情地专注于感兴趣的事物。父母或老师如果尝试打断他们，往往会遭到强烈的反对。

　　随着孩子慢慢长大，上述问题也会发生改变，但通常会在孩子入学时加剧，然后一直持续到中学和青春期。对某些学生患者来说，问题会随着年龄增加而有所变化。此外，异常行为有时也会持续存在。即使孩子很小，问题行为不足以影响其生活，也要进行干预。因为 3 岁时的小问题在 13 岁时可能会成为大问题。同等重要的是，专业人员需在干预的必要性和复杂性之间合理地把握平衡。

　　随着患儿慢慢长大，我们会发现他们出现的某些问题与常人相似。对学龄儿童来说，这些问题可能包括注意力问题，特别是在学龄前和小学初期，有的还会逐渐发展为焦虑障碍。焦虑是一把双刃剑：一方面，这是对个人差异意识增强的证明，是个人作出改变的积极动力；另一方面，如果焦虑没有及时得到解决，那么它会随着年龄的增长，发作越来越频繁。上述只是最常见的问题，同样也会出现其他问题。有的问题是可以被迅速而清晰地发现的；有的问题却是缓慢出现的，且更具隐匿性。

　　在这一章中，我们会讨论 ASD 中的部分行为障碍、情感障碍与精神健康问题。我们还会针对一些更常见的问题和干预措施进行讨论。为便于论述，本章将问题行为和情绪问题分成几大类，包括人们最常见的行为类型。最后，我们将会针对某些干预措施的一般性质进行讨论。请留意我们在第三章了解的众多教育项目。在这一章中，我们关注的是具体问题的干预措施，而不是更广泛的教育干预（行为干预和其他干预）。在下一章中，我们将更详细地讨论用于解决 ASD 的药物，有些药物效力惊人（Zhou 等，2021）。这些药物也可以与行为干预共同使用，且疗效极佳。在本章中，我们会举例详细说明具体问题和干预措施。表 12-1 总结了与 ASD 相关的且较常见的部分行为问题和精神健康问题。

表 12-1　ASD 中常见的行为问题和精神问题

行为类型	具体举例
刻板行为	身体摇摆 弹手或弹手指 其他重复行为
自伤、具有攻击性	攻击自己或他人，损害财产
刻板、持续言语	坚持一致性 持续言语、被动 兴趣异常
过度活动和注意力问题	活动水平高 难以集中注意力 冲动 奔跑或逃跑
注意力问题	注意力缺陷障碍
情绪和焦虑问题	抑郁症 焦虑 双相情感障碍（躁狂）
其他精神健康问题	性别认同障碍 饮食／喂养问题 抽搐障碍

改编自：F. 沃尔克马尔（F.Volkmar），L. 威斯纳（L. Wiesner）.《孤独症实用指南》（*A practical guide to autism*）[M]. 美国：威利出版社，2009：424.

　　在理想状况下，行为或心境障碍会与治疗之间存在一种简单的，一一对应的关系。不幸的是，现实中的情况要比这复杂得多。首先，当个体在认知上出现严重的发育迟缓时，就难以应用一般的诊断方法。其次，人们有时会忽略孤独症存在的其他困难或障碍，或者他们错误地认为孤独症患者不会受到其他障碍的干扰。也就是说，孤独症或阿斯佩格综合征的诊断掩盖了其他障碍，如焦虑或抑郁。上述情况称作**诊断阴影**，这在其他发育障碍中也很常见。而精神健康专家将其称为**合并症**，也就是同时存在多种疾病。无论使用什么术语，都要记住，任何类型的发育障碍都有造成心理健康问题和社会问题的风险，例如，霸凌。还要记住，即使是认知能力最强的孩子也可能会出现情绪失控，甚至行为失控。正如前文提到的，孩子可能不止会出现一个问题——例如，注意力问题可能伴随着刻板行为。重要的是，判断哪种障碍是值得治疗的，以及治疗的益处和潜在风险是什么。不过，解决一个障碍也可能会加重其他障碍。最后需要注意的是，不同的因素可能会造成同一个问题。

一、行为干预简述

行为干预和教育干预通常是解决 ASD 问题行为的一线治疗方法，并且都以应用行为分析（ABA）作为干预原则（Powers，2014）。在第三章中，我们讨论了一些有强有力证据基础的成熟治疗方法（Volkmar 等，2014）。因此，当研究某个问题行为时，还应考虑行为先前事件（**前因**）和**行为**之后的事件（**后果**）。前因是行为之前的事情，或者是（有意或无意地）促进问题行为存在或继续发展的事件。例如，父母要求孩子停止摇摆身体，把玩具收起来，这却导致了孩子发脾气。孩子明显在表达自己并不想停止身体摇摆或把玩具收起来。如果孩子发脾气后继续摇摆身体，那么他／她已经给出了一个相当强烈的信息（后果）——孩子拒绝听从家长的命令。在这种情况下，行为专家可以帮助家长理清事件发生的顺序，并提出一些孩子可以接受的替代行为，并在干预过程中对孩子进行鼓励（强化）。家长应时刻牢记，**希望孩子实现哪种行为，禁止孩子做出哪种行为**。

解决行为问题有多种方法和技巧，本章末尾的阅读清单就提供了一些额外的参考资料。最近关于某些优秀循证实践的评论中（Steinbrenne 等，2020）也列出了一些基于可靠科学证据的干预措施。虽然家长并非行为专家或心理医师，但是他们可以协助学校与行为专家共同完成干预项目的制定。

因为父母（或老师）工作繁忙，所以他们往往难以把握孩子行为问题的重点，这就是要坚持循证辨治的主要原因之一。

本处提供了部分一般原则。第一，不在孩子出现行为问题时才去关注孩子，试着在具体情境下观察孩子的异常行为。第二，为了养成正确的行为，一定要对孩子的正确行为提出明确地承认和赞扬。换句话说，处理行为问题的技巧之一就是，用积极的行为替代错误行为。第三，寻找行为规律。例如，问题行为是否只发生在一种情景之下？问题行为之后的表现是什么？观察问题行为发生之前，之后的情境？问题行为是否（无意中）得到了奖励（强化）？这种评估方法通常称为先行行为结果（antecedent-behavior-consequence，ABC）（Matson等，2012）。参见专栏 12-1。

　　威利是一个患有孤独症的 9 岁男孩。他虽然掌握了一些词汇，但总的来说，其表达能力相当有限。他对语言的理解能力比应用能力要强得多。相关认知测试持续显示，他的整体功能处于中等智力障碍范围，IQ 约为 50，不过他的非语言能力得分更高，接近 70。

　　威利的逃课问题开始于秋天，当时威利进入了一个新的班级。他先前并没有出现过过多的行为问题。可以理解的是，为了有更多接触同龄人的机会，大部分情况下，他会在上午接受主流教育，而下午的大部分时间他都在接受特殊教育或学习各种知识。上午的工作人员有一名普通教师和一名专业辅助人员（主要是为威利服务，但同时也为另一名有特殊需要的学生服务）。特殊教育教师会与普通教师对其定期进行咨询服务。经统计发现，威利的逃课行为几乎只发生在上午。接受过正规培训的老师尝试了好几种方法，如试着和威利讲道理，但收效不佳，然后在言语病理学家的建议下，他为威利设计了一份课程表，还为他做了一些其他时间的安排。虽然这起到了一定作用，但是到 10 月份，威利平均每天的逃课次数（15 次）还是很高。此外，他们还邀请了一位受过行为训练的心理医师进行咨询，并花了一些时间观察威利在白天和不同课堂环境中的表现。这位心理医师还和威利的父母进行了交谈，威利的父母表示，他们也十分困惑，因为在家时，威利并不会出现逃跑行为。

　　这位心理医师发现到有两个因素导致了威利的行为问题，对此她推荐了两种不同的干预措施。在观察的前 4 天，她意识到，对威利来说，出逃游戏已经变成了一种相当刺激且具有戏剧性的游戏。他会小心翼翼地等待时机，然后突然跑开，引起他人的大喊、尖叫和不安。他逃跑时都面带微笑，似乎很享受这种奔跑、追逐的活动。

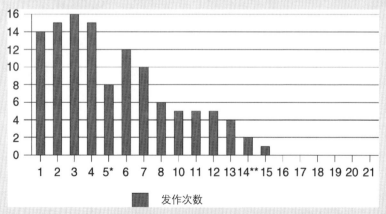

转载自：F. 沃尔克马尔（Volkmar, F），L. 威斯纳（Wiesner, L）. 孤独症实用指南（*A practical guide to autism*）［M］. 美国：威利出版社，2009：424.

心理医师的第一个建议是安排学校的警卫在教室里进行巡逻，但在第 5 天在教室外进行巡逻。她要求警卫对威利时刻保持警惕，沉着冷静地护送他回教室。当威利出现逃跑行为时，告知老师和专业人员不要参与追逐，而是要忽略这种行为。学校警卫自然而然地会在大厅捉到威利，把他护送回教室。

措施实施第一天，威利就有了 14 次逃跑行为。在接下来的两天里，威利似乎在测试警卫的极限。到了第 8 天，他的出逃次数明显减少了，但仍然维持在较高的水平。在对威利进行深入观察后，这位专家提出了第二条建议。在跟踪威利的过程中，心理医师发现逃跑行为几乎都局限在威利精神障碍最严重的时候（阅读小组）。因此，她特地将威利安排在一个安静的地方，远离班集体，来度过这段时间。在隔离期间，他大部分时间都和专业人员待在一起，只有在异常状态结束时才能重新回到班级。渐渐地，威利的逃跑行为消失了。

仔细观察孩子的异常行为，这不仅可以作为警告信号，还可以为干预提供线索。治疗时，可以给患儿安排其他任务，或教授更好的策略来表达个人需求（例如，不会讲话的孩子可以运用图片来表达个人需求）。这对非语言个体来说尤为重要，对于他们，可以教授一些沟通技巧，即使是最基本的技巧（例如，通过手势或指向"不"或"停止"等字牌）也可能会起到一定帮助。在缺乏语言交流的情况下，我们必须猜测孩子行为的含义！

有时候，可以对患儿所处的环境中进行简单调整（例如，将孩子从较为无序的环境转移到一个比较简单、有结构的环境），就可以起到极大作用。如果 ASD 儿童对环境结构反应良好，行为具有可预测性和一致性，那就确保环境不是导致儿童行为问题的来源。行为强化也很重要，注意对患儿的正确行为进行表扬、奖励和强化（Powers 等，2014）。

有时孩子会试图逃避工作或其他活动，不幸的是，如果父母对此让步了，这就等于告诉孩子摆脱工作的办法！家长可以先让孩子在活动中投入较短时间，对孩子进行表扬，再允许他们做其他事情。

有更合适的方法可以解决孤独症患者的感觉行为问题（Baranek 等，2014）。对此，职业治疗师可以提供很大的帮助。对存在严重沟通障碍的个体来说，问题行为很可能具有表达功能，例如，如果儿童不能说"不"或"停止"，他们就会通过做出某种行为来表达个人想法。在处理问题行为时，应该尽量降低沟通难度。家长应使语言简洁、准确。对非语言的个体来说，像"不"或"是"这样的基本表达会有帮助。可以教授患儿使用求助卡，或者使用"帮助"与"不"等基本手势，而不是通过发出尖叫寻求帮助。言语病理学家可以提出一些沟通方法来帮助患者解决这一问题，也可以与学校的心理医师或行为专家协作进行治疗。表 12-2 总结了一些处理行为问题时常见的错误。

表 12-2　处理行为问题时的常见错误

问题	解决方案
语言过于复杂	语言要简明扼要，不要使用诸如"你能不能？"或"你可否？"等复杂的词语，这些表述虽然有助于加强礼貌色彩，但患者对此却难以理解，容易产生困惑
只关注消极方面	这传递了一个强烈的信息：人们只专注于患者的消极行为。如果想让患者停止做某件事，还应该给他们提供一些替代选择
时间压力	如果患者有需要，就给予他们足够的时间和视觉支持，以支持个人完成任务，速度过快容易使患者混乱
复杂的幽默表达（讽刺、反语）	保持简单的幽默；对患者来说，讽刺、反语是非常复杂的，难以理解的
比喻性语言	患者可能只能理解 "It's raining cats and dogs" 的字面意思，即外面在下猫和狗，而难以理解其中的比喻义，即外面下着倾盆大雨
模棱两可的语言	患者很难应对模棱两可的语言。应尽量保持语言清晰明了，避免表述不可预知的或不知道何时会发生的事情
表达不一致	循序渐进地、有计划地引入变化和期望；剧烈的变化与内容不一致对患者学习十分不利
行为的无意强化	注意，无意间的强化很可能会导致问题行为，例如，当患者尖叫时获得了更多的关注，这可能会强化尖叫行为

二、常见的行为障碍

孤独症和相关疾病的行为障碍可以分为如下几类，有的类别会有部分重叠。有时，个体存在太多的障碍，以至于我们很难准确地知晓患者究竟存在哪些障碍。外部顾问（行为心理医师或行为专家）可以对此提供帮助，例如，制订计划时，确定哪些行为应该优先干预，以及如何进行最佳干预。

三、刻板行为、激越和易怒

刻板行为往往是无目的的、重复的行为动作，常见于 ASD 患者，在阿斯佩格综合征和认知功能较高的患者中不常见。刻板行为通常见于 3 岁左右儿童，可能包括身体摇摆、弹手指、踮脚走路和其他复杂的全身动作。刻板动作又称自我刺激或自我刺激行为，这与自慰并不等同。坎纳在 1943 年提出，刻板行为是孤独症的常见特征之一，这是患者在外界环境中保持一致性的方式（见第一章）。

刻板动作往往与其他行为问题相关，如自伤行为、有攻击性、行为刻板和难以作出改变。偶尔，我们也会在正常发育的婴儿中看到类似的刻板行为，摇摆身体或时而撞头，但随着年龄的增长，这种行为会慢慢消失。正常发育的儿童也可能会做出轻度的自我刺激行为，如在考试时快速抖腿，以缓解个人焦虑。**抽搐**等异常行为也可以见于其他疾病，例如，**抽动秽语综合征**。一般来说，抽搐与刻板行为存在多方面的差异。抽搐发作往往涉及头颈部，尤其是在发病早期，患者并不喜欢抽搐发作的感觉。抽搐不包括在 ASD 中常见的手部或手指的弹动与捻转动作。运动障碍也可能见于其他疾病，例如，链球菌感染。有时运动障碍的病因是难以确定的。因此，如果孩子出现了复杂的动作行为，而学校工作人员或基础医疗医师无法做出确切诊断时，最好邀请一位专家，如有经验的精神病医师或神经医师参与诊断、治疗。抽搐偶尔反复发作可能暗示癫痫。一些药物也可能引起行为异常（见第十一章）(Scahill 等，2014)。

在儿童的不同发育阶段中，重复刻板动作的维持时间往往不同。对于 ASD，通常在儿童约 3 岁后开始出现或加剧，然后大概在 5 岁或 6 岁时增加发作频率或增强发作强度，或两者兼有，之后减少；在青春期开始前后又再次出现，通常在青春期生理体征出现的前几个月发作。对幼龄孩子来说，这些动作可能是由对视觉或听觉刺激（某些易于接受的声音、扇子等）的奇怪迷恋引起的。

一旦刻板动作开始出现，它就会在孩子无聊或压力大，以及受到过度刺激或焦虑的时候发作。孩子反而乐于享受刻板行为，因为这对他们来讲有助于放松。偶尔，在干预过程中，行为治疗师甚至会利用参与刻板动作 / 活动的机会，作为完成任务的奖励。

父母和老师经常会提出疑问：什么时候应该对刻板行为进行干预？有时他们非常希望孩子能够尝试药物治疗，尽快消除这些异常行为。我们对此非常同情，因为在公共环境中，往往更难对孩子的行为进行有效管理。父母，还有兄弟姐妹，可能会对这些行为感到相当苦恼。教师可能会发现，刻板行为会干扰孩子参与教育项目，因为它们会分散孩子的注意力，使他们无法专注于应该关注的事情。幸运的是，尽管这些行为很难完全消除，但可以采取措施来帮助孩子减少这些行为（Powers 等，2014；Steinbrenner，2020）。在决定是否进行治疗时，应该考虑到刻板行为对孩子生活、家庭生活，或课堂教学造成了多大的干扰。低水平的异常行为通常更容易解决，父母和其他人可以努力将刻板行为限制在特定的地方或环境中。可以给孩子适应刻板行为的机会，帮助孩子学习行为的管理。除了少数例外情况（例如，当行为使孩子处于某种危险境地时），我们一般不会建议将药物作为第一步！

规律性的活动、运动和锻炼有助于减少刻板行为（Sowa 和 Meulenbroek，2012）。事实上，上述措施已经足够完善，且有一定的证据基础（Odom 等，2019）。高水平的重复性动作锻炼，通常可以对儿童起到一定帮助。让孩子在教室做一些短时的剧烈运动，如伸展、跳跃也会有所帮助。有时，包容性较强的课堂环境的问题之一是，患者的肢体锻炼和剧烈活动仅限于像体育课和课间休息这样需要监督的场所，而且由于社交孤立，患者的可能不会像其他正常儿童那样得到足够的锻炼。此外，常规课堂通常会鼓励儿童在教室中保持坐姿。如果运动对孩子的刻板行为有改善作用，可以对干预项目进行一些修改，比如，允许孩子进行定期休息和其他身体活动。关于运动优势的研究和资源见阅读清单。对所有不同年龄阶段的、处于不同功能水平的学生来说，当涉及大量的"预先计划"(执行功能)、社会参与和社会意识，以及良好的运动技能和协调能力训练时，选择参与性强的活动（如骑自行车、散步或跑步这样的单人运动，或者像游泳、柔道或空手道这样的双人运动）比团队运动的治疗效果更好。

偶尔，ASD 患者也会自主进行听觉上的自我刺激，例如，制造噪声或长时间低声哼唱。在孩子受到过度刺激时（尤其是噪声和声音），上述情况偶有发生。观察周围环境有助于查清孩子出现这种情况的原因。对于对声音反应过度的儿童，可以使用各种设备，从简单的耳塞到音乐（iPhone 或其他智能手机），以及产生白噪声或某些声音（如海洋声、雨声或森林的声音等）的设备。如有需要，药物干预（见第十三章）也可以有效地降低这些行为的水平。

四、攻击性行为和自伤行为

自伤行为和攻击性行为总会给人带来痛苦，这也是父母、教师和专业人员最难处理的问题之一。它也会给父母、老师和其他人带来焦虑，使得干预计划的制定变得更加困难。显然，孩子和其他人的安全是首要考虑的问题。攻击性行为和自伤行为往往伴随着其他问题（如动作刻板、僵硬，或持续言语）。

对于突发的自伤行为，特别是撞头，应该立即进行医学检查。孩子做出这种行为是非语言表达身体疼痛的方式。耳部感染可能是罪魁祸首，特别是对于幼龄儿童；对不会说话并且第一次出现撞头情形的青少年来说，牙齿问题，如阻生牙，可能才是元凶。这也是孩子需要定期进行牙齿护理的另一个重要原因。如果孩子出现自戳双眼的行为，这表面孩子可能存在某种身体问题，比如，无法用语言表达的视觉障碍。

自伤行为的表现形式也多种多样，包括撞头、掐自己、拔头发、戳眼睛、咬手或胳膊，等等。对他人的攻击行为包括咬、抓或打等。严重时，上述行为甚至会损害财产。孩子的自伤行为对家长和老师而言，也是极其痛苦的。自伤行为偶尔会发生在孤独症儿童身上，但自伤行为和攻击性行为少见于学龄前儿童。

攻击他人的行为通常（但并不总是）是由特定条件引发的，例如，患者被打断发言或被要求做一些更具挑战性的事情。由于患者的兴趣和关注的事物异于常人，所以我们往往很难确定攻击性行为的诱因。即使是能够说话的患者，也可能很难解释清楚自己做出攻击性行为的动机。

再次强调，仔细分析引发行为的因素是非常重要的。比如，这是对挫折的反应，或是一种逃避行为，还是孩子表达"我不想这么做"的方式？在分析行为时，观察行为发生的环境也是很重要的。比如，这仅仅发生在学校吗？这只在护理人员陪伴时才会发生吗？这只在某些活动或情境下出现吗？这只在一天中的特定时间段发生吗？通常，这些信息会给专家提供重要的诊断线索，提示行为发生的原因，以及治疗措施。询问问题时，专家可以试着把自己当作一位记者或侦探，询问基本的问题：**谁，什么，在哪里，什么时候，为什么**。一位8岁的孤独症男孩的父母打电话向笔者抱怨，他们的孩子需要接受药物治疗才能减少攻击性行为。与家长讨论过后，笔者发现，攻击性行为发生在孩子的公交路线和司机改变后。新的公交路线（本身就是一个潜在的问题）要长得多，也不再配有公交监控器，车上还有一个时不时发出尖叫的新同学。这位患者对巨大的声音非常敏感，他被尖叫的同学惹恼了，于是试图咬他。根据笔者的建议，相关人员对公交车的路线进行了部分修改，也为男孩配备了一个音乐播放器，他的攻击性行为很快就得到了改善。

正如例子所示的，和其他行为障碍一样，对行为的潜在原因和后果进行良好的分析是非常必要的。分析时应考虑下述问题：撞头或自伤行为是在孩子换了新教室后开始的，还是在干预项目发生改变后开始的？自伤行为是否只在休息时间发生，或只针对特定的人发生？它是否与环境的刺激程度有关（刺激过多或过少）？有些孩子只会在晚上撞头，有些孩子只在非常具体的情况下才会有这种自伤行为。对于其他孩子，这可能是一个更普遍的问题，发生的情境各不相同。

如果这种行为具有很大的潜在危险，那么，药物治疗的效果显然会更快（见第十三章）。例如，孤独症儿童偶尔会咬自己，对自身造成严重的伤害，可能需要药物才能改变这种行为。即使使用了药物，也要尽力查清病因。在这种情况下，全面的功能评估，包括对所有护理因素，治疗计划的评估，都至关重要。

一些用于治疗刻板行为的药物也可用于治疗攻击性行为。一般来说，首先要尝试的就是行为干预。重申，危险行为例外。

五、刻板行为和持续言语

异常兴趣、固守规则、强迫性行为，以及过渡阶段的问题在 ASD 患儿中十分常见。例如，有些孩子可能会专注于开关灯、开关门或使水从水龙头里流出来。有些孩子喜欢囤积物品，或把它们放置特定地方，如果有人试图改变物品的位置，他们会十分不安。

虽然有时难以估量刻板行为和持续言语带来的影响，但可以确定的是，这些行为问题会给高功能患儿带来极大的困难。患有阿斯佩格综合征的儿童会花费大量的时间去追求与他们感兴趣的话题相关的更多的事实（Myles 和 Smith，2007）。阿斯佩格综合征患儿的典型兴趣包括时间、地质学、天文学、恐龙和蛇，还有一些异常的兴趣，包括油炸锅、电线杆绝缘体、灾难，甚至是了解每一位国会议员的名字、出生日期和家庭住址！

不管孩子的功能水平如何，只要孩子在这些特殊的兴趣上花费过多的时间，就会干扰到其他领域功能的发展，那么这些特殊兴趣就是隐患。治疗高能力水平的 ASD 学生的挑战就是，如何帮助患者学会合理利用特殊兴趣，使其发挥正向作用。可以给予孩子或青少年参与特殊兴趣或行为的机会，来作为完成干预任务的奖励！专栏 12-2 提供了一个以积极方式应用特殊兴趣的例子。

专栏 12-2　约翰尼（Johnny）

约翰尼 6 岁了，他患有阿斯佩格综合征，如今在一所新式小学上学。他很擅长说话，但社交能力却很差，动作也十分笨拙。他对学校的火炉和火炉所在的地下室十分感兴趣。他很快养成了逃课的习惯，老师一个转身的时间，他就可能消失不见了。经过一番搜寻，人们总是会在地下室的火炉房里找到他。对他讲道理也没有用。一项简短的兴奋剂用药试验过后，约翰尼的行为不仅没有得到改善，他还出现了躁动和易怒，所以他很快被停药了。看门人的房间就紧挨着火炉房，他对约翰尼制造的麻烦也感到十分恼火。

对此，顾问医师的建议是尽量以积极的方式利用约翰尼的动机和兴趣。根据建议，相关人员建立了一个代币奖励系统。如果约翰尼一整节课都待在教室，他就会得到一张红色的扑克。当集齐 6 张扑克的时候（白天有 6 节课），他就可以在一天课程结束的时候，和住在火炉边的看门人，鲍勃（Bob）先生进行 10 分钟的会面。鲍勃先生会为约翰尼多方面演示火炉，并与他谈论火炉的相关话题，等等。事实证明，这个方案对约翰尼来说有极大的激励作用。最终，鲍勃先生和约翰尼发展出了真正的友谊，毕竟，他们对炉子都有兴趣。这种可预见的结果意味着鲍勃先生的生活不仅不会持续受到干扰，他还成为了约翰尼在学校的真正拥护者，他成为了约翰尼的"安全港湾"。例如，如果约翰尼感到自己十分焦虑或开始不知所措时，他可以申请与鲍勃先生会面，之后鲍勃先生会询问他发生了什么事，再把他送回教室。在一天课程结束的时候，鲍勃先生会向老师核实，以确保他们知道约翰尼存在哪些问题。这保证了约翰尼问题行为的迅速解决。更重要的是，看似简单的处理步骤——让鲍勃先生作为约翰尼在学校的安全港湾，实际上蕴含了相当复杂的技术：①组织异常行为；②鼓励自我观察。该干预通过使一位富有同情心的成年人参与到约翰尼的行为监控中来，鼓励约翰尼寻找自己的成年好友，来防止异常行为的暴发。

不幸的是，由于患者过于专注特定的物体或话题，他们也难以接触到新环境，学习新事物。教师和家长可能会发现，由于他们尽力避免刺激孩子，引发他们的崩溃，在不知不觉中，让孩子花费了过多的时间在个人兴趣上，而大大缩减了有效学习的时间。

孤独症儿童难以应对变化，也恰恰反映了他们在社交信息处理方面存在障碍，以及他们倾向于整体学习（心理医师称之为**综合性学习**）。换句话说，日常生活、固定程序等一致性活动更有助于抑制孩子面对变化的焦虑。这也说明了孤独症儿童在理解社交互动方面的困难。也就是说，如果某个人在应对任何变化时都存在困难，那么他的社交互动就会面临许多障碍，因为根据讲话人与语境的不同，语言的意义也总是变化的。此外，社交互动中有着多个相互矛盾的线索（语调、手势、面部表情和言语内容），虽然这为常人理解语义提供了重要提示，但这也是 ASD 儿童在交流过程中产生困惑和混乱的来源。

有时，特别是对高功能患儿而言，可以合理利用他们的特殊兴趣和对事物的关注。例如，一个患有阿斯佩格综合征的五年级学生对天文学感兴趣，他在课堂上很好地主导了关于空间和行星的讨论。同样，另一位对国际象棋感兴趣的孩子也可以给同龄人担任国际象棋老师。不过，要充分利用特殊兴趣并非易事，尤其是当患者的兴趣十分深奥时，往往难以对此提出应用方法。

请记住，视觉支持也是有一定帮助效果的。霍奇登（Hodgdon）分别在2011 年与 2017 年发表了关于这一主题的精彩论述，相关更多资源见阅读清单。对口语表达能力弱的孩子来说，可以应用视觉时间表，把视觉时间表张贴在家中的冰箱上或教室的布告栏上，以定期吸引学生的注意力。当前也有越来越多的应用程序可以用于安排日程、帮助过渡、提示时间等。另一种不同的方法是通过循序渐进的方式来帮助孩子慢慢接受变化。基于学习理论的一系列研究也可用于该疗法的实施。家长可以尝试"计划变革"或"惊喜策划"，让孩子在三个秘密惊喜中选出一个，或不限范围随意做出选择，家长把目标写在索引卡的背面。在方案初始时，尽量选择孩子中意的惊喜。组织支持也可以起到很大的帮助，如协助时间管理和组织技能的培养（Dawson 和 Guare，2009；Guare等，2013）。根据孩子的能力水平，可以在简单的视觉支持、列表（针对能阅读的孩子）、组织支持，以及更复杂的计算机 / 软件设备中进行选择。另一种方法是让兴趣更具功能性，换言之，帮助孩子合理应用个人兴趣。具体做法是，通过协助孩子学会以更有效的方式应用兴趣，使其在日常生活中发挥更大的作用。

其他策略也可用于治疗言语障碍患者，尤其是阿斯佩格综合征患儿（Volkmar等，2014）。策略如下：

- 脚本和口头惯例表达。基本说来，就是提供一套形式化的口头指南，在特定的情况下帮助孩子进行会话。

- 卡罗尔·格雷（Carol Gray，1998）开发的 Social Stories ™可用于辅助个人对话练习，以应对潜在的问题情境。
- 直接提供"规则"更为简单实用，例如，要求患儿必须拿东西之前询问他人意见。务必将规则字面化，以便于孩子阅读。

更传统的行为疗法也同样对高功能水平的 ASD 患儿有帮助。例如，许多高功能的患儿难以应对新奇事物，因为这会让他们感到焦虑。此外，他们可能还在识别新事物和自我认知方面存在障碍。相关显性教学和咨询对这些患儿具有极大的帮助。

某些问题与强迫性行为和固守惯例的行为相关。孩子在参与某些活动时可能要做出一系列动作或行为，一些固守惯例的行为或强迫性的行为就与**强迫性神经症**的部分行为表现存在相似之处。OCD 往往会引起个人的强迫意念（他们忍不住去思考某些事，如认为自己是坏人）或冲动（必须反复做出某件事，如因为害怕自己很脏而洗手）。某种程度的强迫意念和强迫行为是完全正常的，是可以适应的。然而，如果孩子洗一次手就花 50 分钟，甚至到洗出血的地步，或者因为做了什么坏事而烦恼到个人活动受限，那这就是不正常的表现了。

OCD 和孤独症之间的一个主要区别就是，患有 OCD 的儿童（或青少年和成人）通常会告诉你，他们并不喜欢做出这种行为。相比之下，ASD 患者往往会发现，他们的强迫性行为并不会带来痛苦，而且这种行为会带来舒适和快乐（Zandt 等，2009）。各种药物治疗可能对这一系列问题有帮助（见第十三章）。最常用的药物就是 **SSRI**。这类药物的特别优势就在于，它针对的是应对变化时存在的刻板行为、强迫性行为，以及焦虑。

六、注意力和过度活动

注意力问题、过度活动和多动常见于 ASD 患儿（Mayes 等，2012）。这些问题可能包括倾听困难、组织混乱、活动水平高和冲动性行为。患儿可能表现为总是焦躁不安。难以倾听他人意见和冲动行为会造成许多麻烦，如患儿会乱蹿到街上。对于初学语言或不会讲话的儿童，重要的是要意识到，有一些障碍可能与语言和沟通障碍有关（Mayes 等，2012）。对于个别患有 ASD 的学生，ADHD 的额外诊断可能是合理的（Mayes，2012；Tsai 和 Lin，2020），见第十三章。

如果问题行为只发生在学校，那么就有必要检查一下问题行为是普遍存在还是只发生于某些特定环境。例如，这些问题只发生在对语言技能和快速处理有很高要求的环境中吗？学术材料对患儿来说是不是水平太高了？大多时候，问题行为更与课堂环境本身有关。处于一个非常喧闹的教室里，加上大量的刺激和干扰物，ASD 患儿更容易出现注意力问题。在考虑进行药物治疗之前，相关人员应仔细检查所有可能的问题，并建立视觉支持。如果问题行为只发生在一天课程快结束的时候，那就有可能表明患儿只是想锻炼一下。对此，学校可以为学生提供少量活动时间，满足其锻炼需求。言语病理学家和 / 或职业治疗师可以对孩子进行课堂观察，提供关于问题行为的重要信息。当然，由行为专家做出的独立评估也可能会有所帮助。

对于没有患孤独症的 ADHD 患儿，多种药物干预措施会有帮助；对于同时患有孤独症 /ASD 和 ADHD 的儿童或青少年，也是如此（Scahill 等，2014）。但要认识到药物干预可能会引起不良反应（Cortese 等，2012）。这些不良反应可能表现为激越和过度活动，通常在停药后会迅速消失。兴奋剂是治疗 ADHD 和孤独症的常用药物之一（见第十三章）。正如前文早已提及的，可以进行短期用药或长期用药，一些非兴奋剂药物也可能有帮助。重要的是要意识到，有些患者的注意力问题可能会持续到成年，但药物治疗仍然有一定治疗效果（Nyden 等，2010）。

七、心理障碍：焦虑和抑郁

随着 ASD 患儿进入青春期和成年期，焦虑和抑郁问题会更加常见。这些问题在认知能力较强的患者中尤其明显，他们也是最容易向医师诉说这些问题的群体（Strang 等，2012），但在认知能力较弱的患者中，心理障碍的发生率也在明显增加（Gobrial 和 Raghavan，2012）。此类问题可能与遗传有关（Mazefsky 等，2010）。

认知行为疗法（cognitive behavior therapy，CBT）是一种新型心理治疗方式，结合了许多行为和认知疗法。现在这一疗法已被改进，更适用于儿童和 ASD 患者（Gaus 和 Atwood，2019；Scarpa 等，2013；van Steensel 和 Bogels，2015）。专栏 12-3 给出了应用 CBT 治疗焦虑儿童的例子。

关于将 CBT 方法改良后，用于 ASD 和阿斯佩格综合征患者的优质资源众多（Atwood，2004；Koning，2013；Reaven 等，2012；Russell 等，2013；Scattone 和 Mong，2013）。上述相关资源提及的方法对有相关行为问题的学生非常有帮助（Murphy 等，2017；White 等，2010；Wood 等，2015）。

在治疗 ASD 患者时，通常需要对常规 CBT 方法进行一些修改。例如，加入语言显性教学（Myles 等，2004）。同样，当治疗师 / 咨询师治疗 ASD 患者时，教学、咨询和心理治疗的界限有时会变得模糊。无论采用何种治疗方法，重要的是治疗师 / 咨询师要有大局意识，可以根据 ASD 患者的个人需求整体调整干预模式。这要求相关人员灵活运用一系列方法，如使用时间表、控制回访频率，以及允许对患者有意义的人员参与治疗。

专栏 12-3　卡拉（Carla）

　　卡拉是一个患有阿斯佩格综合征的 12 岁女孩。多年来，她一直专注于小动物，现在更喜欢专注于各种原生动物。她解决问题的非语言能力处于平均水平，语言能力处于较高水平，社交技能水平却像一个正常发育的 4 岁儿童。她有着强烈的交友愿望，但自身交友和保持朋友关系的能力有限。焦虑是她当前存在的主要问题——任何压力性活动（考试、作业或即将到来的学校活动）都会成为她巨大焦虑的来源，随之而来的是行为上的不安。她的父母对即将到来的学校活动感到担忧，因为他们知道在活动前的一两天里，卡拉会严重焦虑，生活困难。学校的心理医师推荐了一位当地的临床心理医师，他对 CBT 感兴趣，并治疗过 ASD 患者。他和卡拉共同相处了几个月。该团队在前两次会议上总结了具体疗法，包括压力识别和压力管理，学习放松技巧，增加对焦虑体验的意识，还将提供一系列的作业 / 练习，以帮助卡拉学会应用特定的技巧来减轻焦虑。经治疗，卡拉在降低急性焦虑水平方面取得了相当大的成功，但是卡拉和治疗师都意识到，这对她实现结交更多同龄朋友的愿望没有什么帮助。他们同意继续专注于这个问题对她进行个人训练。卡拉开始参加一个社交技能小组。在社交技能小组参与活动中，认知能力更强的孩子可以使用 CBT 策略习得特定问题的解决技能和方法（Wood 等，2015）。很多患者都会像卡拉一样选择继续接受干预，就像在帮助卡拉实现了更有能力应对焦虑之后，她随后意识到了其他问题，特别是同伴关系，她和她的家人选择关注这一问题并进行努力。

八、其他问题

　　特别是对于语言能力和认知能力更强的人，也会存在其他问题，而且这些问题差别很大。近年来，药物滥用越来越受到人们的关注（Butwicka 等，2017；Helverschou 等，2019；Isenberg 等，2019；Rengit 等，2016）。当然，在总体人群中，这些问题的关注度也越来越高。在 ASD 青少年或成年患者中，针对焦虑和抑郁进行的自我药物治疗（通常取得的成功很有限）也可能会导致药物滥用问题。

　　我们也会注意到性别认同问题，通常发生在 ASD 儿童进入青春期时，有时会发生在青春期之前。关于性别认同问题是否更常见于 ASD 患者，是当前热议的话题。但毫无疑问的是，这类问题正受到广泛关注，并且给儿童、家庭和学校都带来了困扰（Dewinter 等，2017；George 和 Stokes，2018；van Schalkwyk 等，2015）。在性别认同问题治疗方面有很多的选择方法，在制订治疗计划时也必须考虑一系列相关问题。我们观察到其他常始于青春期的问题，包括神经性厌食和相关的饮食失调（Anckarsater 等，2012）。与 ASD 相关的所有精神健康问题（Buck 等，2014），正如与孤独症相关的疾病一样，真正存在的问题是发病率是否真的高于预期发病率？因为这些相关疾病也常见于普通人群（Rutter等，1994）。如今真正需要的是与青少年及成人孤独症相关疾病发病率的可靠流行病学数据。遗憾的是，目前普遍缺乏相关数据（Magiati 和 Howlin，2019）。虽然关于 ASD 和性别认同问题的具体方法的研究工作正处于萌芽阶段，但这是目前研究的主要领域。

九、行为统合疗法和药物疗法

通常，行为干预和教育干预最先应用于行为问题，甚至包括一些精神健康问题的治疗方法。重要的是要意识到，这些干预疗法可以与药物治疗结合使用，但有一些重要的注意事项：记住干预的目标、治疗的风险和益处，以及如何监测治疗。在学校环境中收集患者行为数据的一个巨大优势就是，这有助于监测一些药物的影响，例如，对应激性或注意力不集中的治疗效果。

十、总结

在本章中，我们讲述了 ASD 患者更常面临的一些行为问题和精神健康问题，但并不是每个 ASD 患者都存在这样的问题。这些问题通常会在人生的特定时刻或特定情况下出现，如步入新学校、进入青春期。有时候它们会自行消失；但有时，需要对其进行干预。

重要的是要意识到，行为干预治疗效果极佳。偶尔，问题行为会在不知不觉中受到他人的鼓励，所以，家长和老师要意识到自己对孩子存在的影响。这也是为什么干预过程中需要额外邀请一位独立的行为顾问来观察患者。另外，药物治疗有时也会起到一定的帮助。

选择干预措施时，需要仔细观察患者的整体情况，包括所处的环境，并详细分析问题行为发生的时间、地点和原因。幸运的是，许多行为障碍和心理障碍都可以通过干预得到有效的治疗。

参考文献和延伸阅读

* 表示特别推荐阅读。

1. Anckarsater, H., Hofvander, B., Billstedt, E., Gillberg, I. C., Gillberg, C., Wentz, E., & Rastam, M. (2012). The sociocommunicative deficit subgroup in anorexia nervosa: Autism spectrum disorders and neurocognition in a community-based, longitudinal study. Psychological Medicine, 42(9), 1957–1967. https://doi.org/10.1017/S0033291711002881.

2. *Atwood, T. (2004). Exploring feelings: Cognitive behavior therapy to manage anxiety. Future Horizons.

3. *Baranek, G. T., Little, L. M., Parham, L. D., Ausderau, K. K., & Sabatos-DeVito, M. G. (2014). Sensory features in autism spectrum disorders. In F. Volkmar, S. Rogers, R.Paul, & K. Pelphrey (Eds.), Handbook of autism and pervasive developmental disorders, Volume 1: Diagnosis, development, and brain mechanisms (4th ed., pp. 378–407). Wiley.

4. Bouzas, S., Martinez-Lemos, R. I., & Ayan, C. (2019). Effects of exercise on the physical fitness level of adults with intellectual disability: A systematic review. Disability & Rehabilitation, 41(26), 3118–3140. https://doi.org/10.1080/09638288.2018.1491646.

5. Buck, T. R., Viskochil, J., Farley, M., Coon, H., McMahon, W. M., Morgan, J., & Bilder, D. A. (2014). Psychiatric comorbidity and medication use in adults with autism spectrum disorder. Journal of Autism and Developmental Disorders, 44(12), 3063–3071. https://doi.org/10.1007/s10803–014–2170–2.

6. Butwicka, A., Langstrom, N., Larsson, H., Lundstrom, S., Serlachius, E., Almqvist, C., Frisen, L., & Lichtenstein, P. (2017). Increased risk for substance use-related problems in autism spectrum disorders: A population-based cohort study. Journal of Autism & Developmental Disorders, 47(1), 80–89. https://doi.org/10.1007/s10803–016–2914–2.

7. Cortese, S., Castelnau, P., Morcillo, C., Roux, S., & Bonnet-Brilhault, F. (2012). Psychostimulants for ADHD-like symptoms in individuals with autism spectrum disorders. Expert Review of Neurotherapeutics, 12(4), 461–473. https://doi.org/10.1586/ern.12.23.

8. Dawson, P., & Guare, R. (2009). Smart but scattered. Guilford.

9. Dewinter, J., De Graaf, H., & Begeer, S. (2017). Sexual orientation, gender identity, and romantic relationships in adolescents and adults with autism spectrum disorder. Journal of Autism & Developmental Disorders, 47(9), 2927–2934. https://doi.org/10.1007/s10803–017–3199–9.

10. Gaus, V. L., & Atwood, T. (2019). Cognitive-behavioral therapy for adults with autism spectrum disorder (2nd ed.). Guilford Press.

11. George, R., & Stokes, M. A. (2018). Gender identity and sexual orientation in autism spectrum disorder. Autism, 22(8), 970–982. https://doi.org/10.1177/1362361317714587.

12. Geslack, D. S. (2015). The autism fitness handbook: An exercise program to boost body image, motor skills, posture and confidence in children and teens with autism spectrum disorder. Jessica Kingsley.

13. Gobrial, E., & Raghavan, R. (2012). Prevalence of anxiety disorder in children and young people with intellectual disabilities and autism. Advances in Mental Health and Intellectual Disabilities, 6(3), 130–140.https://doi.org/10.1108/20441281211227193.

14. Gray, C. A. (1998). Social stories and comic strip conversations with students with Asperger syndrome and highfunctioning autism. In E. Schopler & G. B. Mesibov (Eds.), Asperger syndrome or high-functioning autism? Current issues in autism (pp. 167–198). Plenum Press.

15. Guare, R., Dawson, P., & Guare, C. (2013). Smart but scattered teens. Guilford.

16. Helverschou, S. B., Brunvold, A. R., & Arnevik, E. A. (2019). Treating patients with co-occurring autism spectrum disorder and substance use disorder: A clinical explorative study. Substance Abuse, 13. https://doi.org/10.1177/1178221819843291.

17. Hodgdon, L. (2011). Visual strategies for improving communication. QuirkRoberts Publishing.

18. *Hodgdon, L. (2017). Solving behavior problems in autism: Improving communication with visual strategies. QuirkRoberts Publishing.

19. Isenberg, B. M., Yule, A. M., McKowen, J. W., Nowinski, L. A., Forchelli, G. A., & Wilens, T. E. (2019). Considerations for treating young people with comorbid autism spectrum disorder and substance use disorder.

20. Journal of the American Academy of Child and Adolescent Psychiatry, 58(12), 1139–1141. https://doi. org/10.1016/j.jaac.2019.08.467.

21. Kanner, L. (1943). Autistic disturbances of affective contact. Nervous Child, 2, 217–250.

22. Kim, J. A., Szatmari, P., Bryson, S. E., Streiner, D. L., & Wilson, F. J. (2000). The prevalence of anxiety and mood problems among children with autism and Asperger syndrome. Autism, 4(2), 117–132. https:// journals.sagepub. com/doi/10.1177/1362361300004002002.

23. Koning, C., Magill-Evans, J., Volden, J., & Dick, B. (2013). Efficacy of cognitive behavior therapy-based social skills intervention for school-aged boys with autism spectrum disorders. Research in Autism Spectrum Disorders, 7(10), 1282–1290. https://doi.org/10.1016/J.RASD.2011.07.011.

24. Magiati, I. & Howlin, P. (2019). Adult life for people with autism spectrum disorders. In F. R. Volkmar (Ed.), Autism and pervasve developmental disorders (pp. 220–248). Cambridge University Press.

25. Matson, J. L., Turygin, N. C., Beighley, J., & Matson, M. L. (2012, April–June). Status of single-case research designs for evidence-based practice. Research in Autism Spectrum Disorders, 6(2), 931–938. https://doi.org/10.1016/j.rasd.2011.12.008.

26. Mayes, S. D., Calhoun, S. L., Mayes, R. D., & Molitoris, S. (2012). Autism and ADHD: Overlapping and discriminating symptoms. Research in Autism Spectrum Disorders, 6(1), 277–285. https://doi. org/10.1016/j.rasd.2011.05.009.

27. Myles, B. S., Gagnon, E., Moyer, S. A., & Trautman, M. L. (2004). Asperger syndrome. In F. Kline & L. Silver (Eds.), The educator's guide to mental health issues in the classroom (pp. 75–100). Brookes.

28. *Myles, B. S., & Smith, S. (2007, Sum). Understanding the special interests of individuals with Asperger syndrome: Introduction to the special series [Editorial]. Focus on Autism and Other Developmental Disabilities, 22(2), 66. https://doi.org/10.1177/10883576070220020601.

29. Mazefsky, C. A., Conner, C. M., & Oswald, D. P. (2010). Association between depression and anxiety in highfunctioning children with autism spectrum disorders and maternal mood symptoms. Autism Research: Official Journal of the International Society for Autism Research, 3(3), 120–127. https://doi. org/10.1002/aur.133.

30. Murphy, S. M., Chowdhury, U., White, S. W., Reynolds, L., Donald, L., Gahan, H., Iqbal, Z., Kulkarni, M., Scrivener, L., Shaker-Naeeni, H., & Press, D. A. (2017). Cognitive behaviour therapy versus a counselling intervention for anxiety in young people with high-functioning autism spectrum disorders: A pilot randomised controlled trial. Journal of Autism & Developmental Disorders, 47(11), 3446–3457. https://doi.org/10.1007/s10803–017–3252–8.

31. Nyden, A., Niklasson, L., Stahlberg, O., Anckarsater, H., Wentz, E., Rastam, M., & Gillberg, C. (2010). Adults with autism spectrum disorders and ADHD neuropsychological aspects. Research in Developmental Disabilities, 31(6), 1659–1668. https://doi.org/10.1016/j.ridd.2010.04.010.

32. Odom, S. L., Morin, K., Savage, M., & Tomaszewski, B. (2019). Behavioral and educational interventions. In F. Volkmar (Ed.), Autism and the pervasive developmental disorders (3rd ed., pp. 176–190). Cambridge University Press.

33. *Powers, M. D., Palmieri, M. J., Egan, S. M., Rohrer, J. L., Nulty, E. C., & Forte, S. (2014). Behavioral assessment of individuals with autism: Current practice and future directions. In F. R. Volkmar, R. Paul, S. J. Rogers, & K. A. Pelphrey (Eds.), Handbook of autism and pervasive developmental disorders, Volume 2: Assessment, interventions, and policy (4th ed., pp. 695–736). Wiley. https://doi.org/10.1002/9781118911389.hautc28.

34. Reaven, J., Blakeley-Smith, A., Culhane-Shelburne, K., & Hepburn, S. (2012). Group cognitive behavior therapy for children with high-functioning autism spectrum disorders and anxiety: A randomized trial. Journal of Child Psychology and Psychiatry, 53(4), 410–419. https://doi.org/10.1111/j.1469–7610.2011.02486.x.

35. Rengit, A. C., McKowen, J. W., O'Brien, J., Howe, Y. J., & McDougle, C. J. (2016). Brief report: Autism spectrum disorder and substance use disorder: A review and case study. Journal of Autism & Developmental Disorders, 46(7), 2514–2519. https://doi.org/10.1007/s10803–016–2763–z.

36. Russell, A. J., Jassi, A., Fullana, M. A., Mack, H., Johnston, K., Heyman, I., Murphy, D. G., & Mataix-Cols, D. (2013). Cognitive behavior therapy for comorbid obsessive-compulsive disorder in high-functioning autism spectrum disorders: A randomized controlled trial. Depression and Anxiety, 30(8), 697–708. https://doi.org/10.1002/da.22053.

37. Rutter, M., Bailey, A., Bolton, P., & Le Couteur, A. (1994). Autism and known medical conditions: Myth and substance. Journal of Child Psychology & Psychiatry & Allied Disciplines, 35(2), 311–322. https://doi.org/10.1111/j.1469–7610.1994.tb01164.x.

38. Scahill, L., Tillberg, C. S., & Martin, A. (2014). Psychopharmacology. In F. R. Volkmar, S. Rogers, R. Paul, & K. Pelphrey (Eds.), Handbook of autism and pervasive developmental disorders, Volume 1: Diagnosis, development, and brain mechanisms (4th ed., pp. 556–579). Wiley.

39. *Scarpa, A., Williams White, S., & Atwood, T. (2013). CBT for children and adolescents with high-functioning autism spectrum disorders. Guilford Press.

40. Scattone, D., & Mong, M. (2013). Cognitive behavior therapy in the treatment of anxiety for adolescents and adults with autism spectrum disorders. Psychology in the Schools, 50(9), 923–935. https://doi.org/10.1002/pits.21717.

41. Sowa, M., & Meulenbroek, R. (2012, January-March). Effects of physical exercise on autism spectrum disorders: A meta-analysis [Meta Analysis]. Research in Autism Spectrum Disorders, 6(1), 46–57. https://doi.org/10.1016/j.rasd.2011.09.001.

42. Steinbrenner, J. R., Hume, K., Odom, S. L., Morin, K. L., Nowell, S. W., Tomaszewski, B., Szendrey, S., McIntyre, N. S., Yücesoy-Özkan, S., & Savage, M. N. (2020). Evidence-based practices for children, youth, and young adults with autism. The University of North Carolina, Frank Porter Graham Child Development Institute, National Clearinghouse on Autism Evidence and Practice Review Team.

43. Strang, J. F., Kenworthy, L., Daniolos, P., Case, L., Wills, M. C., Martin, A., & Wallace, G. L. (2012). Depression and anxiety symptoms in children and adolescents with autism spectrum disorders without intellectual disability. Research in Autism Spectrum Disorders, 6(1), 406–412. https://doi.org/10.1016/j.rasd.2011.06.015.

44. Tan, B. W., Pooley, J. A., & Speelman, C. P. (2016). A meta-analytic review of the efficacy of physical exercise interventions on cognition in individuals with autism spectrum disorder and ADHD. Journal of

Autism & Developmental Disorders, 46(9), 3126–3143. https://doi.org/10.1007/s10803–016–2854–x.

45. Tsai, L. H., & Lin, J. W. (2020). Adaptation of diagnosis from autism spectrum disorder to social communication disorder in adolescents with ADHD. Journal of Autism & Developmental Disorders, 50(2), 685–687. https://doi.org/10.1007/s10803–019–04265–w.

46. *van Schalkwyk, G. I., Klingensmith, K., & Volkmar, F. R. (2015). Gender identity and autism spectrum disorders. Yale Journal of Biology & Medicine, 88(1), 81–83. PMID: 25744543; PMCID: PMC4345542.

47. *van Steensel, F. J. A., & Bogels, S. M. (2015). CBT for anxiety disorders in children with and without autism spectrum disorders. Journal of Consulting & Clinical Psychology, 83(3), 512–523. https://doi.apa.org/doiLanding? doi=10.1037%2Fa0039108.

48. Volkmar, F. R., Klin, A., & McPartland, J. C. (2014). Asperger syndrome: An overview. In F. R. Volkmar, A. Klin, & J. C. McPartland (Eds.), Asperger syndrome: Assessing and treating high-functioning autism spectrum disorders (2nd ed., pp. 1–42). Guilford Press.

49. White, S. W., Albano, A. M., Johnson, C. R., Kasari, C., Ollendick, T., Klin, A., Oswald, D., & Scahill, L. (2010). Development of a cognitive-behavioral intervention program to treat anxiety and social deficits in teens with high-functioning autism. Clinical Child & Family Psychology Review, 13(1), 77–90. https://doi.org/10.1007/s10567–009–0062–3.

50. *Wood, J. J., Ehrenreich-May, J., Alessandri, M., Fujii, C., Renno, P., Laugeson, E., Piacentini, J. C., De Nadai, A. S., Arnold, E., Lewin, A. B., Murphy, T. K., & Storch, E. A. (2015, January). Cognitive behavioral therapy for early adolescents with autism spectrum disorders and clinical anxiety: A randomized, controlled trial [Empirical Study; Quantitative Study; Treatment Outcome/Clinical Trial]. Behavior Therapy, 46(1), 7–19. https://doi.org/10.1016/j.beth.2014.01.002.

51. Zandt, F., Prior, M., & Kyrios, M. (2009). Similarities and differences between children and adolescents with autism spectrum disorder and those with obsessive compulsive disorder: Executive functioning and repetitive behaviour. Autism, 13(1), 43–57. https://doi.org/10.1177/1362361308097120.

52. Zhou, M. S., Nasir, M., Farhat, L. C., Kook, M., Artukoglu, B. B., & Bloch, M. H. (2021). Meta-analysis: Pharmacologic treatment of restricted and repetitive behaviors in autism spectrum disorder. Journal of the American Academy of Child & Adolescent Psychiatry, 60(1), 35–45. https://doi.org/10.1016/j.jaac.2020.03.007.

第十三章　行为障碍与心理障碍的药物治疗

目前尚缺乏针对孤独症核心症状的药物。然而，药物在治疗孤独症的行为障碍和心理健康障碍方面起着至关重要的作用。药物在一定程度上可以帮助减少患者的易怒、焦虑、抑郁、情绪化、攻击性行为和刻板行为，进而更容易对患儿实施教育和其他干预措施。本章我们将讨论治疗 ASD 的一些常用药物，可用来改善孤独症患者的行为和心理健康障碍。本书将针对孤独症药物（包括本章末尾在阅读清单中提到的药物）展开深入探讨。

一、孤独症的心理健康问题

过去，许多人认为孤独症（或任何发育障碍）这样的慢性疾病可以保护患者免受其他疾病的影响。事实上，这一观点是完全错误的。如今我们认识到，患有 ASD 的人常伴发其他问题，如焦虑或情感问题。对于孤独症是如何对行为和情绪产生复杂影响，还有很多疑问亟待解决。换言之，要明确这些问题是由孤独症引发，还是存在其他原因。世界各地对此的看法存在不少分歧。在美国，人们往往会将孤独症症状看作心境障碍。也就是说，如果 ASD 患儿喜怒无常或情绪低落，那么他们通常会被诊断为抑郁症。现有的医疗水平下，很难快速获得其他诊断结果。尤其是当 ASD 患者存在沟通障碍时，对于其他疾病的诊断则更为复杂。因此，有时很难确定孤独症的某些症状发展成其他疾病的时间点。

对于年幼且语言能力较弱的患儿，最常见的问题是易怒、乱发脾气，有时还会出现自伤行为。这些行为可能与患儿难以集中精力参与活动或难以容忍变化有关。虽然目前尚不清楚这些问题的确切病因，但已有一些药物可有效缓解这些症状（行为治疗也是如此）。有时，对于年长且沟通能力较强的患者（能够进行语言交流），当他们伴发抑郁和焦虑等心理问题时，更易出现行为刻板，并且难以做出改变的问题。

ASD 患儿会反复出现焦虑问题，包括高度焦虑状态，以及对具体问题产生的焦虑。例如，患儿会在社交场合或特定活动中感到惊恐。语言能力强的患儿往往能够表达自己的焦虑，而语言能力弱的患儿会看起来很焦虑。有时，焦虑问题会导致其他问题的出现，如自伤行为、攻击性行为或刻板行为。

研究表明，焦虑是 ASD 的症状之一，是由于反复受挫和负面经历引起。高认知功能的 ASD 患者经常感觉被孤立和受伤害。ASD 患者难以理解社交信息（ASD 患者的特征），无法预想将会发生的事情，所以必然会让患儿感到焦虑。研究表明，在某些情况下，ASD 患者在社交互动中丢失约 90% 的社交－情感信息。显然，人们逐渐意识到，与同龄人相处和处于社交场合易导致患儿进入一种恶性循环：社交使患儿的焦虑水平增加，反过来又会进一步引发社交孤立等社交问题。

ASD 患者（尤其是青少年和年轻人）患抑郁症的风险更高。随着时间的推移，尤其是高认知功能患者，他们被孤立的感觉越来越强烈，感觉自己错失了正常同龄人拥有的很多东西。研究表明，在 ASD 家庭中，儿童的患病率较高。这说明遗传因素导致患儿更容易出现抑郁和焦虑问题。

语言能力强的患儿有时会表达自己抑郁的感受。有时他们会感到烦躁，而不是沮丧，而其他患儿在抑郁时会变得更加焦虑和不安。对于有发育问题的幼儿和有严重沟通问题的大龄儿童，其抑郁症难以诊断也就不足为奇了。

有时，ASD 患儿会从抑郁恢复到"正常"状态，而后又会表现得十分兴奋，甚至亢奋。有人认为他们可能患有**双相障碍**。尽管明显的情绪波动和行为变化指向了这一病症，但 ASD 患儿是否存在这一问题还没有最终定论。整体来看，明确 ASD 患儿是否患有双相障碍十分关键。如果他们患有双相障碍，而非抑郁症，那么，一些治疗抑郁症的药物会使患儿激动。

有些 ASD 患儿同时患有 **ADHD**，可以用兴奋剂和其他药物（一般用于正常发育的儿童）成功治疗。在某些患儿中，ADHD 是 ASD 症状的一部分；而在其他患儿中，ADHD 独立于 ASD，两者并存。

对于正常发育的儿童，心理咨询或心理治疗对于心理障碍和行为障碍通常是有帮助的。有时，这对 ASD 患儿来说也能起到一定的效果，但要求治疗师在与患者互动时必须比与正常儿童沟通时更有条理，治疗师也必须更专注于患儿存在的问题（也就是说，治疗师在某些方面更像老师）。针对焦虑情绪也可以使用各种行为疗法，如通过生物反馈、视觉表象和放松训练等方法教患儿放松。更多有效的行为治疗方法参见第十二章。此外，也可以采取针对社交技巧和应对技能的干预措施（见第六章和第七章）。**认知行为治疗**（cognitive behavioral therapy，CBT）可以有效缓解高认知功能 ASD 青少年的焦虑症状（Ung 等，2015）。表 13-1 列出了一些药物治疗的注意事项。

表 13-1　药物治疗的相关注意事项

为了掌握服用药物的最佳剂量，确保药物发挥最大疗效，患儿的父母起着关键作用。患儿服用新药物的注意事项如下。

父母应该这样做

- 从处方医师那里获得关于服药的详细信息，包括多久可以见效，医师如何进行用药监测，多久看一次医师
- 询问医师建议药物治疗的原因及父母需要做出何种改变
- 询问医师倾向于此种药物的原因及该药的剂型（药片、胶囊、液体）
- 确定服药时间，并了解若出现漏服应该怎么做
- 经常询问可能出现的不良反应
- 询问什么情况下可紧急联系医师，并获取医师的联系方式
- 询问如何确定药物疗效。父母（或学校）能了解哪些具体信息。父母应该关注哪类信息，以及父母对于信息的记录频率。父母如何准确记录这些信息并把它交给医师
- 确保儿童的基层医疗医师"知情"，知道开药原因及药物的不良反应
- 开始服药前，询问基层医疗医师患儿是否需要进行血液测试或其他医学测试。记住，患儿在熟悉的办公室比在不熟悉的地方接受采血更安心
- 要在同一家药店开处方。如果有任何药物存在相互作用，这有助于确保药师通知父母和医师
- 让医师和药师知道患儿是否持续服用维生素补充剂、草药治疗或其他可能影响药物作用的非处方药物
- 仔细观察患儿。通常，父母会比其他人更早发现患儿的变化

父母不应该这样做

- 假装自己是医师。如果需要就寻求医师帮助
- 在没有询问医师的情况下就停止用药。许多药物必须慢慢停用（逐渐停用），而不是突然停用
- 过早放弃用药。有些药物可能需要几周或几个月才能起作用
- 当患儿开始服用新药物时，停止行为干预或教育干预
- 服用新药物的同时尝试很多新治疗。这会使得解释患儿改善的原因变得更加复杂

经许可转载、改编自：F. 沃尔克马尔（F.Volkmar），L. 威斯纳（L.Wiesner）. 孤独症实用指南（*A practical guide to autism*）[M]. 美国：威利出版社，2009：462－463.

二、用药的时间

研究发现，50% 的 ASD 儿童和青少年接受了针对 ASD 症状或合并症的药物治疗（Canitano，2015；Mooney 等，2019）。因此，谨慎考虑何时让孩子服药，这很有必要。有关药物治疗的注意事项见表 13-1。

考虑是否对患儿采取药物治疗时，需要考虑以下几点：

- **是否存在药物治疗的替代方案，是否已经尝试使用这些替代方案？**
- **该症状是否是孩子自身的健康问题或者生活中发生的变化所导致？**
- **问题有多严重，是会危及孩子的教育，还是会对他人构成威胁？**
- **行为 / 问题是什么时候开始出现的？持续了多长时间？**
- **是什么原因导致患儿的状况变得更糟（或更好）？**
- **这种情况仅仅发生在某些地方，并没有发生在其他地方，是吗？**

· 这是长期存在的问题，还是逐渐恶化的问题，还是新出现的问题？

· 症状好转了还是恶化了？

· 随着时间的推移，这种情况是如何发展的？

正如第十二章所讨论的，应该认真做好行为评估。药物不能作为行为干预的辅助手段这种说法是毫无根据的（在某些方面，这两种方法配合使用通常效果更好）。然而，一旦同时采取多种干预措施，就很难弄清楚患儿好转的原因，也就是说，很难知道哪种干预（或因素组合）改善了患儿的问题（见专栏13-1）。

专栏 13-1　排除疼痛是造成行为障碍的原因

有时行为障碍是患儿的疼痛所导致，这在沟通能力有限的患儿中最常见。一个以前没有自伤行为的患儿可能会突然拍打自己的头部。使用药物控制他们的自伤行为之前，关键是要检查他们的耳朵和嘴巴，以确保不是咽痛、阻生牙、耳部感染，或其他医学问题/口腔问题导致。

根据孩子的具体情况，最好先通过行为干预进行治疗。如果毫无效果或收效甚微，再实施药物治疗。除非孩子的问题比较严重，即存在威胁自身或他人安全的行为等。当一个青少年存在危险的自伤行为时，可以适当使用药物治疗，甚至可以使用轻度**镇静**。药物治疗的收益和风险相比，使用轻度镇静取得的治疗效果或许能够抵消它带来的风险。因此，可以使用轻度镇静阻止患儿的自伤行为。然而，对于不常见的行为，药物干预可能不如行为干预更可取。因为自伤行为不会频繁出现，只在特定的地方或时间出现。

通常，ASD患儿存在多种行为或情绪障碍。在这种情况下，可以使用同一药物治疗两种疾病。SSRI就可以同时治疗ASD青少年患者的焦虑和抑郁问题。但情况复杂时，有必要一次针对一个问题采取治疗，因为一种药物只对部分病症起效。因此，需要谨慎权衡药物治疗的风险和收益，并考虑造成该问题的所有原因。

用于治疗ASD患儿的药物种类正在增加。有些药物经过了深入的科学研究后，早已被频繁使用。因此，我们对这些药物知之甚多。然而，对于其他药物，可获得的信息是基于使用该药物治疗的少数儿童，儿童的"非盲"治疗或仅涉及的一个或几个病例。

有两种药物，即利培酮和阿立哌唑，被美国食品药品监督管理局（Food and Drug Administration，FDA）批准用于治疗ASD。它们属于**非典型抗精神病药**/第二代抗精神病药，或更常见的精神安定药。双盲、安慰剂对照试验证明了这两种药物的有效性。它们用来治疗孩子乱发脾气和攻击性行为这类易怒症状。我们下文将会讨论治疗 ASD 的其他药物，即使目前尚未在临床研究中显示出明确的疗效。此类药物最常用于治疗焦虑、ADHD 和抑郁。目前正在测试新的药物，试图治疗 ASD 患者社交障碍的核心问题。缩宫素是目前疗效最佳的药物。专栏 13-2 简要总结了药物研究的相关问题。

专栏 13-2　有关药物研究的简要总结

药物开发和审批过程：

- 临床前研究：研究开始前，研究人员初步评价某种特定药物对目标适应证患者的治疗效果，之后分析动物实验数据、实验室测试 / 模型数据。小剂量药物会在少数人（成年人）身上进行测试。
- 第一阶段研究：在少数健康人群（最多 100 人左右）中观察药物的安全性。
- 第二阶段研究：关注不同剂量药物的有效性和安全性。这涉及更多的（有时数百名）志愿者。
- 第三阶段研究：观察药物在目标人群中的有效性和安全性。这涉及成百上千的志愿者。该类研究数据为药物注册获得批准的关键依据。
- 第四阶段研究：在药物获得批准，并被医师开具处方后对其进行监测。

了解所使用的各种研究：

- **双盲、安慰剂对照试验**：这类研究结果最值得信赖。在此研究中，研究人员对个体进行细致的研究，并对试验因素进行科学的控制（如将个体随机分成若干组）。一组（对照组）接受安慰剂或非活性物质，而另一组接受活性药物。受试者、研究者等参与人员都不知道自己被分配到哪一组别，因此称为"双盲"。这类研究有很多，可以对收集到的数据进行分析，不存在非盲法的潜在偏见。在这种试验中，更改受试者的治疗顺序被称为交叉设计。患儿经历了前几周的安慰剂治疗后，开始服用活性药物（或顺序相反），这样一来，受试者都有机会在药物上市前接受治疗。该研究的主要局限是其成本和复杂性。然而，**随机对照试验**（randomized controlled trials，RCT）却为我们评估最新治疗方案提供了最有效的数据。
- **开放标签研究**：研究中所有接受治疗的患者都知道真实的给药情况，因此称为"开放标签"。该研究具有很多优势，尤其是患者首次使用药物时。通过该试验模型对多数人进行研究比只对少数几个案例进行研究更有效。如果这项研究的规模大、设计好，就可以证实对哪类人有效，对哪类人无效，有哪些不良反应。但该研究也有很大的局限性，因为这项研究是开放的（或者字面意义上称为非盲法），所以，与安慰剂效应类似的因素可能会影响试验结果。安慰剂效应或许是可观的。比如，有时多达 20% 或 30% 的患者因为参与研究使病情得到了改善。

> · **案例报告**：书面记录了患者在治疗中的反应。有时收集和报告的结果具有客观、科学的严谨性，但通常报告会更随意，甚至存在偏见（无论有意或无意）。案例报告通常会首先提供一种药物可能有效的线索。然而，就其更广泛的科学价值而言，这些案例报告极其有限。
>
> 经许可转载、改编自：F. 沃尔克马尔（F.Volkmar），L. 威斯纳（L.Wiesner）. 药物流行和药品说明书以外的用药问题（*Medication Fads and Off-Label Uses*）. 孤独症实用指南（*A practical guide to autism*）[M]. 美国：威利出版社，2009：459–460.

通常，首次提出一种治疗孤独症的新药时，人们对其有极大的热情。通常情况下，早期不受控制的报告表明药物有效且几乎没有什么不良反应，如芬氟拉明。据案例报告显示，这一药物最初使孤独症患儿得到了显著的改善。遗憾的是，随着时间的推移，事实证明并非如此，它疗效不大且会引发不良反应。对新药来说，良好的临床试验结果意义重大。当父母听说一种新的治疗方法还未进行科学评估时，他们不会轻易让患儿使用这种药物。

超药品说明书用药非常普遍——约50%或更多的儿科用药既是如此，其中在孤独症患儿中表现得最为明显。这反映了儿童，特别是残疾儿童用药研究的难度大，缺乏儿童药物评价（临床试验）的激励政策和／或强制要求，但政府正尽力解决这个问题。因药品说明书中常缺少孤独症儿童用药的相关临床研究信息，超药品说明书用药广泛存在。

三、安慰剂效应的概念

安慰剂效应指的是患儿参与研究所获得的积极效果。无论患儿是接受了研究中的治疗或还是服用了**安慰剂**（非活性物质），这都会让患儿的症状得到缓解。首要问题是，为什么患儿服用安慰剂的效果甚佳？有以下几个答案：

· 研究需要临床医师、家长和教师的高度参与。要给予患儿更多的关注，培养患儿的兴趣，以帮助其进步。
· 尽力在研究期间提供高水平的照护。
· 症状会随着时间流逝逐渐发生变化（一般来说，症状最严重时，人们会尝试一些新的治疗方法，如自愿参加一项研究。当患者的病情加重时，唯一的办法就是接受一种新的治疗方法）。
· 对改善的效果有所期待。这种期望会改变父母或教师观察患儿、与患儿互动的方式。

四、药物潜在的不良反应

所有药物都具有潜在的不良反应。对于阿司匹林这样的基础药物也是如此。

有时不良反应与剂量有关，剂量越大，不良反应的发生率越高。有时不良反应的发生与剂量无关，如药物过敏。不同药物的不良反应不同。有些不良反应反而会对人体有益处。比如，有些药物的不良反应是产生镇静效果，这反而有助于患者的睡眠。从字面意义上讲，"**不良反应**"这个术语更多的是指发生与治疗目的无关的消极反应。本章在药物讨论部分提及了不同种类药物的常见不良反应。患儿可能没有本章列出的不良反应，但是可能会有其他的不良反应。有时不良反应会立即显现，有时不良反应会在一段时间后开始显现。有些不良反应会在早期出现，但往往会逐渐消失。

这些潜在的不良反应意味着，父母咨询医师治疗行为或情绪问题的药物时，应该确保对常见的且更令人担忧的不良反应有清晰的认识。医师根据案例报告了解患儿的不良反应后，可以选择改变药物剂量，还可以选择改用新药物，甚至增加药物来缓解不良反应或进一步产生积极效果。

五、治疗孤独症的药物

下文提供了一些基本信息，即用于治疗 ASD 的主要药物类别或组。每个部分都对药物如何发挥疗效，以及哪种药物效果最佳做出了简短的描述。下文举例说明了药物最常见的不良反应。请记住，这个药物清单是经过筛选的，不是所有的药物都包含在内。还有，本章只描述了最常见的不良反应，还有许多可能存在的不良反应尚未列出。

遗憾的是，除了少数值得注意的特殊情况（稍后讨论），研究人员所能获得的用于治疗行为障碍的药物信息相当有限。大多数情况下，研究人员依赖于一些案例报告和一系列病例研究，而不是较为完善的双盲试验。幸运的是，目前正对这些药物进行更加深入的研究，新的药物知识将快速涌现出来。比如，FDA 依据一项研究批准利培酮和阿立哌唑作为治疗孤独症患者易怒症状的首选药物，但这对 ASD 患者来说却存在问题。虽然作者在写作本书时采用了最新信息。但请记住，新的研究正在继续，有关信息将会更新。

六、抗精神病药 / 主要镇静药（典型和非典型抗精神病药）

最常用于治疗孤独症患者易怒症状的药物被称为主要镇静药。对此类药物的研究多于对其他类别药物的研究。近年来已经开发出新型的第二代**非典型抗精神病药**，没有第一代抗精神病药 / 主要镇静药的不良反应。这些药物通常被用于有严重自伤行为、刻板行为、攻击性行为和易怒情绪的患者。有时也被用于治疗易怒情绪带来的高水平活动或刻板行为。

这类药物主要影响大脑系统中的多巴胺，阻滞多巴胺受体。此外，此类药物也会对大脑中的其他系统产生影响。这些影响反映了药物产生的预期效果、积极效果，以及消极效果。孤独症患者的某些行为障碍与**多巴胺**功能有关，如自伤行为、刻板行为、无目的的重复动作。尽管小剂量的精神安定药可以有效地增加孤独症患儿的注意力广度，帮助他们更有效地学习，但这通常不是孤独症患儿服用这些药物的原因。

通常，从药物最小的有效治疗剂量开始，然后逐渐增加药物剂量。这类药物相对来说起效较快。也可以在一开始就服用较大剂量（通常是在紧急情况下）。现在使用最频繁的是新型的第二代抗精神病药，因此下文将首先讨论这类药，后续再回顾旧药——现如今后者使用的频率较低。

七、第二代抗精神病药

第二代抗精神病药（见表 13-2）引起了广泛的关注，因为它们大大降低了患有**迟发性运动障碍**的风险。这个术语的字面意思是发展缓慢的运动障碍。第二代抗精神病药延续了第一代抗精神病药的不良反应，并且不良反应发生的更加频繁。这类新型药物，有时被称为非典型或第二代精神安定药/抗精神病药，可以有效地治疗精神分裂症成年患者存在的社交退缩和缺乏动机问题（这可能与孤独症的社交障碍有密切关系，也可能关系不大）。此外，该类药物有助于缓解焦虑、乱发脾气、自伤行为、攻击性行为、高水平活动和冲动——这与以往的第一代抗精神病药疗效相同，但不良反应减少。同时，这类药物在很大程度上已经取代了较老的第一代抗精神病药。尽管如此，它仍会存在各种各样的不良反应，如镇静、运动问题、体重增加（齐拉西酮除外）、心电图（electrocardiogram，ECG）变化，以及糖尿病和其他疾病。

表 13-2　第二代抗精神病药

通用名（学名）	品牌名称（商标）
利培酮	Risperdal®
阿立哌唑	Abilify®
喹硫平	Seroquel®
奥氮平	Zyprexa®
齐拉西酮	Geodon®

经许可转载、改编自：F. 沃尔克马尔（F.Volkmar），L. 威斯纳（L.Wiesner）. 孤独症实用指南（*A Practical Guide to Autism*）[M]. 美国：威利出版社，2009：468.

在该类药物中，首先要讨论的是氯氮平。患者服用后会出现明显的不良反应，如降低白细胞数。因此，它的使用频率不像其他药物那么高，也没有在孤独症的治疗中被深入研究。

该类别的另一种药物，利培酮。如前文所述，已经对此药进行了充分的研究，现已获得 FDA 的批准，可用于治疗 5～17 岁孤独症患儿的攻击性行为、乱发脾气和自伤行为。促成该药物批准的研究之一是儿科心理药理学研究单位（Research Units on Pediatric Psychopharmacology，RUPP）孤独症网络（RUPP，2002）的一项试验。在这项研究中，患有孤独症和具有严重行为障碍的患儿被分配到一个为期 8 周的双盲试验、利培酮或安慰剂对照试验。最终，被分配在利培酮组，具有严重的行为障碍的患儿获得了明显改善。临床医师评价这组患儿获得了极大的改善，即使他并不知道患儿是在服用有效的药物还是安慰剂。利培酮会产生一些轻微的不良反应（疲劳、流口水、嗜睡），但大多数不良反应很快便会消失。在 8 周的试验中，体重增加（平均 2.7 千克 / 近 6 磅）是常见的不良反应。

在研究的第二阶段，开放标签的研究中，患儿被监测了一段时间（不再尝试继续双盲部分的研究）。反应良好的患儿继续服用中低剂量的利培酮。6 个月后，患儿被随机分配到中止试验中（有些患儿继续服用活性物质，其他人则逐渐改用安慰剂）。如同研究的第一阶段，中止试验是双盲试验。只有少数患儿可以逐渐停止用药，而大多数患儿出现了行为障碍，重新开始服用利培酮。在这项研究中，比起第一代抗精神病药的不良反应，利培酮的不良反应更大。虽然总体上来看，不良反应的确显著减少，但体重增加确实是两类药物普遍存在的问题。值得注意的是，有时体重显著增加后，即使停止用药，也不容易减掉多余的脂肪。因此，孤独症患儿的健康问题主要是体重增加和普遍存在的肥胖问题（见第八章）。

在有关其他非典型抗精神病药的研究中，开放试验表明奥氮平降低易怒、攻击性行为、过度活动和强迫性神经症的作用并不明显。奥氮平较为明显的不良反应是体重增加。有些父母不介意患儿的体重增加（特别是如果患儿偏瘦的话）。然而，对许多孤独症患儿来说，体重大幅增加却是较为严重的问题，因为他们无法通过足够的锻炼减重。

八、第一代镇静药

该类药物是最先被开发出来，用于治疗孤独症患者严重行为障碍的药物。其中许多药物已经通过孤独症的双盲试验进行了充分的研究（Mooney 等，2019）。行为改善率的计算因素包括减少焦虑、（药物）戒断和自我刺激行为。目前，这类药物不再被频繁使用，相对而言，其中使用频率最高的是氟哌啶醇（Haldol®）和氯丙嗪（Thorazine®）。这类药物仍在上市出售，有时可用于特殊情况。

虽然早期（第一代）药物的不良反应更常见，但新药（第二代神经抑制剂）

也仍然具有这些不良反应。**迟发性运动障碍**仍然是一个十分令人担忧的问题。因此，医疗保健医师应密切关注这类药物的不良反应。如果观察到迟发性运动障碍的早期迹象，可以停药，有时患儿的运动问题是可恢复的。现在也有治疗迟发性运动障碍的药物。但是当这类药物偶尔停止或减少时，患儿会出现运动问题，特别是当药物突然停止而不是逐渐停止时。

很少观察到患儿真的出现过敏反应（不只是运动方面的不良反应），这是个十分严重的问题。这些药物属于一类药物，都有所谓的**抗胆碱药不良反应**，如口干、便秘等，如同服用抗组胺。当然，这类药物还存在其他不良反应。所以医疗保健医师必须了解患儿的病史，包括服用的药物，仔细跟踪和监测他们服用的任何新药物。他们在服用这些药物时会发生一种罕见的情况（**恶性高热**），即患者体温急剧上升。这属于紧急医疗情况，需要迅速干预。如果孩子在夏天出现这种情况，那就尤其需要注意让服用这类药物的患儿多喝水。

重要的是要记住，不良反应的发生通常与剂量有关，尽管有时小剂量也会导致不良反应。

九、治疗注意力问题的药物

在美国，兴奋剂被广泛用于治疗 **ADHD**。这些药物是通过补充大脑信使的化学物质——多巴胺而起作用的。（请注意，这与镇静药的效果不同，镇静药至少能够部分阻滞大脑中的多巴胺）。兴奋剂可以帮助患儿集中注意力，专心、少动和少冲动。这些药物帮助了 75% 的 ADHD 患儿（见表 13-3 该类药物的列表）。药物能够帮助孤独症患儿在 50% 的时间内集中注意力（Jahromi 等，2009）。也有一些非兴奋剂药物用于治疗患儿的注意力问题，但兴奋剂仍是使用最广泛的药物。

表 13-3　治疗 ADHD 的药物

通用名	品牌名称
哌甲酯派生物	
哌甲酯	Ritalin®
	Ritalin LA®
	Concerta®
	Focalin®
	Focalin XR®
苯丙胺派生物	
右苯丙胺	Dexedrine®
苯丙胺合剂	Adderall®
	Adderall XR®
	Vyvanse®

（续表）

通用名	品牌名称
非中枢神经兴奋剂	
托莫西汀	Strattera®
胍法辛	Tenex®
控释片	Intuniv®
可乐定	Catapres®

经许可转载、改编自：F. 沃尔克马尔（F.Volkmar），E. 威斯纳（L.Wiesner）. 孤独症实用指南（*A practical guide to autism*）［M］. 美国：威利出版社，2009：470.

　　不同兴奋剂的作用时间不同。它们有易怒、多动症、睡眠障碍、食欲下降、腹痛和头痛一系列加重的不良反应。偶尔，患儿会出现头晕的问题，有时还会变得更加烦躁或情绪化。服用该类药物的患儿有时会**抽搐**。其他的不良反应还包括习惯问题（挠皮肤），或者更罕见的**幻觉**，尤其是在服用高剂量时。兴奋剂是 ASD 患儿最常用的药物之一，其使用原因与未患孤独症的 ADHD 患儿使用的原因相同，即帮助患儿提高注意力，减少多动和冲动。RUPP 孤独症网络使用三种不同剂量的兴奋剂——哌醋甲酯（Ritalin®）和安慰剂完成了一项大规模试验（Jahromi 等，2009）。该试验采用了所谓的交叉设计，让每个患儿依次服用低剂量、中剂量、高剂量的兴奋剂和安慰剂。结果表明，不论何种剂量的兴奋剂，其效果均优于安慰剂，但是只有大约 50% 的患儿有所改善。这一积极反应率远低于 75% 的 ADHD 患儿的积极反应率。这与我们在 ADHD 患儿身上观察到的类似，但在 ASD 和多动症儿童中更常见。RUPP 小组经过了细致的观察以后，确定了哪些受试者更可能做出积极的反应。部分证据表明，智商正常或接近正常的患儿更可能做出积极的反应。虽然这些药物可以帮助缓解多动和提高注意力，但这些药物对其他问题没有帮助，如焦虑、抑郁、强迫性习惯或行为刻板。增加该类药物解决这些问题可能存在不足。

　　医师应仔细审查患儿的病史，以确保患儿无须服用兴奋剂（**禁忌证**）。当使用兴奋剂治疗时，应对其密切监测。因为它们的确很可能引起 ASD 患儿的躁动和易怒情绪。每 3 ~ 6 个月为患儿测量一次身高、体重，以及血压和脉搏，这一点是很重要的。如果出现发育和体重增加的问题，医疗保健医师可以尝试减少药物剂量，使用用药假期，或更换不同的药物类别。非中枢神经兴奋剂，如托莫西汀或胍法辛也可用于治疗多动症的症状。随着患儿年龄的增长（如果仍然需要服药），可以调整用药剂量。同样重要的是，可以偶尔使用用药假期（计划性间断治疗），以确保患儿仍然需要服用该药物，并重新评估药物疗效。尝试使用这类药物时应与基层医疗医师或心理健康临床医师密切合作。

十、抗抑郁药和 SSRI

早期的抗抑郁药和 SSRI 最初是为治疗抑郁症和 / 或强迫性神经症开发的。它们也被用来治疗焦虑。市面上有几种抗抑郁药（见表 13-4）。

表 13-4　抗抑郁药和 SSRI

通用名	品牌名称	用途
氯米帕明	Anafranil®1	抑郁 / 焦虑 / OCD
氟西汀	Prozac®2	抑郁 / 焦虑 / OCD
西酞普兰	Celexa®3	抑郁 / 焦虑 / OCD
氟伏沙明	Luvox®3	抑郁 / 焦虑 / OCD
帕罗西汀	Paxil®3	抑郁 / 焦虑 / OCD
舍曲林	Zoloft®3	抑郁 / 焦虑 / OCD
艾司西酞普兰	Lexapro®2	抑郁 / 焦虑
文拉法辛	Effexor®3	抑郁
丁氨苯丙酮	Wellbutrin®3	抑郁
米氮平	Remeron®3	抑郁

注：1. 传统抗抑郁药；2. SSRI；3. 新型抗抑郁药 / 不同于旧型化学结构的 SSRI。
经许可转载、改编自：F. 沃尔克马尔（F.Volkmar），L. 威斯纳（L.Wiesner）. 孤独症实用指南（*A practical guide to autism*）[M]. 美国：威利出版社，2009：472.

最常用的类型是所谓的 SSRI，它们抑制神经递质 5- 羟色胺的再摄取，增加大脑中 **5- 羟色胺** 的水平。SSRI 对 5- 羟色胺具有选择性作用。也就是说，它们对去甲肾上腺素和多巴胺等其他脑化学系统几乎没有影响。

SSRI 之所以会引起孤独症患者的广泛关注，是基于以下猜想：该类药物既可以治疗 ASD 中常见的行为刻板、仪式化行为和其他仪式化问题，也可以治疗随着患儿年龄增长更常出现的抑郁和焦虑问题。该类药物至少具有潜在的且相当大的作用，因为它们能够治疗焦虑和抑郁等多种症状，甚至在某种程度上，可以治疗注意力问题。**刺激**（激动不安和静坐不能 / 易怒）、口干、便秘和心脏传导阻滞这类不良反应因药物而异。

很多研究虽然不是十分完善，但也评估了 SSRI 对孤独症的疗效。早期针对成年患者的研究鼓舞人心，但最近的研究表明该类药物并非会对患儿产生绝对的积极作用。患者的反应存在极大差异，不同的剂量对不同的患者起到不同的效果。的确，青少年和即将迎来青春期的患者似乎比年龄较小、处于前青春期的患儿获得的疗效更好。随着年龄的增长，身体的新陈代谢能力有所下降，这会对药物的疗效产生部分影响。随着 ASD 遗传学的知识越来越清楚，这将有助于解释这种可变性（Mooney 等，2019；Yuenn 等，2019）。

2013 年，威廉姆斯（Williams）等人总结多项研究时发现，没有证据证实患儿能够从这些药物中获益，而 ASD 成年患者能够从中获益的证据支持也是有限的。重要的是，医师要知道儿童或青少年正在服用的所有药物，因为药物之间存在许多相互作用。在同一家药店购入所有药品很有必要，因为药剂师会标记出任何与已知药物有相互作用的新药。

十一、心境稳定剂

心境障碍的典型例子是双相障碍。**双相障碍**患者的情绪波动较大。他们可能会经历几个星期甚至几个月的严重抑郁期，然后经历情绪正常的时期，最后经历兴高采烈和狂躁的时期。成年患者的心境障碍比患儿的心境障碍更容易诊断。很难分辨患儿易怒、过度活动和攻击性行为的原因，它们可能是心境障碍的信号，也可能是与 ASD 相关的严重破坏性行为。

有些推测认为，心境障碍的发生率可能在 ASD 儿童和青少年中有所增长（Kim 等，2000；Simonoff 等，2012），心境障碍可能会影响孤独症的药物治疗（Canitano，2015）。这是一个复杂的问题，因为诊断儿童心境障碍的难度较大。例如，易怒和过度活动经常出现在 ASD 儿童身上，但这意味着他们患有心境障碍吗？当然有报告指出，尤其是对有严重心境障碍家族史的 ASD 儿童来说，心静稳定剂确实有效果（DeLong，2004）。与失眠和过度活动相关的周期性情绪问题和易怒的患者也可能是心静稳定剂的候选者。

用于治疗心境障碍的药物（见表 13-5）包括锂（现在使用频率低得多）和一些用于治疗癫痫的药物（现在更常用）。这类药物如何发挥作用尚不清楚。定

表 13-5　心境稳定剂

通用名	品牌名称
双丙戊酸钠	Depakote®
丙戊酸钠	Depakote®
卡马西平	Tegretol®
拉莫三嗪	Lamictal®
锂化合物	Eskalith® Lithobid®

注：该类药物都需要仔细监测不良反应，包括镇静或躁动、血细胞计数、肝脏、甲状腺和肾脏的变化。这些药物的剂量取决于血液水平和不良反应。应与开处方的医师仔细审查这些药物和其他药物的潜在不良反应。

经许可转载、改编自：F. 沃尔克马尔（F.Volkmar），L. 威斯纳（L.Wiesner）. 孤独症实用指南（*A practical guide to autism*）[M]. 美国：威利出版社，2009：474.

期监测血液水平。平衡不良反应和积极效果往往是十分复杂的。有些研究是与抗惊厥药物治疗孤独症儿童的情绪障碍相关，但这些大多是基于单一或少数的案例报告，往往不是最有说服力的。显然还需要更多的研究来证实这一点。

心境稳定剂的不良反应包括镇静、血细胞计数变化和肝毒性。

十二、缓解焦虑的药物

ASD 患儿可能存在**焦虑**问题。有时，这类似于人们在面对可怕或紧张的情况时所产生的焦虑情绪。有时，焦虑可能会以不同寻常的形式出现。比如，它可能与处理新情况或某些问题更相关。

用于治疗正常发育儿童、青少年和成人焦虑问题的药物有时可以成功地治疗 ASD 患儿的严重焦虑。然而，正如我们下文所讨论的，目前还没有很多关于使用这些药物治疗孤独症的研究。此外，有时同一种药物会使人更加烦躁和混乱。

除了已经提到的 SSRI，**苯二氮䓬类药物**也被广泛用于成年患者，通常也可以用于缓解儿童和青少年 ASD 患者的短期焦虑，如患者去看牙医之前。然而，该类药物在成人中的研究比在儿童中更加深入。常见的苯二氮䓬类药物有地西泮（Valium®）和劳拉西泮（Ativan®）。有些患儿在服用后会变得焦躁不安，也就是说，减轻焦虑的药物反而会让患儿更加焦虑。所以，如果这些药物是在看牙医之前开的，我们建议父母先在家试试剂量。苯二氮䓬类药物会使患儿产生依赖，不应该毫无限制地使用。然而，如果这些药物确实对患儿有效，那么在患儿非常焦虑的情况下偶尔使用是有价值的。非处方抗组织胺苯海拉明（Benadryl®）有镇静作用，可以短期使用。在过去，其他药物，特别是普萘洛尔（Inderal®）被用于控制焦虑情绪。然而，它现在的使用频率降低了。

十三、联合用药

ASD 患儿通常会服用一种以上的药物来治疗各种情绪或行为障碍。这种做法（被称为**多重用药**）是复杂的。有时需要服用两种药，因为一种药可以控制另一种药的不良反应。有时需要在第一种药起到轻微效果后，再增加第二种药，但是这种做法并不能取得预期效果。同时服用两种药物时，可以降低每种药物的剂量。有时，一种起效更快的药物会同长效药物一起服用。有时确实存在两种情况，所以使用两种药物治疗是有效果的。这些是同时服用多种药物的可能因素。

不幸的是，服用多种药物会有许多潜在的问题。其一是药物的相对收益。同时，服用多种药物可能会带来更多的不良反应和麻烦。药物相互作用的可能性明显增加。最后，一些药物组合显然不起作用，而且可能比只服用一种药物的风险更大。

偶尔，我们会看到孤独症患儿同时服用多种不同的药物（记录大约是 10 种），他们认为每种药物治疗的是不同的问题——焦虑、抑郁、注意力不集中等。在这种情况下，患儿的行为往往会逐渐恶化。无法找到这种情况发生的原因，也无法对其做出改变。一般来说，除了一些特殊情况，尽可能地服用一种药物是有意义的。

十四、药物治疗的新方向

最近，人们努力使用**缩宫素**来治疗孤独症社交障碍的核心症状。这是一种在动物研究中已经被熟知的，影响母婴依恋和配对结合的氨基酸肽。在正常发育的成年人中，经鼻内给予单剂量已被证实可以集中社交注意力。孤独症的最初案例报告是阳性的，但到目前为止，更多的对照试验尚未得到如此明确的结果（Ooi 等，2017）。

多年来，人们尝试了许多药物，包括麦角酰二乙胺（lysergic acid diethylamide，LSD）等药物，用来确定它们对治疗孤独症是否有效。最近的研究（Mooney 等，2019）包括了对多种潜在药物的研究。这些药物影响不同的大脑系统，目前正在进行研究，以确定是否应该在较为完善的临床试验中进行更加深入的研究。

十五、总结

近年来，我们对孤独症及相关疾病药物治疗的认识显著增加，但仍有许多认知空白。虽然目前还没有药物被证明能真正改善孤独症的核心障碍，但部分药物已经被证明能帮助解决一些与孤独症相关的问题症状。药物在治疗躁动、多动、焦虑、攻击性、抑郁及某些方面的强迫性神经症和强迫性行为方面非常有效。目前正在研制的一些新制剂具有相当好的前景。

在考虑治疗行为障碍的药物时，要权衡潜在的积极效果和潜在的不良反应。如果问题相当严重，限制了患儿参与教育项目或社区活动的机会，或者对他们的生活质量（或家庭的生活质量）产生了消极的影响，应该考虑实施药物治疗。有些药物的不良反应是非常小的，而且，根据情况，可以考虑使用这些药物来治疗轻微的或具有干扰性的问题。对于更严重的行为障碍，需要更有效的药物治疗。需要密切观察患儿一段时间内的行为，以评估其问题的严重程度，并确定是否真的需要药物治疗。

当一种新的药物（或任何干预措施）被用于观察患儿在学校的行为差异时，收集有关数据对学校的工作人员非常有帮助。也可以使用评定量表或检查表作为一种监测药物（包括潜在的不良反应）的方法。

一个令人兴奋的，但尚未实现的可能是，未来，我们发现更多关于孤独症的真正起因时，我们便能够针对核心障碍开发出更优良的治疗方法。与此同时，现在有很多有帮助的药物。

参考文献

1. Canitano, R. (2015). Mood stabilizers in children and adolescents with autism spectrum disorders. Clinical Neuropharmacology, 38(5), 177–182.

2. DeLong, R. (2004). Autism and familial major mood disorder: Are they related? Journal of Neuropsychiatry & Clinical Neurosciences, 16(2), 199–213. Jahromi, L. B., Kasari, C. L., McCracken, J. T., Lee, L. S. Y., Aman, M. G., McDougle, C. J., Scahill, L., Tierney,

3. E., Arnold, E., Vitiello, B., Ritz, L., Witwer, A., Kustan, E., Ghuman, J., & Posey, D. J. (2009). Positive effects of methylphenidate on social communication and self-regulation in children with pervasive developmental disorders and hyperactivity. Journal of Autism & Developmental Disorders, 39(3), 395–404.

4. Kim, J. A., Szatmari, P., Bryson, S. E., Streiner, D. L., & Wilson, F. J. (2000). The prevalence of anxiety and mood problems among children with autism and Asperger syndrome. Autism, 4(2), 117–132.

5. Mooney, L., Fosdick, C., & Erickson, C. A. (2019). Psychopharmacology of autism spectrum disorders. In F. Volkmar (Ed.) Autism and the pervasive developmental disorders (pp. 158–175). Cambridge University Press.

6. Ooi, Y. P., Weng, S.-J., Kossowsky, J., Gerger, H., & Sung, M. (2017). Oxytocin and autism spectrum disorders: A systematic review and meta-analysis of randomized controlled trials. Pharmacopsychiatry, 50(1), 5–13.

7. Research Units in Pediatric Psychopharmacology (RUPP). (2002). Risperidone in children with autism and serious behavioral problems. New England Journal of Medicine, 347, 314–321.

8. Scahill, L., Tillberg, C. S., & Martin, A. (2014). Psychopharmacology. In Volkmar, F. R., Paul, R., Rogers, S. J., & Pelphrey, K. A. (Eds.), Handbook of autism and pervasive developmental disorders (4th ed.). John Wiley & Sons, Inc.

9. Simonoff, E., Jones, C. R., Pickles, A., Happe, F., Baird, G., & Charman, T. (2012). Severe mood problems in adolescents with autism spectrum disorder. Journal of Child Psychology and Psychiatry, 53(11), 1157–1166.

10. Ung, D., Selles, R., Small, B. J., & Storch, E. A. (2015). A systematic review and meta-analysis of cognitive-behavioral therapy for anxiety in youth with high-functioning autism spectrum disorders. Child Psychiatry & Human Development, 46(4), 533–547.

11. Volkmar, F., & Wiesner, L. (2009). A practical guide to autism: What every parent, family member, and teacher needs to know. Wiley.

12. Williams, K., Brignell, A., Randall, M., Silove, N., & Hazell, P. (2013). Selective serotonin reuptake inhibitors (SSRIs) for autism spectrum disorders (ASD). Cochrane Database System Review, (8), CD004677. https://doi.org/10.1002/14651858.CD004677.pub3.

13. Yuenn, R. K. C., Szatmari, P., & Vorstman, J. A. S. (2019). The genetics of autism spectrum disorders.

In F. R. Volkmar (Ed.) Autism and the pervasive developmental disorders (pp. 112–128). Cambridge University Press.

延伸阅读

1. Blumer, J. L. (1999). Off-label uses of drugs in children. Pediatrics, 104(3 Suppl.), 598–602.

2. Connor, D. F., & Meltzer, B. M. (2006). Pediatric psychopharmacology—fast facts. Norton.

3. Dulcan, M. K. (2006). Helping parents, youth, and teachers understand medications for behavioral and emotional problems: A resource book on medication information handouts (3rd ed.). American Psychiatric Press.

4. Erickson, C. A., Veenstra-VanderWeele, J. M., Melmed, R. D., McCracken, J. T., Ginsberg, L. D., Sikich, L., Scahill, L., Cherubini, M., Zaravics, P., Walton-Bowen, K., Carpenter, R., Bear, M.F., Wang, P., & King, B. H. (2014). STX209 (arbaclofen) for autism spectrum disorders: An 8-week open-label study. Journal of Autism & Developmental Disorders, 44(4), 958–964.

5. Green, W. H. (2006). Child and adolescent clinical psychopharmacology. Lippincott.

6. Hardan, A. Y., Fung, L. K., Libove, R. A., Obukhanych, T. V., Nair, S., Herzenberg, L. A., Frazier, T. W., & Tirouvanziam, R. (2012). A randomized controlled pilot trial of oral N-acetylcysteine in children with autism. Biological Psychiatry, 71(11), 956–961.

7. Jacquemont, S., Curie, A., Des Portes, V., Torrioli, M. G., Berry-Kravis, E., Hagerman, R. J., Ramos, F. J., Cornish, K., Yunsheng, He., Paulding, C., Neri, G., Chen, F., Hadjikhani, N., Martinet, D., Meyer, J., Beckmann, J. S., Delange, K., Brun, A., Bussy, G., Gasparini, F., Hilse, T., Floesser, A., Branson, J., Bilbe, G., Johns, D., & Gomez-Mancilla, B. (2011). Epigenetic modification of the FMR1 gene in fragile X syndrome is associated with differential response to the mGluR5 antagonist AFQ056. Science Translational Medicine, 3(64), 64ra1. https://doi.org/10.1126/scitranslmed.3001708.

14. Kennedy, D. (2002). The ADHD autism connection. Random House.

15. King, B. H., Hollander, E., Sikich, L., McCracken, J.T., Scahill, L, Bregman, J. D., Donnelly, C.L., Anagnostou, E., Dukes, K., Sullivan, L., Hirtz, D., Wagner, A., & Ritz, L. (2009). Lack of efficacy of citalopram in children with autism spectrum disorders and high levels of repetitive behavior. Archives of General Psychiatry, 66(6), 583–590.

16. Kutcher, S. (Ed.) (2002). Practical child and adolescent psychopharmacology. Cambridge University Press.

17. Martin, A., Scahill, L., Charney, D. S., & Leckman, J. F. (2003). Pediatric psychopharmacology. Oxford University Press.

18. McCracken, J. T., McGough, J., Shah, B., Cronin, P., Hong, D., Aman, M. G., Arnold, L. E., Lindsay, R., Nash, P., Hollway, J., McDougle, C. J., Posey, D., Swiezy, N., Kohn, A., Scahill, L., Martin, A., Koenig, K., Volkmar, F., Carroll, D., Lancor, A., Tierney, E., Ghuman, J., Gonzalez, N. M., Grados, M., Vitiello, B., Ritz, L., Davies, M., Robinson, J., & McMahon, D. (2002). Risperidone in children with autism and serious behavioral problems. New England Journal of Medicine, 347(5), 314–321. https://doi.org/10.1056/NEJMoa013171.

19. Posey, D. J., Erickson, C. A., Stigler, K. A., & McDougle, C. J. (2006). The use of selective serotonin reuptake inhibitors in autism and related disorders. Journal of Child and Adolescent

Psychopharmacology, 16, 181–186.

20. Tinsley, M., & Hendrickx, S. (2008). Asperger Syndrome and alcohol: Drinking to cope? Jessica Kingsley.

21. Towbin, K. E. (2003). Strategies for pharmacologic treatment of high functioning autism and Asperger syndrome. Child and Adolescent Psychiatric Clinics of North America, 12, 23–45.

22. Tsai, L. K. (2001). Taking the mystery out of medication in Autism/ Asperger syndrome: A guide for parents and non-medical professionals. Future Horizons.

23. Van Schalkwyk, G. I., Lewis A. S., Qayyum, Z., Koslosky, K., Picciotto, M. R., & Volkmar, F. R. (2015). Reduction of aggressive episodes after repeated transdermal nicotine administration in a hospitalized adolescent with autism spectrum disorder. Journal of Autism and Developmental Disorders, 45, 3061–3066.

24. Volkmar, F. (2009). Commentary: Citalopram treatment in children with autism spectrum disorders and high levels of repetitive behaviors. Archives of General Psychiatry, 66(6), 581–582.

25. Werry, J. S., & Aman, M. G. (1999). Practitioner's guide to psychoactive drugs for children and adolescents (2nd ed.). Plenum Press.

26. Wilens, T. E. (2008). Straight talk about psychiatric medications for kids (3rd ed.). Guilford Press.

27. Wink, L. K., O'Melia, A. M., Shaffer, R. C., Pedapati, E., Friedmann, K., Schaefer, T., & Erickson, C. A.

28. (2014). Intranasal ketamine treatment in an adult with autism spectrum disorder. Journal of Clinical Psychiatry, 75(8), 835–836.

第十四章 补充、替代和新型疗法

很多不同的补充疗法（代替传统疗法）和替代疗法（与循证治疗联合使用）用于治疗 ASD。在某些情况下，有些科学文献为这一观点提供了证据支撑，但尚未发现这种治疗"已被证实"的确凿证据。（见第三章对治疗方法提供证据支撑的叙述）。这组治疗方法被称为**补充与替代医学**（complementary and alternative medicine，CAM）。这组治疗方法又称"尚未被证实"的疗法。"已被证实"和"尚未被证实"的疗法之间存在细微差别，**新型疗法**尤其如此。其中一些新型疗法将被视为"已被证实"，而其他疗法仍然属于新兴类别，或者归于替代疗法的类别（如现有数据表明，新型疗法是否有效尚不明确）。正如我们在第三章中所提到的，要从多个方面理解什么疗法被称为循证治疗。知名的国际循证医学协作组认为，在他们调查的所有治疗方法中，44% 是有效的，7% 是无效的，49% 的疗效尚不明确。本章末尾的阅读清单列出了一些参考资料，包括一些与计算机辅助制造（Computer Aided Manufacturing，CAM）相关的互联网资源，以及对家长有帮助的书籍和科学文献。和其他章节一样，本书只列出了一些最通用的参考文献。有少数优秀的资源可用（Jacobson 等，2005；Smith 等，2014）。

要认识到家庭经常使用替代和补充药物治疗（Perrin 等，2012）。大部分父母不会告诉基层医疗医师孩子的药物治疗情况，但是建议最好将情况告知医师。至少有一项基于全国大样本的研究表明，基层医疗医师没有询问患儿的父母以致对患儿使用补充和替代疗法并不知情（Lindly 等，2018）。

治疗被证实无效的情形的确存在（这种情况罕见，但确实会发生）。有时，我们需要知道，在所有的治疗方法中，任何一种治疗方式都可能存在这样的风险。最常见的风险是有效的治疗被习惯性地排除在外。研究存在的问题之一是，当多项良好的对照试验未能证明某种治疗有帮助时，通常会推断这种治疗方法无效。

另一个问题是基于网络时代的信息（有些优质信息，大部分是不良信息）大爆炸而引起的。在搜索引擎中输入"孤独症"，会得到数百万的搜索结果（在2021年撰写本书时，大约有 2.3 亿个）。然而，即使排名前 100 的网站，也有1/3 的网站要么在宣传"神奇的"治疗方法，要么是在销售产品（Reichow 等，2012）。更复杂的是，目前众多的科学期刊每年发表数千篇论文，这些论文的实质性增长也表明了该领域当前面临的问题。幸运的是，针对循证治疗的研究逐渐开始涌现，有一些优秀的资源（在阅读清单中列出）可以参考（见第三章）。

我们鼓励父母成为一个高素质的消费者。夸张的主张往往基于有限的，可疑的，或不存在的数据。即使一个倡导特定疗法的人说道，该治疗方法是在会议上被提出的，或者是在报纸或媒体的报道中提到的，这也会令人感到困惑。这些数据来源不像要经历同行评审的科学论文那样具有严格的标准。即使在参与同行评审的期刊上报道了某种治疗方法，我们也会希望它能够在某个媒介上再次被提到（科学家们**反复**提到的），以此来确定它是否真正有效（及针对的群体）。

在要求最严格的研究中，有些研究人员试图控制"仅仅参与研究"这一重要因素（**安慰剂效应**）。这种安慰剂效应会让人十分诧异，即使像孤独症这样的情况也是如此。更复杂的是，即使是声誉良好的期刊也会犯严重的错误［看看一项发表在《柳叶刀》(Offit，2008）的研究引发的疫苗争议吧（现已取消该研究）］。最后，家长应该理解，针对有效治疗的研究，初始的研究结果比后期的研究结果要好。这反映了将治疗从研究中心应用到现实环境中面临的困难。

一、对补充、替代和新型疗法的思考

要探索替代疗法或其他非常规疗法，请牢记以下几个问题。

（一）这些说法有道理吗？

提出了什么主张？通常情况下，越是引人注目、夸大其词，就越有可能是假的。有没有尝试去找这种治疗方法的科学依据？如果是科学有效的方法，那对治疗疾病有意义吗？对非专业人士来说，这是其中最难弄明白的一件事。学校的教职工和医护人员或许能够帮助解决这个问题。

（二）支持治疗有什么证据？

如果赞同该治疗的人声称有支持治疗的证据，那就要求看这些证据的副本。如果他说"将要发表"，或者只是得到一份推荐者的名单，或者被告知接受治疗的患者正忙于治愈孤独症而无法证明这种治疗有效，那么就要谨慎而行。毕竟，推荐者的名单和案例报告都很难证实治疗的有效性。

（三）谁参与了这项研究？

有时，一些父母在不清楚最初患有孤独症的儿童是否已经"被治愈"时，便替患儿决定要参与治疗。还有一些时候，父母只有在孩子状况最糟糕的时候才会寻求治疗（只是在这个阶段，即使不治疗，情况可能也会发生好转）。

（四）该研究的出版商声誉如何？

当一项研究发表在期刊上时，建议了解该期刊的声誉。部分图书出版商几乎会出版任何他们认为会畅销的书籍，著作的章节或著作本身可能并没有经过任何独立的同行评审。

有些重要的警示信号会提示人们应该避免该种治疗。如果该疗法被期望治疗孤独症的所有问题或治愈所有孤独症患者，那么该疗法不太可能奏效。父母应该特别注意治疗成本，包括较高的金钱成本和潜在的时间成本。如果治疗的支持者解释说，治疗不起作用是因为父母或其他人做得不正确，也要保持警惕。表 14-1 总结了父母需要考虑的一些问题。

表 14-1 对新型疗法的评价

· 证据的质量如何？口碑，病例报告，还是设置更多对照组的科学研究
· 注：不是基于可靠的科学信息主张

· 该研究论文是否经过同行评审，已发表在期刊上？如果没有发表，原因是什么？如果已经发表，那该篇论文的质量如何？如果人们告诉你一种治疗方法未"被科学证明"有效，那么最好避免使用

· 这一疗法是否通过了其他群体的验证？如果没有，要小心

· 能证明治疗无效吗？如果不能，那是信仰问题，而不是科学问题。当然，对治疗效果有信心且满怀期待是完全可以的。的确，这不是科学或科学调查的问题。请记住，一般通过多项阴性结果来确定治疗无效

· 治疗成本（财务和时间）是多少？如果有很多预付成本，要小心治疗！如果治疗花费了孩子或父母大量的时间，要非常小心，特别是以牺牲已知有效的治疗为代价的时候

· 针对的治疗对象是谁？治疗通常不会对每个人都有效。"每个患儿都得到了明显的改善"这一说法应该引起怀疑

· 应该做什么治疗？该疗法有什么理论支撑？这个理论有合乎科学的声誉吗

· 治疗针对哪一群体无效？不存在对每个人都有效的治疗方法

· 有什么不良反应？治疗一般都会存在不良反应。相较于不良反应，潜在的疗效是否更具有价值

· 如何教会患者进行治疗？有什么方法可以确定教学量的充足与否

经许可转载、改编自：F. 沃尔克马尔（F.Volkmar），L. 威斯纳（L.Wiesner）. 孤独症实用指南（*A practical guide to autism*）[M]. 美国：威利出版社，2009：529.

家长应该努力成为见多识广、明白事理的消费者。要经常询问潜在的治疗风险和支持者承诺的治疗效果。现有的大量证据表明，教育干预措施在治疗ASD患儿上扮演了重要的角色，而且随着早期诊断和早期治疗，大多数（但并不是全部）患儿的病症有所改善。

二、对补充和替代疗法的概述

（一）感觉疗法

许多旨在改善患儿处理感官输入的治疗方法已经被提出。其中一些治疗也被提倡用于患有其他疾病的儿童，如学习障碍。由于孤独症儿童常表现出异常的声音敏感性，人们开发出了听觉训练方法。其基本理念是针对并改善听力和听觉处理。目前存在多种听觉处理的治疗方法。最常见的疗法是基于这样的想法：首先要识别出患儿对声音频率过于敏感（或不够敏感），然后训练他们慢慢地忍受这些声音。听觉训练和听觉治疗是以推荐信为依据，并不具有真正的证据支撑。

其他的听觉治疗旨在改善听觉处理能力。这些疗法侧重于帮助患儿处理言语中产生的声音，或帮助患儿理解书面语言和口语之间的联系（自然拼读法）。有时，这些问题被认为是所谓的**中枢听觉处理**问题的结果。该理论认为，尽管听力正常，但患儿在处理语言信息和更复杂的听觉信息方面存在障碍，这导致了患儿出现阅读和拼写等方面的问题。关于如何诊断和治疗这种所谓的疾病，要做一些准备工作。比如，通过改善听力材料，提高听觉记忆，以及协助听力技能。这一概念的深层思想仍然存在争议，因为它在定义和理论方面存在问题，也不清楚提高这些技能的方法与提高听力和注意力的方法有何不同。目前尚不能认定这些治疗方法已被证实。

在干预措施中经常强调视觉模式，因为ASD患儿往往更擅长视觉学习（不像口语、书面单词、任何符号或静态图标）。当然，应该解决患儿明显的视觉问题。此外，被提议的治疗方法包括使用特殊的棱镜眼镜或带有彩色镜片的眼镜，旨在以某种方式提高孩子的注意力和处理能力。然而，这些治疗方法普遍缺乏证据基础。其他种类的视觉疗法包括快速眼动训练，目的是帮助患儿更好地处理视觉信息，但同样没有确凿的证据表明其有效性。

（二）注重学习的视听觉疗法

还有一些计算机程序强调在阅读这样的任务中将听觉和视觉（和其他）处理能力结合起来。这些程序往往建立在较老的干预系统之上，其中一些已经在障碍儿童（通常不是孤独症）中进行了深入的研究。最古老的是开发于20世纪30年代的Orton-Gilliam程序，强调以自然拼读法为基础，整合听觉、视觉和触觉线索。而现代程序 Letterland® 则试图为拼读提供更加浅显易懂的语境。

另一个强调提高听力和倾听技能的计算机程序是 Fast ForWord®，该程序是由受过专业培训的专业人员管理。这种方法注重游戏、特定练习和其他有助于儿童理解口语和 / 或帮助他们更容易理解口语和书面语之间关系的活动。不过，关键的要点是，我们知道，许多儿童，特别是孤独症儿童，对书面字母和数字的兴趣比口语字母和数字的兴趣要大得多。

关于这些治疗方法的论文已经发表过一些，但它们目前处于一个灰色地带，因为没有充足的证据证实其有效性。毋庸置疑的是，组织辅助、视觉支持和其他程序对学习是有帮助的。同样，琳达穆德贝尔法（Lindamood-Bell）干预也对单词的发音和对语言的理解较为关注。这种方法形式多样，侧重培养孩子的数学能力和其他技能。

（三）运动和身体推拿疗法

许多疗法强调运动技能的培养，有时也强调感知技能的培养。在这些疗法中，比较常见的是感觉统合疗法（sensory integration therapy，SI）。多年前，吉恩·艾尔斯首次提出了这种疗法。这种方法经常被职业治疗师用来培养患儿的身体意识，并让患儿接受多种感官输入。通常会对患儿进行各种测试或评估，以了解他们在哪些方面存在障碍。一种通用的方式是通过让患儿刷牙来减少他们的感官问题（这通常是整个干预计划的一小部分）。虽然这些方法极其常用，但是对其进行的研究却不多。值得注意的是，艾尔斯在 1989 年开发的 SI 现在有少量研究作为证据支撑。新的循证治疗指南将其纳入了循证类别（Steinbrenner 等，2020）。但要明白，这指的是严格应用原始治疗方法，并不一定指的是使用一套更广泛的感官训练策略，因为这些策略仍然缺乏坚实的科学基础。

还有许多项目侧重于运动或感觉运动技能的培养。不过，其中的许多项目最初是为有阅读障碍或存在其它学习障碍的儿童开发的。Miller® 方法旨在帮助患儿建立身体意识，然后利用这种意识建立其他技能。它能够促使患儿使用各种权衡问题和解决问题的平台。但目前该方法缺乏对照试验，大多数支持该疗法的数据来自案例研究和推荐名单。

多年来，涉及身体推拿的多种疗法如雨后春笋般涌现。有人声称是"神经重组"（以背部推拿为基础），也有人认为这是涉及患儿正确地"再学习"技能的疗法。比如，教患儿正确地爬行或走路姿势。同时也提倡按摩疗法。目前没有充分的证据证明其有效性（Steinbrenner 等，2020）。人们提出了其他多种的治疗方法，包括针刺疗法、芳香疗法、戏剧疗法、舞蹈疗法等，但目前并没有充足的证据表明它们对 ASD 有效（当然，对患儿来说可能是一种享受）。过去提倡的一些疗法现在很少使用，也没有太多证据可以证实旧的轶事 / 案例报告。

这些疗法包括拥抱疗法和模式治疗法等。请记住，尤其是在承诺治愈或建议治疗的情况下，患儿会有被过度治疗的风险。治疗毫无效果或者实际上对患儿来说十分痛苦且没有任何益处。

近年来，身体疗法是一种比较流行的疗法。在美国的部分地区，已经出现了拥抱疗法。这来自一位著名的动物行为学家，他的基本理念是，可以通过拥抱来帮助孤独症患儿与他人建立联系，直到他们意识到自己与他人（拥抱他们的人）建立了联系。这一般要经历一个过程，那就是最初患儿会因为拥抱而备受挣扎，最后他们不再抵触来自他人的拥抱。大家可能会想到，许多孤独症患儿不喜欢被拥抱，所以拥抱过后，争吵会随之而来。目前该治疗方法缺乏良好的科学证据支撑。

几年前，另一种模式化疗法与儿童"再学习"技能有关。它是以脑损伤儿童为研究对象，其理念是，儿童需要以正确的方式和顺序进行"再学习"。这种治疗需要父母和其他人付出相当大的时间和精力，并且系统性研究表明儿童并不能从中获益。

大家对其他的治疗方法想必有所耳闻，包括颅骶疗法、费登奎斯疗法、反射疗法和类似疗法。这些治疗通常包括轻压、按摩，有时也包括身体运动。尽管每种疗法都有理论依据，但并没有有力证据表明它对孤独症有帮助。然而，这些疗法可能有一个好处：降低患儿的焦虑程度。事实上，许多放松性的普通活动都可以改善患儿的行为障碍。

（四）运动和健身活动疗法

越来越多的研究表明，定期锻炼能够改善行为功能（也可能在身体健康方面有重大益处）。这一类别现已扩展到相关的干预措施（瑜伽和体能训练活动）。具体活动包括各种形式的锻炼、动作和运动技能训练。现在大约有 17 项研究表明了该疗法的益处，而且最近已经从新型疗法转变为循证治疗（Steinbrenner等，2020）。

（五）饮食和营养干预疗法

对所有儿童来说，营养均衡都是很重要的。但是 ASD 患儿的饮食尤其复杂，因为他们有明显的食物偏好。偶尔也如同其他正常发育的儿童不能食用某些食物，如乳糖。因此他们必须避免食用这些食物。孤独症患儿也很容易食用非食物类的物品，如泥土、黏土或纸张。显然，要想使孤独症患儿生活的更加健康，就要注重他们的营养问题。

有人声称，调整饮食结构可以改善患儿行为、提高其沟通技能，甚至增强其认知功能。不过，尽管人们对饮食带来的影响很感兴趣，但证实这一说法的科学数据权威性较低，而且通常缺乏实质性的研究。主张饮食疗法可能会提及以下任意一个因素：对食物的敏感性、对人工香料／颜色的反应、对小麦和面筋蛋白食品的敏感性，或对某些食物或物质的过敏反应。有时我们建议采取复杂的饮食结构——长时间禁食后，或食量太少时，导致缺乏某种维生素。［阿诺德（Arnold）等人在 2003 年指出，有时大量服用维生素会导致不良后果。］

这些主张基本上是以单个的案例报告作为证据基础，有时是基于同一类别的案例报告。研究人员尚未对同一类别的病例开展广泛的对照试验。人们提出了许多不同类型的饮食疗法，本文只能对个别疗法展开讨论。本文对每种饮食疗法的基本思想及其所涉及的内容做出了简要总结。合理膳食是关键，尤其是对于格外挑食或以饮食疗法作为潜在治疗手段的患儿。

（六）无麸质、无酪蛋白饮食（gluten-free-casein-free diet，GFCF）

普通儿童和成人对**麸质**或**酪蛋白**敏感。针对这一点，虽然证据基础有限，但有确凿证据表明，相较于其他儿童来说，ASD 患儿对麸质或酪蛋白更敏感。该疗法的支持者为了证实它的有效性，便对使用时间提出了不同的建议（最常见的建议时间为两个月）。

GFCF 疗法主要是以案例报告和轶事作为证据基础。通常这种饮食疗法会配合其他干预措施使用，这使得要弄清患儿变化的原因十分复杂。如果父母为孩子采用该饮食疗法，孩子会面临轻微营养不良的风险（其他特殊饮食也是如此）。因此，有必要监测患儿的成长和营养状况。患有乳糜泻的儿童对酪蛋白或麸质过敏。他们吃含有麸质的食物会引起一些问题。父母可以带孩子去做检测，看他们是否患有乳糜泻，是否会由于麸质引起变态反应。有些没有乳糜泻的儿童也会出现酪蛋白过敏现象。想要验证这一点，唯一的办法就是展开无酪蛋白饮食试验。目前我们已经开展了一项较小的对照试验，在这项研究中并没有观察到无酪蛋白饮食对孩子有什么影响（Hyman 等，2015）。

（七）抗酵母饮食疗法

该疗法的基本思想是，女性在阴道分娩时如果感染了酵母菌，就会导致孩子患有孤独症。父母要避免让孩子吃含有酵母的食品或已发酵的食品，可能还要让孩子服用治疗酵母感染的药物。尽管这一观点的提出让人们十分激动，但这种治疗方法尚未得到证实。

（八）维生素和矿物质疗法

一直以来，人们认为高剂量维生素可以改善身体功能。这是立即击败孤独症（Defeat Autism Now，DAN）协议的内容之一。这一疗法是指通常情况下，孩子需要高剂量的维生素 B_6 和镁，有时还需要高剂量的其他维生素 / 矿物质。同样，支持这一疗法的数据大多来自案例报告或不佳的对照试验。虽然通常对人体无害，但服用高剂量的维生素偶尔会对人体产生毒害作用。

总之，证实这一疗法有效的证据十分有限。有人认为，某些饮食干预可能对 ADHD 患儿有效。当然，孩子出现其他健康问题时，也可以采取饮食干预（如肥胖症，有时用于癫痫发作）。虽然我们并没有看到很多我们帮助过的患儿有所改善（除了人们可能会因为他们的饮食而更加关注他们之外），但我们也没有看到他们的情况变得更糟。除非父母有时候过于关注对孩子的饮食，而忽视了其他的干预措施。

（九）超说明书用药疗法和药物疗法

正如在药物治疗一章中所论述，一些药物现在已经被 FDA 批准专门用于治疗孤独症，而其他药物则是用于治疗其他疾病，如焦虑症或 ADHD。在适当的情况下，这些药物也可用于治疗有并发症的孤独症患者。由于缺乏可靠的支持性数据（更不用说获得批准），许多治疗 ASD 的药物存在不少争议或替代方案。本文对其中一些做了简要总结。

促胰液素是一种参与内部液体稳定的肽类激素，广泛用于胰腺功能检测。早在 2007 年，就有人声称，它大大改善了孤独症患者的身体功能，甚至连电视节目也在推广它，很快便形成了黑市。最终，几项不同的、良好的双盲对照试验证明它的疗效并不如安慰剂（事实上，安慰剂效果相当好）。

当然，抗惊厥药用于治疗癫痫，也用于治疗一些精神疾病和其他疾病。对于无惊厥发作或其他明显指征的儿童，抗惊厥药的使用存在较大争议。类似地，有时出于必要情况使用类固醇，但有时要经过疾病的缓解期才能使用。类固醇具有**刺激**（使行为"亢奋"）作用，这在临床诊疗中会被误认为症状有所改善。长期使用抗生素来治疗可能存在的感染（细菌、病毒或酵母导致）也存在争议。强效抗生素已被用于治疗可能存在的慢性疾病。

（各种类型的）螯合疗法有时被提议治疗体内存在的高浓度汞或其他可能有害的重金属。显然，众所周知，高浓度铅对儿童发育有害，但相应的治疗指南却十分完善。用于治疗体内的其他重金属时，必须确定重金属含量有所升高。螯合疗法存在风险，至少出现过一次死亡案例。然而，如果异常情况没有被证实且被记录，则没有必要进行螯合治疗。

（十）辅助沟通疗法

辅助沟通法（Facilitated Communication，FC）是一种特殊疗法，因为它现在已经被明确证实无效。这是一种成就，因为要证明一种治疗无效往往要比证明其有效复杂得多。目前这种疗法很少用，在这种治疗中，"辅助者"用指示的手势托住孩子的手，并指向字母，使孩子的手保持稳定。通过这种方式，孩子可以在电脑键盘上打出单词 / 句子，或者通过挑选字母表中的字母进行交流，如利用键盘或其他通讯设备。早期的研究表明，这些儿童具有较高的认知能力和沟通能力，而其他方面受损严重。不难想到，这种方法引起了人们极大的兴趣。然而，这也令人感到费解，因为与大脑性瘫痪或具有严重运动障碍的儿童不同，孤独症患儿一般不会出现手指使用困难，即使据说交流的内容难度较高——明显超出儿童认知能力或智商（IQ）水平。

这一疗法经过了一段时间才在美国流行起来。出乎意料的是，对更聪明（和语言能力强）的孤独症患儿来说，该疗法能够有效地促进他们的沟通能力。相较于通过交流促进其沟通能力，这项技术具有明显优势。父母经常要忽略孩子实际上说了什么，仅仅关注 FC 的概念。关于 FC 的第一个警告信号很快开始显现，即开发这一疗法的人不愿意测验这种疗法。据称孩子在交流时甚至没有看过键盘（那些会打字的人可以试试这么做，但即使是一个优秀的打字员，也很难做到偶尔看看键盘）。有人声称，试图"测试"孩子会破坏他们对辅助者的信任（还有奇怪的一点是孤独症患儿不是很难建立关系吗？）。相关研究及法律体系逐渐取缔了 FC。值得注意的是，这并不意味着孤独症患儿不能辅助使用键盘等工具，而是意味着我们必须确保孩子可以独立沟通。

（十一）快速提示疗法

快速提示法（又称 rapid prompting method，RPM)(Soma®）是一种与辅助沟通法（FC）相关的方法。其目的是帮助不具备语言能力的孤独症患儿通过手指指向进行交流（Mukhopadhyay，2008）。该方法与 FC 相似，其基本理念是让孤独症患儿学会表达性语言。在这种情况下，可以通过手指指向或使用 FC 帮助患儿，也可以通过辅助输入 / 键盘帮助患儿。快速提示疗法就是用一个印刷的字母板来提示患儿。从较简单的材料和任务开始，以逐步构建复杂性语言为目标。考虑到协助人员手持并移动字母板，要想提高应答的效度，就会出现许多与 FC 相同的问题（Todd，2015）。

尽管该方法缺乏强有力的实证支持，但它已经引起了众多的媒体关注。然而，支持性信息在本质上属于轶事，没有公正的科学证据。由于缺乏有效的科学支持，美国言语语言听力协会（American Speech Language and Hearing Association，ASHA）发表了反对它的立场声明。

（十二）选择疗法

选择疗法源于一对父母帮助孤独症孩子的经验。巴里·考夫曼（Barry

Kaufman）在一系列书籍中描述了他和妻子如何长时间做到尊重孩子的选择，与他重新建立联系。鉴于该疗法所需的训练和花费的时间，这种方法是昂贵的。其理论基础研究也存在争议（比如，有人认为在孤独症的成因中很大一部分是心理原因）。由于没有可靠的理论支撑，大多数可用的支持性信息都是来自轶事。

（十三）艺术、音乐、舞蹈和戏剧疗法

其他活动和疗法一般来说都没有强大的研究基础，如艺术疗法和音乐疗法。很明显，这些活动是愉快的且具有治愈性，即使不是所谓的"治疗"。艺术治疗师受过治疗咨询和艺术疗法方面的专业训练。音乐治疗师可以通过简单或更复杂的音乐活动达到训练目的。类似的方法还有培训与音乐和戏剧相关的舞蹈或动作。对于这些治疗方法，治疗师都可以接受培训，具体可以咨询这些治疗师的行业资质。截止到目前为止，支持将这些活动作为治疗方法的文献大多基于轶事，但这类文献正在增加，需要更好地加以控制和进行复杂的研究。理论性的基础研究也存在例外，现在有几篇论文支持**音乐介入干预**（music-mediated intervention，MMI），而且在最近的治疗综述中，它已经从一种新型疗法转变为循证治疗（Steinbrenner 等，2020）。有一点要注意，这些干预措施都要与经过培训的专业人员合作。音乐疗法以使用音乐、节奏和各种活动为特点。在本章末尾的阅读列表中提供了关于艺术、音乐和戏剧疗法的资源。

有经验的治疗师通常采用具有发展性的方法（从简单到复杂），考虑到孤独症的特殊问题，这些活动是有意义的。重要的是，这是治疗性的活动，而不是传统的治疗方法。

（十四）宠物疗法和动物辅助疗法

宠物可以是很棒的伙伴，可以鼓励儿童独立，激发儿童动机。同样，骑马对他们来说也是一项有价值的活动，包括孤独症患儿。有时，动物被用来帮助患儿在团体之家或居住场所中生活。其他专门为残疾人提供帮助的动物，也可能被认证为服务性动物。服务性动物如狗，但治疗性骑马（疗法）也被认为对患儿有效。同样，马是动物辅助疗法 / 宠物疗法的特殊例子。鼓励运动和姿势控制是治疗方案的一部分，因此治疗性骑马被广泛用于有运动障碍的儿童。与骑马相比，它更关注儿童适应马的能力和参与活动的能力。治疗性骑马与实际的骑马能力有关。关于宠物疗法和治疗性骑马的研究数量较少（Becker 等，2017；Carlisle，2015；Gabriels 等，2012）。目前还没有足够的证据表明这些治疗为明确的循证治疗，因此它们仍属于新型疗法，有待考究（Steinbrenner 等，2020；Davis 等，2015；Jesionowicz，2016）。

（十五）其他疗法

干细胞技术正在不断地发展，特别是近来利用患者自己的皮肤或血液培养干细胞系的能力不断增强。这一技术的科学意义重大。它还被推荐用于改善大脑的功能和发育。然而，这一技术缺乏证据支持且对患儿来说有一定的风险。

高压氧疗法有几个标准的医学指征，比如，血液循环不良时，高压氧用于伤口愈合或者用于治疗一氧化碳中毒。有人声称这一疗法可治愈存在各种发育障碍的儿童，但缺乏实证。它还存在重大且罕见的医疗风险（如惊厥）。关于该疗法的研究已经出现，充其量只是结果不一（Bent 等，2012；Rossignol，2007）。经颅磁刺激（Transcranial magnetic Stimulation，TMS）使用磁场发生器，可以无创刺激特定的大脑区域。它被用于诊断多种疾病，包括**肌萎缩侧索硬化**（amyotrophic lateral sclerosis，ALS）、脑卒中和多发性硬化。临床上将它用于治疗偏头痛，以及难以医治的抑郁和疼痛，但这显然是有风险的。它也可用于治疗儿童期发病的精神类疾病，如**抽动秽语综合征**（Tourette's syndrome）（与运动有关）。目前对孤独症的研究主要局限于案例报告（Casanova 等，2014）。

三、总结

有时，可接受的治疗和非常规治疗之间存在细微差距。有时，治疗也会被证明无效，甚至可能带来风险。值得庆幸的是，许多治疗方法现在已经被证明有效，因此孤独症患儿存在的障碍有所改善。家长要成为消息灵通的消费者。请记住，很多用于"治疗"患儿的疗法不一定是特定的循证疗法。父母不应该在对患儿进行有效治疗的同时采取非常规的治疗方法。面对媒体关于治愈和奇迹的夸张报道，或者那些承诺有效或非常昂贵但没有强有力证据基础的治疗方法，要持怀疑态度。正如马克·吐温（一名记者）曾经说过的那样："报纸交织着真实与虚假。"

参考文献和延伸阅读 *

(*) 表示特别推荐。

1. Arnold, G. L., Hyman, S. L., Mooney, R. A., & Kirby, R. S. (2003). Plasma amino acids profiles in children with Autism: Potential risk of nutritional deficiencies. Journal of Autism and Developmental Disorders, 33(4), 449–454.
2. Barton, E. E., Reichow, B., Schmitz, A., Smith, I. C., & Sherlock, D. (2015). A systematic review of sensorybased treatments for children with disabilities. Research in Developmental Disabilities, 37(1), 64–80. https://doi.org/10.1016/j.ridd.2014.11.006.

3. Becker, J. L., Rogers, E. C., & Burrows, B. (2017). Animal-assisted social skills training for children with autism spectrum disorders. Anthrozoös, 30(2), 307–326. https://doi.org/10.1080/08927936.2017.13 11055.

4. Bent, S., Bertoglio, K., Ashwood, P., Nemeth, E., & Hendren, R. L. (2012). Brief report: Hyperbaric oxygen therapy (HBOT) in children with Autism spectrum disorder: A clinical trial. Journal of Autism and Developmental Disorders, 42(6), 1127–1132.

5. Carlisle, G. K. (2015). The social skills and attachment to dogs of children with Autism spectrum disorder. Journal of Autism and Developmental Disorders, 45(5), 1137–1145.

6. Casanova, M. F., Hensley, M. K., Sokhadze, E. M., El-Baz, A. S., Wang, Y., Li, X., & Sears, L. (2014). Effects of weekly low-frequency rTMS on autonomic measures in children with autism spectrum disorder. Frontiers in Human Neuroscience, 8, 851. https://doi.org/10.3389/fnhum.2014.008510.

7. Committee on Children with Disabilities. (2001). American Academy of Pediatrics: Counseling families who choose complementary and alternative medicine for their child with chronic illness or disability. Pediatrics, 107(3), 598–601.

8. Coniglio, S. J., Lewis, J. D., Lang, C., Burns, T. G., Subhani-Siddique, R., Weintraub, A., Schub, H. & Holden, E.W. (2001). A randomized, double-blind, placebo-controlled trial of single-dose intravenous secretin as treatment for children with Autism. Journal of Pediatrics, 138(5), 649–655.

9. Davis, T. N., Scalzo, R., Butler, E., Stauffer, M., Farah, Y. N., Perez, S., Mainor, K., Clark, C., Miller, S., Kobylecky, A., & Coviello, L. (2015). Animal assisted interventions for children with Autism spectrum disorder: A systematic review. Education and Training in Autism and Developmental Disabilities, 50(3), 316–329.

10. Dawson, G. & Watling, R. (2000). Interventions to facilitate auditory, visual, and motor integration in Autism: A review of the evidence. Journal of Autism and Developmental Disabilities, 3, 415–421.

11. Elder, J. H., Shankar, M., Shuster, J., Theriaque, D., Burns, S., & Sherrill, L. (2006). The gluten-free, casein-free diet in Autism: Results of a preliminary double-blind clinical trial. Journal of Autism and Developmental Disorders, 36, 413–420.

12. Escalona, A., Field, T., Singer-Strunck, R., Cullen, C., & Hartshorn, K. (2001). Brief report: Improvements in the behavior of children with Autism following massage therapy. Journal of Autism and Developmental Disorders, 31(5), 513–516.

13. Findling, R. L., Maxwell, K., Scotese-Wojtila, L., Huang, J., Yamashita, T., & Wiznitzer, M. (1997). High-dose pyridoxine and magnesium administration in children with autistic disorder: An absence of salutary effects in a double-blind, placebo-controlled study. Journal of Autism and Developmental Disorders, 27, 467–478.

14. Finn, P., Bothe, A. K., & Bramlett, R. E. (2005). Science and pseudoscience in communication disorders: Criteria and applications. American Journal of Speech–Language Pathology, 14, 172–186.

15. Gabriels, R. L., Agnew, J. A., Holt, K. D., Shoffner, A., Zhaoxing, P., Ruzzano, S., Clayton, G. H., & Mesibov, G. (2012). Pilot study measuring the effects of therapeutic horseback riding on school-age children and adolescents with Autism spectrum disorders. Research in Autism Spectrum Disorders, 6(2), 578–588.

16. Gabriels, R. L., Pan, Z., Dechant, B., Agnew, J. A., Brim, N., & Mesibov, G. (2015). Randomized

controlled trial of therapeutic horseback riding in children and adolescents with Autism spectrum disorder. Journal of the American Academy of Child & Adolescent Psychiatry, 54(7), 541–549.

17. Hansen, R. L., Ozonoff, S., Krakowiak, P., Angkustsiri, K., Jones, C., Deprey, L. J., Le, D.-N., Croen, L. A., & Hertz-Picciotto, I. (2008). Regression in autism: Prevalence and associated factors in the CHARGE Study. Ambulatory Pediatrics, 8(1), 25–31.

18. Hanson, E., Kalish, L. A., Bunce, E., Curtis, C., McDaniel, S., Ware, J., & Petry, J. (2007). Use of complementary and alternative medicine among children diagnosed with autism spectrum disorder. Journal of Autism and Developmental Disorders, 37(4), 628–636.

19. Harrington, J., Rosen, L., Garnecho, A., & Patrick, P. (2006). Parental perceptions and use of complementary and alternative medicine practices for children with autistic spectrum disorders in private practice. Journal of Developmental and Behavioral Pediatrics, 27(2), S156–S161.

20. Horvath, K., Stefanatos, G., Sokolski, K. N., Wachtel, R., Nabors, L., & Tildon, J. T. (1998). Improved social and language skills after secretin administration in patients with autistic spectrum disorders. Journal of the Association for Academic Minority Physicians, 9, 9–15.

21. Hyman, S. L., & Levy, S. E. (2005). Introduction: Novel therapies in developmental disabilities, hope, reason, and evidence. Mental Retardation & Developmental Disabilities Research Reviews, 11(2), 107–109.

22. Hyman, S. L., Stewart, P. A., Foley, J., Cain, U., Peck, R., Morris, D. D., Wang, H., & Smith, T. (2015). The glutenfree/casein-free diet: A double-blind challenge trial in children with autism. Journal of Autism and Developmental Disorders, 46(1), 205–220. https://doi.org./10.1007/s10803–015–2564–9.

23. Institute of Medicine. (2004). Immunization safety review: Vaccines and autism. Washington, DC: National Academies Press.

24. Jacobson, J. W., Foxx, R. M., & Mulick, J. A. (Eds). (2005). Controversial therapies for developmental disabilities: Fad, fashion and science in professional practice. Lawrence Erlbaum Associates.

25. Jesionowicz, R. L. (2016). The effects of animal assisted therapy on tantrums and aggressive behaviors of children with autism. Dissertation Abstracts International: Section B: The Sciences and Engineering, 77(3-B(E)).

26. Joint Commission Resources. (2000). A practical system for evidence grading. Joint Commission Journal on Quality Improvement 26, 700–712.

27. Kane, K. (2006, January 6). Death of 5-year-old boy linked to controversial chelation therapy. Pittsburgh Post-Gazette. https://www.post-gazette.com/pg/06006/633541.stm.

28. Kay, S., & Vyse, S. (2005). Helping parents separate the wheat from the chaff: Putting autism treatments to the test. In J. W. Jacobson & R. M. Foxx (Eds.), Fads, dubious and improbable treatments for developmental disabilities (pp. 265–277). Erlbaum.

29. Kurtz, L. A. (2008). Understanding controversial therapies for children with autism, attention deficit disorder & other learning disabilities. Jessica Kingsley.

30. Lawler, C. P., Croen, L. A., Grether, J. K., & Van de Water, J. (2004). Identifying environmental contributions to autism: Provocative clues and false leads. Mental Retardation and Developmental Disabilities Research Reviews, 10, 292–302.

31. Lerner, M. D., Mikami, A. Y., & Levine, K. (2011). Socio-dramatic affective-relational intervention for

adolescents with Asperger syndrome & high functioning autism: Pilot study. Autism, 15(1), 21–42.

32. Levy, S. E., & Hyman, S. L. (2005). Novel treatments for autistic spectrum disorders. Mental Retardation and Developmental Disabilities Research Reviews, 11, 131–142.

33. Lindly, O., Thorburn, S., & Zuckerman, K. (2018). Use and nondisclosure of complementary health approaches among us children with developmental disabilities. Journal of Developmental and Behavioral Pediatrics, 39(3), 217–227.

34. Millward, C., Ferriter, M., Calver, S., & Connell-Jones, G. (2004). Gluten and casein-free diets for autistic spectrum disorder. Cochrane Database of Systematic Reviews, 3, 1–14.

35. Mostert, M. P. (2001). Facilitated communication since 1995: A review of published studies. Journal of Autism and Developmental Disorders, 31, 287–313.

36. Mukhopadhyay, S. (2008). Understanding autism through rapid prompting method. Outskirts Press.

37. Newsom, C., & Hovanitz, C. A. (2005). The nature and value of empirically validated interventions. In J. W. Jacobson & R. M. Foxx (Eds.), Fads, dubious and improbable treatments for developmental disabilities (pp. 31–44). Erlbaum.

38. *Offit, P. (2008). Autism's false prophets. Columbia University Press.

39. Owley, T., McMahon, W., Cook, E. H., Laulhere, T., South, M., Mays, L. Z., Shernoff, E.Z., Lainhart, J., Modahl, C. B., Corsello, C., Ozonoff, S., Risi, S., Lord, C., Leventhal, B. L., & Filipeck, P. A. (2001). Multi-site, double-blind, placebo-controlled trial of porcine secretin in Autism. Journal of the American Academy of Child and Adolescent Psychiatry, 40(11), 1293–1299.

40. Park, R. (2000). Voodoo science: The road from foolishness to fraud. Oxford University Press.

41. Perrin, J. M., Coury, D. L., Hyman, S. L., Cole, L., Reynolds, A. M., & Clemons, T. (2012). Complementary and alternative medicine use in a large pediatric autism sample. Pediatrics, 130(Suppl 2), S77–82.

42. Politi, P., Cena, H., Comelli, M., Marrone, G., Allegri, C., Emanuele, E., & Ucelli di Nemi, S. (2008). Behavioral effects of omega-3 fatty acid supplementation in young adults with severe autism: An open label study. Archives of Medical Research, 39(7), 682–685.

43. Rawstron, J. A., Burley, C. D., & Eldeer, M. J. (2005). A systematic review of the applicability and efficacy of eye exercises. Journal of Pediatric Ophthalmology and Strabismus, 42, 82–88.

44. Reichow, B., Naples, A., Steinhoff, T., Halpern, J., & Volkmar, F. R. (2012). Brief report: Consistency of search engine rankings for autism websites. Journal of Autism and Developmental Disorders, 42(6), 1275–1279.

45. Roberts, W., Weaver, L., Brian, J., Bryson, S., Emelianova, S., Griffiths, A. M., MacKinnon, B., Yim, C., Wolpin, J., & Koren, G. (2001). Repeated doses of porcine secretin in the treatment of autism: A randomized, placebocontrolled trial. Pediatrics, 107(5), E71.

46. *Rogers, S. J., & Ozonoff, S. (2005). What do we know about sensory dysfunction in autism? A critical review of the empirical evidence. Journal of Child Psychology and Psychiatry, 46, 1255–1268.

47. Rossignol, D. A. (2007). Hyperbaric oxygen therapy might improve certain pathophysiological findings in autism. Medical Hypotheses, 68(6), 1208–1227.

48. Sandler, A. D., & Bodfish, J. W. (2000). Placebo effects in autism: Lessons from secretin. Journal of Developmental and Behavioral Pediatrics, 21, 347–350.

49. Sandler, A. D., Sutton, K. A., DeWeese, J., Girardi, M. A., Sheppard, V., & Bodfish, J. W. (1999). Lack of benefit of a single dose of synthetic human secretin in the treatment of autism and pervasive developmental disorder. New England Journal of Medicine, 341, 1801–1806.

50. Shapiro, A. K., & Shapiro, E. (1997). The powerful placebo. Johns Hopkins University Press.

51. Smith, T., Mruzek, D., & Mozingo, D. (2005). Sensory integrative therapy. In J. W. Jacobson & R. M. Foxx (Eds.), Fads, dubious and improbable treatments for developmental disabilities (pp. 311–350). Erlbaum.

52. *Smith, T., Oakes, L., & Selver, K. (2014). Alternative treatments. In F. R. Volkmar, S. J. Rogers, R. Paul, & K. A. Pelphrey (Eds.), Handbook of Autism and pervasive developmental disorders (4th ed.) (pp. 1051–1069). Wiley.

53. *Sowa, M., & Meulenbroek, R. (2012). Effects of physical exercise on Autism spectrum disorders: A meta-analysis. Research in Autism Spectrum Disorders, 6(1), 46–57.

54. *Steinbrenner, J. R., Hume, K., Odom, S. L., Morin, K. L., Nowell, S. W., Tomaszewski, B., Szendrey, S., McIntyre, N. S., Yücesoy-Özkanm S., & Savage, M. N. (2020). Evidence-based practices for children, youth, and young adults with Autism. The University of North Carolina at Chapel Hill, Frank Porter Graham Child Development Institute, National Clearinghouse on Autism Evidence and Practice Review Team.

55. Thorp, D. M., Stahmer, A. C., & Schreibman, L. (1995). Effects of sociodramatic play training on children with Autism. Journal of Autism & Developmental Disorders, 25(3), 265–282.

56. Todd, J. T. (2015). Old horses in new stables: Rapid prompting, facilitated communication, science, ethics, and the history of magic. In R. M. Foxx & J. A. Mulick (Eds.), Controversial therapies for developmental disabilities: Fad, fashion, and science in professional practice (2nd ed.). Routledge.

57. Tolbert, L., Haigler, T., Waits, M. M., & Dennis, T. (1993). Brief report: Lack of response in an autistic population to a low dose clinical trial of pyridoxine plus magnesium. Journal of Autism and Developmental Disabilities, 23, 193–199.

58. Volkmar, F. R. (1999). Editorial: Lessons from secretin. New England Journal of Medicine, 341, 1842–1844.

59. *Volkmar, F., Cook, E. H. Jr., Pomeroy, J., Realmuto, G., & Tanguay, P. the Work Group on Quality Issues. (1999). Practice parameters for the assessment and treatment of children, adolescents, and adults with autism and other pervasive developmental disorders. American Academy of Child and Adolescent Psychiatry Working Group on Quality Issues [Published Erratum Appears in Journal of the American Academy of Child and Adolescent Psychiatry 2000 Jul; 39(7):938]. Journal of the American Academy of Child and Adolescent Psychiatry, 3812 Suppl, 32S–54S.

60. Volkmar, F. & Wiesner, L. (2009). A practical guide to autism: What every parent, family member, and teacher needs to know. Wiley.

61. Wadsworth, J. & Hackett, S. (2014). Dance movement psychotherapy with an adult with autistic spectrum disorder: An observational single-case study. Body, Movement and Dance in Psychotherapy, 9(2), 59–73.

62. Watling, R., Deitz, J., Kanny, E. M., & McLaughlin, J. F. (1999). Current practice of occupational therapy for children with Autism. American Journal of Occupational Therapy, 53, 489–497.

第十五章 家庭支持

和所有的父母一样，ASD患儿的父母也希望最大限度地发挥孩子的潜力。20世纪50年代，孩子普遍责怪父母，父母基本上忽略患儿以外的其他孩子，这一旧趋势发生了巨大的变化且朝着好的方向发展。我们逐渐认识到，家庭参与是患儿得到有效治疗的重要组成部分。但父母、兄弟姐妹和其他家庭成员本身也需要支持。与老师和同学不同的是，他们要始终陪伴ASD患儿。本章将涉及父母和其他家庭成员的角色定位，兄弟姐妹面临的特殊问题，父母和家庭成员如何进行有效的沟通，以及整个大家庭中的亲属如何参与患儿的治疗等家庭问题。本章末尾谈到了有关患儿的长期规划和法律问题，并提供了许多可供父母选择的优秀资源。

一、家庭面临的挑战和压力

医师在考虑让家庭参与患儿的护理和治疗计划时，显然最重要的考虑因素是ASD患儿、家庭和社区的优势和劣势。其中一些优势和劣势显而易见，而另一些则不然。比如，更多可用的资源，更加优质的教育项目，以及ASD患儿较高的认知能力和沟通能力这些潜在优势；家庭、朋友和社区可以提供的支持，以及家庭应对问题的能力和解决问题的意愿这些潜在资源。但这或多或少会有一些明显的劣势。这些劣势给认知能力较低和沟通能力有限的患儿带来了挑战。3岁以下/早期干预提供者可以给3岁以下的患儿提供支持。学校也可以提供充足、勉强充足或不足等不同程度的支持。有时其他孩子的父母能够提供教育、经济和家庭支持这些非常棒的资源，而资源有限的父母难以提供这些支持。有时，父母中的一方比另一方更有能力弥补这些劣势。这给他们带来了紧张感和压力感（本文稍后讨论）。最后，需要强调的是每个家庭都是独一无二的，每个家庭在面对不同问题时所表现的处理能力不同，有时对一个家庭来说非常困难的事情对另一个家庭来说的确会容易得多。

患儿的护理和治疗给夫妻关系／婚姻带来了较大的压力。患儿父母之间的关系越来越多样化。他们要对患儿进行诊断、治疗、监测，思考患儿如何向成年期过渡，这些压力将会随着患儿的成长与日俱增。有时他们觉得自己像在"等待另一只鞋掉下来"（等待最后的结果）。父母会有负罪感或责任感，或者会否认这一现实问题，并倾向于逃避这一问题。然而，有些父母专注于患儿当前的护理和治疗，愿意接受来自家庭成员、其他孩子的父母、医疗保健医师和更广泛的社区支持。部分父母会因为患儿达不到他们的理想状态而感觉到十分失落和悲伤。

矛盾的是，一些潜在优势也会给家庭带来压力。一个看起来正常且面容俊俏且具有某些优势或能力的患儿，很容易让不知情的教师误认为其发育正常。然而，教师毫无针对性的教育方式会使一个不好相处的患儿出现不良行为。虽然父母在患儿发展的任何阶段都有压力，但学校之间的过渡经常会给他们带来较大的压力。比如，患儿从初中过渡到高中时，要适应更复杂的社交和学校环境，这往往会给父母带来非常大的压力。突然间，患儿需要经过一个复杂、杂乱、嘈杂的走廊，从一个教室走到另一个教室。泛化困难会导致意想不到的问题。有时，患儿会坚决拒绝做出父母知道他们能做到的行为——通常是因为一些小问题（对正常发育的孩子来说）从根本上改变了 ASD 患儿对这种行为的看法。患儿特殊的交流模式可能会使父母，尤其是兄弟姐妹感到痛苦和尴尬。这可能会导致家庭和患儿受到社交孤立。但好处是，正常发育的孩子有一个患有孤独症／ASD 的兄弟姐妹会让他们学会更加积极地面对生活。

父母要从一系列有时令人眼花缭乱的资源和疗法中做出选择，其中一些有实证支持，另一些则没有。正如我们之前讨论的，重要的是要意识到，有时其他活动就算发挥了巨大的疗效，只要患儿还在接受有效的治疗，大家就不会认为是这种活动发挥了疗效，也不会将其作为一种有效的治疗手段。

二、教育工作者和其他人提供的支持

教育工作者、卫生和心理健康专业人员可以为家庭提供很大的支持。这种支持可以采取不同的形式（Fiske，2017；Marcus 等，2005）等，表 15-1 总结了这一点。

父母的压力因患儿的年龄、发展水平和家庭情况而异。父母照看年幼的患儿时，疲劳是一个大问题，而基本的安全问题、睡眠问题和饮食／喂养问题也非常突出。这些问题会影响夫妻、婚姻，甚至整个家庭。支持者应该鼓励患儿父母为自己和其他孩子腾出时间。虽然学龄患儿的行为问题不断减少，但是在学校、课外活动和社区活动中，他们的问题却愈发严重。正常发育的兄弟姐妹需要帮助他们应对这一问题，还必须向同伴解释他们的不良行为。虽然父母平

表 15-1　* 为父母和家庭提供的支持

- **教育支持**：向家庭成员提供有关患儿及其需求的信息

- **学习支持**：为患儿的学习提供支持，例如，支持患儿在学校、家庭和社区中运用泛化技能

- **行为支持**：学习运用行为理论来鼓励患儿做出父母所期望的行为和阻止的不良行为

- **社交技能支持**：家庭成员可以使患儿拥有更和睦的家庭关系，掌握更复杂的社交行为和娱乐技能

- **认知技能支持**：家庭成员可以系统地培养患儿解决问题的能力、自我监督和其他的学习方法

- **情绪易感性支持**：家庭成员可以培养患儿更复杂多样的情绪反应，应对策略和更适当的情感沟通，并发展更复杂的应对策略

- **工具性支持**：专业人士可以帮助家庭成员享受社区提供的家庭支持网络、保姆和临时服务、财政支持等服务

- **技术性支持**：越来越多的技术支持（从非常低的技术到非常高的技术）可以培养 ASD 患儿的组织技能

- **权利的倡导**：家长可以学习如何在学校和其他场合更有效地为患儿主张权利

* 改编自：L.M. 马库斯（Marcus, L.M.），L.J. 孔斯（Kunce, L.J.），E. 萧普勒（Schopler, E.）. 表 42-1. 与家庭协同教育（*Working with families*）.F. 沃尔克马尔（F.Volkmar），R. 保罗（R.Paul），D.J. 科恩（D.J.Cohen），孤独症和广泛性发育障碍手册（*Handbook of autism and pervasive developmental disorders*）[M]. 美国：威利出版社, 1062-1063.

时很少有机会参与患儿的学校项目，但是患儿进入学龄期后，父母在孩子的学业进步、行为干预、特殊支持和包容性环境等方面扮演了一定的角色。正如前文提到的，青春期和青年期会给孩子带来一些常见的挑战，甚至更多的挑战。在这一时期，有些患儿会获得进步，而小部分患儿会出现技能减退的现象。孩子在向成年期过渡时也会给自己和父母带来挑战，父母应为患有 ASD 孩子做好上学和就业的长期规划，即使有些父母会忽视这一点。请记住，专业人士（社会工作者、心理医师、咨询师、家庭治疗师）也可以为患儿提供支持。除此之外，其他患儿的家长在这方面也许会有很好的建议。

三、婚姻问题

在父母可以获得的支持中，通常他们是彼此最重要的支持来源。他们要相互支持，还要为其他孩子、家人和朋友提供支持。尽管这些年以来，父亲逐渐参与到患儿的生活中，但往往是母亲在照顾 ASD 患儿的"前线"耗费了大量的时间。通常母亲仅仅在需要帮助的时候才会叫父亲。可见父亲在孩子生活中扮演的角色愈发重要。通常，父母会以不同的方式照顾残疾孩子的感受。偶尔，父母中的一方极度否认患儿的问题，而另一方则对患儿的未来盲目悲观。

支持者可以帮助父母花时间想办法了解对于自己孩子的认知水平，他们需

要提供多大程度的支持。当然，不能以牺牲患儿的治疗为代价。有些父亲或母亲有一个存在学习障碍的兄弟姐妹或者认识其他患者，这将深刻地影响他们如何看待患儿的情况。支持者可以鼓励父母之间彼此分享感受。如果有需要的话，支持者或支持小组可以为患儿提供支持。给患儿提供的支持既可以是来自父母的非专业支持，也可以是学校或心理健康专家提供的专业支持（需要时）。

由于每个人的性格和过去的经历不同，每个人应对问题的方式也有所不同。有些父母会积极地获取与疾病有关的信息，或者积极地为患儿（有时是其他孩子）主张权利。还有些父母会感到沮丧或愤怒。其他父母则会全身心投入自己的事业。有些父母会否认患儿的现实问题，小部分父母有机会分享患儿的成功。然而，父母越是隐藏自己的情绪，反而越有可能出现问题——这意味着他们无法与配偶进行有效的沟通，因此情绪往往会以一种非常不恰当的方式表露出来。

高校、基层医疗医师、家长互助小组，以及社区和宗教组织可以为患儿的父母和其家庭成员提供支持。有时，父母仅仅去参加家长会，在会中听到他人分享类似经历就能收获颇多。父母可以让孩子与自己可信任的朋友、年长的侄女或侄子，或者愿意陪孩子一起过周末的叔叔/阿姨相处。还可以将患儿交由祖父母和保姆照顾，尤其是年幼的患儿。网络上有许多育儿培训的好资源。

父母平时可以多给孩子讲些幽默的故事，培养孩子的幽默感。记得在一次会议上，有位家长夸赞自己十多岁的儿子。虽然孩子对发展社交技能非常感兴趣，而且确实也做得很好，但是他必须学会总结从正常发育的同龄人那里学到的一些语言。于是他的母亲笑着告诉他，他之前在购物中心遇到过一位老师，他走上前和她打招呼，对她大声地说："你好，史密斯老师。我很高兴见到你！你还好吗，你这个老妇人！"同事（FV）也有过类似的经历。当时他去迎接一个阿斯佩格综合征的学龄患儿，这个孩子向FV打招呼说："我很高兴见到你！你长得很像约翰·克里（John Kerry），但是你太胖了。"他的父母（著名的电视名人）看着他，感觉十分尴尬。

四、单亲家庭与离婚

抚养ASD患儿的单亲父母与普通父母一样，也面临着极大的压力，且无人分担责任、分享经验。一个残疾孩子的加入会使面临危机的婚姻破裂。有些单身母亲选择不结婚就生孩子。对单亲父母来说，向家人、朋友、治疗师或社会工作者倾诉是很有必要的。双方离婚时（在美国经常发生）应该就患儿的事情保持良好的沟通。然而，想要让双方保持良好的沟通是很难的，因为离婚是痛苦的，家庭状况可能糟糕至极。因此可以向专业人士（有时是法庭许可的）寻求帮助。离婚时发生的最坏的情况就是，患儿成为争夺的对象，而不是作为一个需要照顾的孩子。

五、祖父母和家庭成员

祖父母、姑姑、叔叔和其他家庭成员可以给 ASD 患儿和父母提供宝贵的资源和支持。对患儿的父母来说，与家庭成员保持良好和持续的沟通很重要。在这方面，网络时代给他们带来的好处是，即使彼此相隔很远，也可以保持密切联系。

六、兄弟姐妹

兄弟姐妹之间有着独特的血缘关系，与其他孩子之间的关系不同，他们之间的关系是永久且持续的。另一点不同是，兄弟姐妹（除了双胞胎）的年龄和所处的发展阶段不同。患儿的兄弟姐妹和父母一样，有数不清的方法可以帮助有困难的患儿。父母在和患儿的兄弟姐妹谈论患儿的问题时，最好是告诉孩子们一些他们能够理解且符合他们年龄的信息。这意味着父母既不能告诉孩子们过多的信息，也不能告诉孩子们太少的信息。不过还好孩子们总体上看来是非常善于提问的。父母应该根据孩子们的理解水平提供信息，不要灌输给他们太多的信息，但当孩子们提出问题时，父母要诚实地回答。孩子们有时会想，他们是否以某种方式引起了残疾兄弟姐妹的麻烦。他们可能会在残疾兄弟姐妹有需要的时候生气，并谈论自己的感受和反应。本文提供了许多与此有关的优秀书籍，兄弟姐妹支持小组也设立的越来越多，具体详见专栏 15-1。

一些孩子会因为兄弟姐妹患有 ASD 感到尴尬，而其他孩子很快便能像父母一样照顾兄弟姐妹（甚至在他们还小的时候）。父母应该尽力与正常发育的孩子保持沟通，并保持沟通渠道畅通。因为对于发育正常的孩子来说，有一个残疾的兄弟姐妹会给他们的生活带来极大的影响（积极的或消极的）。专栏 15-2 描述了一个孩子的经历，他的哥哥患有孤独症。

专栏 15-1　给兄弟姐妹推荐的书籍

针对年幼的孩子

1. Amenta, C. A. (1992). *Russell is extra special: A book about autism for children.* Magination Press.

2. Bodenheimer, C. (1979). *Everybody is a person: A book for brothers and sisters of autistic kids.* Jowonio/The Learning Place.

3. Cassette, M. (2006). *My sister Katie: My 6 year old's view on her sister's autism.* Central Authorhouse.

4. Cook, J., & Hartman, C. (2008). *My mouth is a volcano!* National Center for Youth Issues.

5. Donlon, L. (2007). *The other kid: A draw it out guidebook for kids dealing with a special needs sibling.* Llumina.

6. Donlon, L. (2008). *El otro niño: Una guia para niños que tienen un hermano o una hermana especial* (Spanish Edition). Llumina.

7. Dwight, L. (2005). *Brothers and sisters.* Star Bright Books.

8. Gold, P. (1976). *Please don't say hello.* Human Sciences Press.

9. Gorrod, L., & Carger, B. (2003). *My brother is different—a book for young children who have a brother or sister with autism.* National Autism Society.

10. Lears, L. (1998). *Ian's walk: A story about autism.* Albert Whitman & Company.

11. Meyer, D., & Gallagher, D. (2005). *The sibling slam book: What it's really like to have a brother or sister with special needs.* Woodbine House.

12. Meyer, D., & Pillo, C. (1997). *Views from our shoes: Growing up with a brother or sister with special needs.* Woodbine House.

13. Parker, R. (1974). *He's your brother.* Thomas Nelson.

14. Peralta, S. (2002). *All about my brother.* Autism Asperger.

15. Phalon, A. C. (2005). *Me, my brother, and autism.* Book Surge.

16. Raby, M., & Pallmer, E. (2019). *My brother Otto—An autism awareness book.* Gibbs Smith.

17. Spence, E. (1977). *The devil hole.* Lothrop, Lee, and Shepard.

18. Thompson, M. (1996). *Andy and his yellow Frisbee.* Woodbine House.

19. Werlin, N. (1994). *Are you alone on purpose?* Houghton Mifflin.

针对年龄较大孩子和青少年

1. Band, E., & Hect, E. (2001). *Autism through a sister's eye*. Future Horizons.
2. Barnill, A. C. (2007). *At home in the land of Oz: Autism, my sister, and me*. Jessica Kingsley.
3. Bleach, F. (2002). *Everybody is different*. Autism Asperger.
4. Cook, J., & Hartman, C. (2008b). *My mouth is a volcano!* National Center for Youth Issues.
5. Donlon, L. (2007). *The other kid: A draw it out guidebook for kids dealing with a special needs sibling*. Llumina.
6. Feiges, L. S., & Weiss, M. J. (2004). *Sibling stories: Reflections on life with a brother or sister on the autism spectrum*. Autism Asperger.
7. Hale, N. (2004). *Oh brother! Growing up with a special needs sibling*. Magination Press.
8. Hoopmann, K. (2001a). *Blue bottle mystery: An Asperger adventure*. Jessica Kingsley.
9. Hoopmann, K. (2001b). *Of mice and aliens: An Asperger adventure*. Jessica Kingsley.
10. Hoopmann, K. (2002). *Lisa and the lacemaker: An Asperger adventure*. Jessica Kingsley.
11. Hoopmann, K. (2003). *Haze*. Jessica Kingsley.
12. Johnson, J. B., & Rensselear, V. (2010). *Siblings: The autism spectrum through our eyes*. Jessica Kingsley.
13. Keating-Velasco, J. L. (2007). *A is for autism, F is for friend: A kid's book for making friends with a child who has autism*. Autism Asperger.
14. Shally, C., & Herrnington, D. (2007). *Since we're friends: An autism picture book*. Awaken Specialty Press.

经许可转载、改编：F. 沃尔克马尔（Volkmar, F.），E. 威斯纳（Wiesner, L）. 孤独症实用指南（*A practical guide to autism*）[M]. 美国：Wiley 出版社，2009：560 - 561.

我哥哥在 1974 年被诊断为孤独症，他属于"典型的"孤独症儿童。他三岁半，我两岁半……从那时起，我就对哥哥的安全和幸福充满了责任感。于是我开始试着了解我哥哥，但我因为"他想要什么？他有什么感受？为什么他似乎不爱我？"这些问题感到苦恼。除此之外，我哥哥完全不理解社交规范，就像我无法理解他一样……他无法与任何人进行眼神交流。慢慢地，我也学会了不再生气……不过，他还会打碎所有他能摸到的东西……他还有吃培乐多黏土和其他东西的异食症。

他吃小麦和大米等主食。我学会了毫无愧疚地斥责他，因为我为他的健康和幸福制定了严格的标准。我哥哥是我最伟大的老师之一，通过他，我懂得了责任、耐心、毅力、自律和无条件的爱。我哥哥平时上走读学校，晚上住在家里。我的父母一开始就做出了这个明智的决定，那就是让他留在家里，而在当时，参加各种机构才是常态化……事实证明，这个决定一直影响着我，成为了激励我成长的唯一力量，也是最重要的力量。从我记事起，我就一直赞同父母的这个决定……家庭旅行是可以远离家庭日常生活的假期，但这从不是出于照顾哥哥的责任。哥哥有自己的全职工作。

虽然迪士尼乐园很有趣，但那时 9 岁的我对此并不感兴趣。我记得在游乐园时，我经常回头看哥哥是否跟在后面……因为我听过孤独症患儿在人群中走丢，然后被警察救回来的故事……最让我感到悲伤的是我哥哥对大多数娱乐设施都不感兴趣，而家庭成员也因此缺乏参与。我最快乐的时光就是我和哥哥找到了一辆哥哥喜欢的车，我们可以一起坐在那辆车上……后来，我上了大学。打算离开家继续深造的孩子通常会有两种观点。一种是离家相对较近，这样是为了可以离家人近一些，继续帮助患有孤独症的兄弟姐妹。第二种则是一种与之相反的想法，那就是去遥远的地方上学。我选择了第一种。今年 8 月，由于父亲的工作原因，我们全家被分隔多地，原本打算与哥哥直接联系，结果计划发生了巨大变化……我非常想念哥哥。但与此同时，我产生了以前从未有过的感觉。几个月后，当我外出购物或穿过人群时，我不再回头看了。

我可以自由地行走，再也不用担心把哥哥弄丢了。我似乎也有了更多的空闲时间，不再需要急切地为哥哥安排充足的学习或活动。我从没跟同学提起过这件事。我认为他们不会理解，当然，这一点我可能是对的……多年前我考虑就业选择时，总是与我哥哥的未来联系在一起。如"在未来的生活中，我怎样才能最好地帮助他？"但是我很庆幸，我的父母从来没有我应该完全对我哥哥的幸福负责这种想法。这种想法缓解了我巨大的压力。但我有个未曾说出口的愿望，那就是希望监护我哥哥的未来。我 4 岁时就已经承担照顾哥哥的责任了，那我成年时不是更应该承担起照顾哥哥的责任吗？

经许可转载、改编自：J.B. 柯尼达里斯（Konidaris, J.B.）. 一个患儿的兄弟姐妹对孤独症的看法（A sibling's perspective on autism）. F. 沃尔克马尔（F.Volkmar），A. 克林（A.Klin），R. 保罗（R.Paul），D. 科恩（D.Cohen）. 孤独症和广泛性发展障碍手册（Handbook of autism and pervasive developmental disorders）[M]. 美国：威利出版社，2005：1265 - 1275.

大一点的孩子可以更多地帮助照顾患儿，而有些孩子即使是患儿的弟弟妹妹，也在很小的时候就承担起了照顾哥哥、姐姐的角色。可能女孩做的要比男孩做得多，但这并不绝对。哈里斯（Harris）和格莱斯伯格（Glasberg）2012 年出版了一本优秀书籍，是关于孤独症患儿的兄弟姐妹，其中总结了父母帮助患儿兄弟姐妹可使用的方法。年幼的孩子最初可能对孤独症的产生原因感到困惑。父母应该鼓励孩子们提出问题，让孩子们讲述他们的经历。父母最常犯的错误就是没有和患儿的兄弟姐妹充分地谈论他们的经历。父母和孩子沟通有助于明智地告诉孩子足够的信息，不过，也不要跟孩子们说太多。可以从对各种困难的一般性讨论转移到对 ASD 作为一种社会学习障碍的更具体的讨论。一旦孩子们开始关注，他们就会意识到虽然很多人都有各种各样的残疾，但是所有人都有自己的优势和缺陷。

父母如何对待诊断为 ASD 的孩子，也会影响兄弟姐妹对患儿的看法。父母告诉患儿兄弟姐妹的事情可能会让他们在社区和学校里与同龄人交谈时感到自在。随着时间的推移，问题会有所不同。有些兄弟姐妹在很长一段时间内很容易应付，然后就会出现一些非常特殊的问题，比如，一个做得很好的孩子，青春期时突然不想让未来的女朋友去见他的哥哥。另一些人会相当自在地和他们的朋友谈论兄弟或姐妹的问题，且处理事情相当冷静和直率。

七、家庭参与、泛化和社区生活

ASD 儿童在学习方面存在重大问题，尤其是涉及社会学习和跨环境技能**泛化**的学习。在过去的 20 年里，教育工作者和其他专业人士越来越认识到父母、兄弟姐妹和其他人在解决 ASD 儿童的这个问题上可以发挥的重要作用。父母和兄弟姐妹可以在教堂、杂货店和公园陪着孩子。家庭和社区的重点不应过于孤立地教授认知和其他技能，而应帮助儿童学会在家庭和社区中应用这些技能（Matson 等，2012）。可以使用一些支持，这些支持从使用视觉支持的功能性日常工作，到帮助书面日程安排、组织，等等（参见阅读列表获取资源）。对那些上了大学、需要在约会和独立生活等方面得到明确帮助的且更有能力的学生来说，这就变得更加重要（见第七章）。

应鼓励 ASD 患儿及其家人早早地参与到社区活动中（并提供支持）。这可以包括宗教活动、男童军或女童军、俱乐部、艺术或音乐课程等。对于音乐来说，铃木教学法特别好，因为它具有很强的发展性、治本性并且十分尊重孩子。对一些孩子来说，音乐或艺术疗法可能会有所帮助。体育和休闲活动应考虑到儿童的需求和脆弱性。团队运动可能比更"孤独"或"二元"的活动更具挑战性，因此游泳、武术或网球可能是比棒球或足球更好的选择。此外，让孩子参加家庭远足和其他一些锻炼的活动也会有帮助。事实上，一些研究已经表明，运动与行为改善有关。阅读清单提供了一些与休闲活动有关的书籍，其中一些可以为所有家庭成员所享受。休闲活动还包括社交和练习其他日常生活技能的机会。应鼓励父母探索学校潜在的课外活动，并牢记让孩子参与课外活动是具有治疗意义的（广义上），而不是仅仅为了治疗（狭义上）。

八、未来的规划

父母很早就开始为孩子的未来做规划。这可能与建立一个储蓄账户或大学基金有关。在这些选择中有很多现在都是可行的。为残疾儿童所做的遗嘱和财产规划等可能会较为复杂。例如，如果你去世或丧失行为能力，作为父母，你指定谁来照顾你的孩子？

确保这个人（或其他人）同意你的规划，并要求你的孩子参与规划过程。确保你的其他孩子也知道这些规划。不要想当然地认为一切都会好起来的！如果你计划在你的遗嘱中留下一笔钱给你的孩子，一定要咨询律师，特别是如果这是一大笔钱。笔者所在的州最近有一个案例，一位父亲直接给他的残疾孩子留下了一大笔钱，而国家（已经为他提供了多年的照顾）只是把它拿走作为偿还。所以，你可以设立一些特殊的信托账户来避免这个问题。需要让一个受托人（和律师）参与，这样可以保留资金，用于孩子的生活。

九、总结

在这一章中，我们讨论了孤独症儿童对父母和家庭的影响。有一个患有孤独症的孩子会给婚姻和家庭带来压力。虽然对父母和家庭成员来说，抚养一个正常发育的孩子也会给婚姻和家庭带来压力，但是抚养一个患有孤独症的孩子会面临更多的挑战。对长期结果的担忧，对未来的规划，以及处理行为障碍都可能带来压力。随着时间的推移，随着孩子们长大，其他问题也会出现。随着父母年龄的增长，谁来照顾 ASD 患者？这对他们未来的配偶会有什么影响？兄弟姐妹会和他们一起生活吗？他们能像他们的父母一样生活吗？谁来提供未来所需的经济支持？也许最令人担忧的是，他们的孩子会患有 ASD 吗？这些都是合理的问题，其中一些我们现在可以解决，而另一些在未来几年才能更好地解决。

显然，以一种适合自己年龄的方式与兄弟姐妹交谈会非常有帮助。有时与 ASD 患儿的其他兄弟姐妹见面也会有益处。现在有越来越多的组织为患儿的兄弟姐妹提供支持，一些专门为患有孤独症障碍的儿童和成人的兄弟姐妹提供支持，一些专门为伴有或不伴有智力障碍的其他慢性疾病的儿童和成人的兄弟姐妹提供支持。我们在本章的最后列出了几本关于这些主题的书籍。SibShop 支持网络已经存在很多年了，对许多不同年龄阶段的人都很有帮助。

父母和家庭成员也应该从 ASD 患儿的成就中获得真正的快乐。重要的是，父母要积极面对自己养育 ASD 儿童和其他儿童的能力。重要的是，患儿的兄弟姐妹不能感到被冷落或被忽视。他们对患有 ASD 的兄弟姐妹会有自己的反应，这些反应可能会随着时间的推移而改变。要成为一名合格的父母，没有唯一正确的方法。从夫妻和家庭的角度来看，重要的是要为彼此和家人留出时间，同时还要做好 ASD 孩子的父母。

只要有可能，家庭可以自由地使用其他支持。这些支持可以来自亲戚朋友。其他患儿的父母和兄弟姐妹支持团体也可以提供有用的信息，获得其他有类似经历和面临类似情况的人的联系方式。老师和学校工作人员也可以提供有价值的信息和其他来源的支持。

患儿兄弟姐妹的感受和经历不同。即使是年幼的孩子，他们也会发现自己的兄弟姐妹与众不同。父母应该诚实地告诉孩子他们的兄弟姐妹的这些差异，但不要让他知道太多。父母还应该意识到，随着时间的推移，患儿兄弟姐妹会做出不同的反应，也可能做出消极的反应。到孩子上学的时候，发育正常的兄弟姐妹可能会出现任何（或许多）反应，从试图否认兄弟姐妹的现实问题，到成为患儿的照顾者，再到对受到更多关注的兄弟姐妹感到不满。和其他事情一样，孩子们会经常受到父母的引导（甚至当他们抗议说他们不是），所以如果父母能树立开放、宽容和愿意交流的榜样，从长远来看，事情往往会变得最好。

家庭面临的挑战和问题将随着时间的推移而变化，不过，这取决于 ASD 患儿的具体情况、家庭、年龄和水平。当父母之间及与家庭成员之间能够进行良好沟通时，家庭关系就会达到最佳状态。

参考文献和延伸阅读

* 特别推荐。

1. Andron, L. (Ed.). (2001). Our journey through high functioning autism & Asperger syndrome: A roadmap. Jessica Kingsley.
2. Bauer, A. (2005). A wild ride up the cupboards. Scribner.
3. Bolick, T. (2004). Asperger syndrome and young children: Building skills for the real world. Fair Winds Press.
4. Bondy, A., & Frost, L. (2008). Autism 24/7: A family guide to learning at home and in the community. Woodbine House.
5. Boyd, B. (2003). Parenting a child with Asperger syndrome. Jessica Kingsley.
6. Breithaupt, A. G., Thomas, K. C., Wong, C. S., Mesibov, G. B., & Morrissey, J. P. (2017). Finding common ground: Exploring undergraduate student volunteering as a support for parents of children with autism. Focus on autism and Other Developmental Disabilities, 32(3), 229–239.

7. Campito, J. S. (2007). Supportive parenting: Becoming an advocate for your child with special needs. Jessica Kingsley.

8. Cohen, J. (2002). The Asperger parent: How to raise a child with Asperger syndrome and maintain your sense of humor. Autism Asperger.

9. *Coulter, D. (Producer/Director). (2007). Understanding brothers and sisters with Asperger syndrome [DVD]. Coulter Video. www.coultervideo.com.

10. *Coulter, D. (Producer/Director). (2004). Asperger syndrome for dad: Becoming an even better father to your child with Asperger syndrome [DVD]. Coulter Video. www.coultervideo.com.

11. Cumberland, D. L., & Mills, B. E. (2010). Siblings and Autism. Jessica Kingsley.

12. Dillon, K. (1995). Living with autism: The parents stories. Parkway.

13. Durand, V. M., & Hieneman, M. (2008). Helping parents with challenging children: Positive family intervention—facilitator guide. Oxford University Press.

14. Elder, J. (2005). Different like me: My book of autism heroes. Jessica Kingsley.

15. Estes, A., Munson, J., St. John, T., Dager, S. R., Rodda, A., Botteron, K., Hazlett, H., Schultz, R. T., Zwaigenbaum, L., Riven, J., & Guralnick, M. J. (2018). Parent support of preschool peer relationships in younger siblings of children with autism spectrum disorder. Journal of Autism and Developmental Disorders, 48(4), 1122–1132.

16. Fawcett, H., & Baskin, A. (2006). More than a mom: Living a full and balanced life when your child has special needs. Woodbine House.

17. *Fiske, K. E. (2017). Autism and the Family. Norton.

18. *Fiske, K. E., Pepa, L., & Harris, S. L. (2014). Supporting parents, siblings, and grandparents of individuals with Autism spectrum disorders. In R. P. Volkmar, S. J. Rogers, & K. A. Pelphrey (Eds.), Handbook of Autism and pervasive developmental disorders (4th ed., pp. 932–948). Wiley.

19. Frender, S., & Schiffmiller, R. (2007). Brotherly feelings: Me, my emotions, and my brother with Asperger's syndrome. Jessica Kingsley.

20. Garrido, D., Carballo, G., & Garcia-Retamero, R. (2020). Siblings of children with autism spectrum disorders: Social support and family quality of life. Quality of Life Research, 29(5), 1193–1202.

21. *Haddon, M. (2003). The curious incident of the dog in the nighttime. Doubleday.

22. Hall, H. R., & Graff, J. C. (2011). The relationships among adaptive behaviors of children with autism, family support, parenting stress, and coping. Issues in Comprehensive Pediatric Nursing, 34(1), 4–25.

23. *Harris, S. L. (1994). Siblings of children with autism: A guide for families. Woodbine House.

24. Harris, S. L., & Glasberg, B. A. (2003). Siblings of children with autism: A guide for families (2nd ed.). Woodbine House.

25. Harris, S. L., & Glasberg, B. A. (2012). Siblings of children with autism: A guide for families (3rd ed.). Woodbine House.

26. Jensen, A. C., & Orsmond, G. I. (2019). The sisters' advantage? Broader autism phenotype characteristics and young adults' sibling support. Journal of Autism and Developmental Disorders, 49(10), 4256–4267.

27. Johnson, J., & Van Rensselaer, A. (2008). Families of adults with autism: Stories and advice for the next generation. Jessica Kingsley.

28. Johnson, J., & Van Rensselaer, A. (2010). The autism spectrum through our eyes. Jessica Kingsley.

29. *Konidaris, J. B. (2005). A sibling's perspective on autism. In F. R. Volkmar, S. J. Rogers, R. Paul, & K. A. Pelphrey (Eds.), Handbook of Autism and pervasive developmental disorders (4th ed., pp. 1265–1275). Wiley.

30. Kranowitz, C. S. (1995). 101 activities for kids in tight spaces. St. Martin's Griffin Press.

31. Labarbera, R. (2020). Autism spectrum disorders: Partnering with parents for positive outcomes. Sage.

32. Larson, E. M. (2006). I am utterly unique: Celebrating the strengths of children with Asperger syndrome and high-functioning autism. Autism Asperger.

33. Lobato, D. J. (1990). Brothers, sisters, and special needs: Information and activities for helping young siblings of children with chronic illnesses and developmental disabilities. Foreword by Eunice Kennedy Shriver. Brookes.

34. *Marcus, L. J., Kunce, L. J., & Schopler, E. (2005). Working with families. In F. R. Volkmar, S. J. Rogers, R. Paul, & K. A. Pelphrey (Eds.), Handbook of Autism and pervasive developmental disorders (4th ed., pp. 1055–1086). Wiley.

35. Marshak, L. E., & Prezant, F. B. (2007). Married with special-needs children: A couples' guide to keeping connected. Woodbine House.

36. *Matson, J. L., Hattier, M. A., & Belva, B. (2012). Treating adaptive living skills of persons with autism using applied behavior analysis: A review. Research in Autism Spectrum Disorders, 6(1), 271–276.

37. Mereine, K. J. (2019). Don't squeeze the Spacement's Taco: Lessons learned from my son with autism. Independently published.

38. Meyer, D., & Vadasy, P. (1996). Living with a brother or sister with special needs: A book for sibs (2nd ed.). University of Washington Press.

39. Miller, N., & Sammons, C. (1999). Everybody's different: Understanding and changing our reactions to disabilities. Brookes.

40. Moor, J. (2008). Playing, laughing and learning with children on the autism spectrum: A practical resource of play ideas for parents and carers (2nd ed.). Jessica Kingsley.

41. Moore, C. (2006). George & Sam: Two boys, one family, and autism. St. Martin's Press.

42. Nadworth, J. W., & Haddad, C. R. (2007). The special needs planning guide: How to prepare for every stage of your child's life. Brookes.

43. O'Brien, M., & Daggett, J. A. (2006). Beyond the autism diagnosis: A professional's guide to helping families. Brookes.

44. Ozonoff, S., Dawson, G., & McPartland, J. (2002). A parent's guide to Asperger syndrome & high-functioning autism. Guilford Press.

45. Richman, S. (2001). Raising a child with autism: A guide to applied behavior analysis for parents. Jessica Kingsley.

46. Schopler, E. (1995). Parent survival manual: A guide to crisis resolution in autism and related developmental disorders. Plenum Press.

47. Senator, S. (2005). Making peace with autism: One family's story of struggle, discovery, and unexpected gifts. Trumpeter.

48. Sheikh, R., Patino, V., Cengher, M., Fiani, T., & Jones, E. A. (2019). Augmenting sibling support with parentsibling training in families of children with autism. Developmental Neurorehabilitation, 22(8),

542–552.

49. Siegel, B., & Silverstein, S. (1994). What about me? Growing up with a developmentally disabled sibling. Perseus.

50. Siklos, S., & Kerns, K. A. (2006). Assessing need for social support in parents of children with autism and Down syndrome. Journal of Autism & Developmental Disorders, 36(7), 921–933.

51. Spilsbury, L. (2001). What does it mean to have autism. Heinemann Library.

52. Tammet, D. (2006). Born on a blue day: Inside the extraordinary mind of an autistic savant. Free Press.

53. Twoy, R., Connolly, P. M., & Novak, J. M. (2007). Coping strategies used by parents of children with autism. Journal of the American Academy of Nurse Practitioners, 19(5), 251–260.

54. Vicker, B., & Lieberman, L. A. (2007). Sharing information about your child with autism spectrum disorder. Autism Asperger.

55. Welton, J. (2003). Can I tell you about Asperger syndrome? A guide for friends and family. Jessica Kingsley.

56. Whiteman, N. J. (2007). Building a joyful life with your child who has special needs. Jessica Kingsley.

57. Wright, B., & Williams, C. (2007). Intervention and support for parents and carers of children and young people on the autism spectrum: A resource for trainers. Jessica Kingsley.

58. Zysk, V., & Notbohm, E. (2004). 1001 great ideas for teaching and raising children with autism spectrum disorders. Future Horizons.

附录2：术语表

阿斯佩格综合征	一种广泛性发育障碍，以严重的社交障碍、早期语言能力良好为特征，通常运动笨拙且兴趣局限异常。DSM-IV 将其纳入，DSM-5 并没有将其纳入
阿斯佩格综合征诊断量表	阿斯佩格综合征的诊断试验
安慰剂	无实际药效的药物；或用于临床药物治疗效果评价时的阴性对照，以确定药物治疗是否比安慰剂治疗更有效
安慰剂效应	接受安慰剂的患者在参与新的研究时，在使用安慰剂后表现出病情好转等治疗效果
案例报告	记录患者对治疗的反应；有时可用作治疗有效的证据，但更恰当的说法是，暗示这种治疗可能值得进行更正式的研究

霸凌	使用武力、社交媒体或其他手段胁迫、恐吓或贬低他人
白色念珠菌	一种可以引起感染的常见真菌
百分位数	以次数分布的百分比表示分数。例如，85% 意味着这个人的分数高于 85% 的参与测试者
包容	把残疾儿童和正常发育的儿童放在同一学校和教室里学习。包括教育所必需的特殊支持和服务
本能反应	对刺激的无意识、非习得反应
本体感受	对身体或者身体某个部分的位置、方向和运动等的感觉
苯丙酮尿症	这是（通常被称为 PKU）一种遗传性代谢疾病，可以通过饮食干预成功治疗。可以在出生时进行筛查。如果不及时治疗，会导致严重的智力障碍
苯二氮䓬类药物	一类既能治疗癫痫又能治疗焦虑的药物
庇护性就业	将残疾人安置在非竞争性的、保护性的环境中从事简单的工作，并设置相关监督人员
避孕	预防怀孕
边缘系统	大脑皮质的古皮层，涉及各种功能，如情绪、行为、记忆和嗅觉
变更活动	把孩子的注意力从一项任务转移到另一项任务
变态反应	对特定物质过敏的免疫反应。免疫系统试图保护身体免受特定物质的伤害而引发的不良反应，如流鼻涕、眼睛发痒、皮疹，有时还会有更严重的反应，如呼吸困难或血压下降
便秘	大便不频繁或大便发硬

标准差	对某一考试成绩与平均成绩差异程度的衡量方法。例如，在多项智商测试中，大多数孩子的得分在高于平均值（100 分）15 分到低于平均值 15 分之间，则该测试的标准差就是 15 分
标准分数	基于正态分布曲线（钟形曲线）的考试分数。在标准分数的测试中，100 通常是平均值，85 ~ 115 分处于正常范围
标准化测验	对不同个体以完全相同的方式进行测试，可以与其他已参加测试的人的表现进行比较
表达性单字图像词汇评分	表达性词汇测验
病因学	医学中对某事物原因的研究，通常指疾病的原因
波动性听力丧失	波动性症状的听力丧失（通常与耳内积液和 / 或耳部感染有关），可能会影响听力和言语
补充与替代医学	尚未在医学院校讲授的医学知识，尚未在一般医院普遍实践的医学或医疗方法。不属于常规医学或正统医学
不良反应	因服用药物或治疗而无意中产生的反应；不良反应的表现因人而异

C

参与	保持专注与人或物互动（或响应）的能力
残疾	用于描述身体或认知发育迟缓的术语。有时也使用较旧术语——残障
《残疾人教育法》	于 1975 年通过的联邦法，修订后的法案要求各州为残疾儿童"在最少限制的环境里提供免费、适当的公共教育"。这是美国最大的特殊教育法
残余婴儿孤独症	旧称（1980 年纳入 DSM-Ⅲ），指的是曾经符合 DSM-Ⅲ 婴儿孤独症标准但如今不再符合标准的个体；现在被孤独症谱系障碍取代，以更有效地概括疾病的发展变化
测量	用于评估功能的一系列问题或活动，即测验
差异能力量表第 2 版（DAS-Ⅱ）	用于智力测验
常模参照测验	将个人的分数与代表组进行比较的测验。从这类测试中得出的分数可以以各种方式呈现，包括百分位数、标准分数和与年龄当量分数。通常情况下，测试结果沿钟形曲线分布（称为正态分布）。该方法的优势是可以比较同龄人或不同龄人的分数。必须仔细研究如何设计和实施测试，任何偏离都会使分数难以解释
超声心动图	心脏成像技术
成就测验	与智商测试不同，成就测验关注的不是个人能力水平的高低，而是个人能力运用水平的高低，例如，应用数学或阅读的能力。除标准分数、百分位数值、年龄当量分数之外，测验通常也会给出年级当量分数。测验通常以学生群体为单位进行
成长	儿童获得技能与能力成长和学习的过程
迟发性运动障碍	以嘴、舌头、嘴唇和躯干不自觉抽搐为特征的疾病。控制行为药物可能会导致这种疾病

持续言语	不由自主的言语或行为，花费大量时间重复做一件事，或者不停地谈论感兴趣的话题
冲动	不考虑后果就行动
抽搐（局部肌肉轻微）	不自主的、无目的的动作或发声，如抽动秽语综合征。对患儿来说，抽搐常令他们感到痛苦；与之相反，孤独症的刻板行为往往使患儿感到愉快或无不适感
抽动秽语综合征	一种发育障碍，其特征是不自主发声及运动（抽搐），其严重程度和表现特征会随时间变化
触觉防御	过度敏感或厌恶触摸
传导性听力损失	中耳堵塞（如液体）阻止或减弱声音向内耳的传播，从而导致听力损失
喘息服务	让患者到护理之家或是安养中心等处暂住，使其主要照顾者得到短时间的休息
词汇表达 / 言语	使用语言进行交流
磁共振成像	将患者置于磁场中以获得身体或其器官的横断面图像的计算机化诊断程序
次于最低限度	常规检查无法发现的细微差异，但可能给个人带来麻烦
刺激	用药后的行为混乱和心烦意乱
促胰液素	一种肠道激素，曾被用于孤独症的替代治疗
脆性 X 染色体综合征	X 染色体上的遗传信息发生突变而引起的疾病（X 染色体是性染色体之一，有两条 X 染色体的是女孩，有一条 X 和一条 Y 染色体的是男孩）。脆性 X 染色体通常会导致智力障碍、学习障碍、言语困难及明显的身体特征
财产规划	把自己的财产传给他人（通常是子女）的计划过程

D

第 504 条款	根据《康复法案》规定的条款，为残疾人提供住宿
大肌肉运动	与身体大肌肉（如背部、腿部和手臂的肌肉）的运用相关
大剂量维生素治疗	使用高于每日推荐剂量的维生素进行治疗
大脑皮质	脑内的结构，在记忆、注意力、感性、思考、语言中起重要作用
大脑性瘫痪	出生前、出生时或出生后由脑损伤造成的残疾。身体的运动和协调性会受到影响，影响程度取决于大脑的哪个部分受到了损伤
代词逆转	人称代词混淆，例如，应该说"我"的时候用了"你"
单音调讲话	一种没有变化 / 韵律的讲话风格，有时称为机器人式讲话
癫痫	脑神经元异常放电引起的肢体抽搐等反复发作性疾病
癫痫持续状态	指的是癫痫持续 30 分钟以上且患儿处于昏迷的状态，该疾病可危及生命

调解	《美国残疾人教育法》下解决家长和学校之间正式投诉的方法。可以代替听证会
调整	调整环境、计划或地理位置，以满足个人需求
独立生活	在没有监督的情况下，残疾成年人生活在社区中的能力
多巴胺	大脑中的一种神经递质，起着重要的调控作用
多重用药	服用多种针对不同疾病的药物

E

恶性高热	对精神安定药的一种罕见但严重的不良反应，伴随体温升高
儿科神经学家	研究儿童神经系统疾病的专家
儿科医师	专门治疗婴儿、儿童和青少年的医师
儿童阿斯佩格综合征测试	阿斯佩格综合征的诊断测试
儿童孤独症评定量表	一种孤独症的诊断 / 评估工具。现在已更新至第 2 版
儿童精神分裂症	一种罕见的精神疾病，可能有多种病因。症状包括思想、知觉、情绪、自我意识、与外界关系等混乱，以及其他行为 / 经历，如幻觉和妄想。精神分裂症更常见于青少年
儿童心理教育评核量表	孤独症诊断 / 评估工具
儿童医疗辅导员	院内专业人员，负责关爱帮助儿童，以缓解住院治疗和疾病带来的焦虑
耳鼻喉科医师	专攻耳、鼻、喉的医师；简称 ENT

F

发育测验	对发育状况的测验
发育量表	将受测儿童的发育情况与其他同龄人进行比较的检查表
发育障碍	18 岁以前出现的一种疾病，可能会无限期地持续下去，并影响或延迟发育。包括孤独症和智力障碍
发育迟缓	从出生至 18 岁的孩子，发育速度明显慢于平均水平
发育里程碑	用于衡量一段时间内发育进程的指标，例如，会后滚翻或用两个单词短语说话
发作后状态	癫痫发作后，大脑从癫痫发作中恢复时，患者感到神志不清或迷茫
反刍	反刍食物，再咀嚼
反应性依恋障碍	婴幼儿由于情感或身体上的忽视或虐待而患的疾病；患儿社交能力发育迟缓，也很难与他人建立关联性
非典型抗精神病药	为第二代抗精神病药，相比之下，第三代抗精神病药的不良反应更少
非语言学习障碍	语言能力优于非语言能力

肥胖症	个人体重远远大于健康体重。在成年人中，身体质量指数（BMI）超过 30 就属于肥胖。对于儿童，肥胖的 BMI 指数会随着年龄和身高的变化而变化
风疹	只会引起成人的轻微皮疹，但如果妇女在妊娠期间感染，可能会导致婴儿出生缺陷
麸质	一种在小麦、黑麦和大麦中发现的蛋白质
服务协调员	负责监督残疾儿童的教育和相关服务，以及为其家庭提供服务。见个案管理员
辅助	给予学习者身体、语言、视觉的帮助，以鼓励他们完成动作或参与活动
辅助 / 替代沟通	一种帮助孩子表达的方法，如图片、指示、手语等
辅助技术	协助有困难的人或残疾人的工具，帮助他们沟通、计划等（不同复杂程度的事情）
辅助依赖	学习者需要帮助以完成任务或行为
负强化物	一种强化刺激。移除负强化物可减少行为发生的次数
泛化	跨环境应用知识的能力，例如，将在学校学到的数学知识用于杂货店工作

G	
概括能力	跨环境应用知识的能力，例如，在学校学到的知识在杂货店也能使用
感觉体验问卷	感觉处理测试
感觉	与感官有关
感觉处理能力剖析量表	感觉处理测试
感觉神经性耳聋	内耳或听觉神经受损而引起的听力损失，听觉神经负责将声音传递到大脑
感觉统合	从感官接收信息，然后将其组织成有意义的信息，并据此采取行动的能力
感觉讯息处理评估表	感觉讯息处理测试
感知运动技能	婴幼儿的感知和运动技能，是后期认知和培养其他技能的基础
高读症	单词认读能力是一种过早发育的、孤立阅读的能力。这是孤独症的常见症状。解码单词的能力要明显强于言语理解的能力
高热惊厥	机体高热所致的抽搐
个案管理员	负责为残疾人提供协调服务的人。另见服务协调员
个别化家庭服务计划	为受《美国残疾人教育法》保护的、符合早期干预条件的儿童及其家庭提供教育和相关服务的具体书面教育计划。适用于 0 ~ 3 岁儿童
个别化教育方案	为受《美国残疾人教育法》保护的 3 ~ 21 岁残疾人制定的提供特殊教育和其他服务的书面教育计划

个人言语风格	以独特的、个人的和特殊的方式使用词语或短语，通常反映了说话人的个人经历，对不熟悉说话人的人来说可能难以理解；例如，孤独症患儿可能会在他心烦意乱的时候大喊"让那个孩子停下来"，因为他第一次心烦意乱时听见的话，就是当他在拥挤的百货商店里从他妈妈身边跑开时，他妈妈对他大喊的"让那个孩子停下来"
个性化就业计划	帮助个人实现工作目标所需服务的计划
工作活动中心	为残疾人士提供独立工作和个人成长的机会
工作记忆	记住（和处理）完成一项任务所需信息的能力，例如，当你准备打电话时，记住电话号码
功能行为分析	受过相关训练的专家进行观察，旨在理解行为的前因后果
功能性磁共振成像	一种 MRI（脑磁扫描），用来评估特定任务期间的大脑活动
汞	一种在室温下的沉重的银色金属液体；过去用做疫苗的防腐剂
共济失调	难以协调肢体动作，如走路不平稳
共同注意	与他人一起观看活动 / 节目 / 比赛。常见于正常发育的婴儿，例如，当一些有趣或异常的事情发生时，孩子会首先关注，然后转头看父母评估他们的反应，最后再回头看
孤独性障碍	《精神障碍诊断和统计手册》将其作为孤独症的官方术语；现在的官方术语为孤独症谱系障碍
孤独症	该疾病的特征是在社交、语言习得和语言应用上有困难，且举止、行为及习惯异常
孤独症广泛表型	指一系列类似于孤独症的特征，但不符合孤独症的诊断标准
孤独症检查表	孤独症检查工具
孤独症谱系障碍	孤独症的官方术语
孤独症天才	在某些领域有特殊能力的孤独症患者，见特殊才能
孤独症诊断访谈量表修订版	一种孤独症诊断 / 评估工具
孤独症诊断观察量表	孤独症诊断 / 评估工具。依据被测者的语言水平决定所用版本
广泛性发育障碍	《精神疾病诊断与统计手册》（DSM-IV）中对一系列疾病的总称，包括孤独症、阿斯佩格综合征、未分类的广泛性发育障碍、雷特综合征和儿童崩解症，包括一些症状，如沟通和社交困难、不同寻常的兴趣或习惯，以及坚持一成不变。这个术语可以用作孤独症谱系障碍的同义词
广泛性发育障碍筛查测试 - II	孤独症的检查工具
《国际疾病分类》	关于所有疾病分类的国际指南（身体、精神、发育等疾病），由世界卫生组织出版，现已更新至第 11 版
过渡计划	重要过渡阶段的计划，最主要的阶段是 0 ~ 3 岁服务阶段、学龄服务阶段、青春期服务阶段

过渡阶段	一项活动结束和另一项活动开始之间的一段时间
过渡物	幼儿或小孩非常喜欢的物品，它有助于过渡，比如陪伴孩子在晚上入睡。对正常发育的孩子来说，它通常是柔软的特定物体；对孤独症谱系障碍患儿来说，重要的是对象的类别，比如坚硬物体，例如，孩子喜欢金属消防车或火车，而不是软软的泰迪熊玩偶
干预	为提高儿童能力而采取的行动，以弥补其生理、情感或心理功能上的迟缓或缺陷

H

合并症	同一个人身上患两种或多种疾病
合格联邦医疗保险受益人计划	为合格人员免费提供医疗保险补充项目
合理的调整	为使孩子能够参加学校活动而做的必要修改
核型分析	分析染色体的数目和结构
黑勒综合征	儿童瓦解性障碍的旧称
缓解仿说	一种模仿言语模式（重复的短语词），部分言语会有变化
缓释（药物）	长效药物，逐渐释放药物，而不是在摄入后立即释放所有药物
幻觉	听到或看到不存在的东西（常见于精神分裂症），例如，幻听
回合式教学	应用行为分析的教学方法之一，包括4个步骤：①向学习者提供线索或刺激；②获取学习者的反应；③提供积极的结果（强化物）或纠正；④短暂休息3～5秒，直到下一次教学试验。见应用行为分析
活动过度	一种基于神经系统的困难，使人难以控制运动（肌肉）行为。其特点是运动频繁，从一种活动迅速切换到另一种活动，或难以保持坐姿，或不安分的动作
获得性失语性癫痫	一种与CDD部分相似的疾病，儿童无法理解语言、无法用语言交流（发病前患儿语言功能正常），通常伴癫痫发作。患有获得性失语性癫痫的儿童可能会随着时间的推移恢复全部或部分语言能力，此后不再发作

J

（肌肉）运动	与肌肉运动能力相关的
肌张力	静息肌的拉伸或放松程度。见肌张力低下
肌张力低下	肌肉张力低（降低）。感觉肌肉比平时更软，需要更多的力量来进行运动和保持
基因	在染色体上发现的微小的DNA序列，它决定个体从其父母那里继承哪些特征
脊柱侧凸	脊柱异常弯曲
计算机断层成像	一种诊断方法，用X线以多个角度照射人体，从而得到人体的断层面影像

家庭医师	为成人和儿童患者看病的医师
家长会	家长和老师讨论对孩子评价的会议
坚持一致性	许多孤独症患者的倾向，当熟悉的日常生活或环境发生改变时，他们会感到不安，所以他们会倾向于保持一成不变
监护人	依法管理他人法律、医疗和 / 或财务事务的人
焦虑	指不安、害怕、恐惧或紧张的感觉，可伴身体症状，如心率加快、出汗。适当焦虑是正常反应（如面对新环境），但过度焦虑可能会导致痛苦或损伤，这属于焦虑性障碍
焦虑性障碍	以高度焦虑为特征的精神疾病，会给患者带来痛苦或损害。焦虑性障碍包括恐惧症（phobias）（对特定事物的恐惧）、广泛性焦虑（generalized anxiety disorder）、惊恐障碍（panic disorder）和创伤后应激障碍（post-traumatic stress disorder）
接受性语言 / 词汇	理解口头交流、书面交流，以及手势的能力
结节性硬化症	一种先天性疾病，在皮肤、器官和大脑中形成良性结节，有时并发癫痫、孤独症和 / 或智力残疾
禁忌证	不适宜采用某种药物或治疗措施的疾病或情况
惊厥	癫痫
精神安定药	又称抗精神病药
精神病	个人对现实理解改变的一组精神障碍，包括妄想、幻觉或思维混乱
精神病医师	诊断和治疗精神疾病的医师；与心理医师相反，他或她可以在治疗中开药
《精神疾病诊断与统计手册》	（DSM-IV；DSM-5）由美国精神病学协会出版的手册，定义和描述了精神障碍疾病的诊断标准，并提供了系统性的描述。目前已更新至第 5 版
精神药物	改变大脑功能的药物。精神药物常用于治疗精神疾病，有时也用于治疗某些孤独症行为
精细运动	主要由小肌肉运动（如腕关节和手指的运动）来实现精巧协调动作的技能
竞争性就业	为残疾人提供与非残疾者在同一环境下工作的机会，并给予竞争性的薪酬
就业前技能	工作要求所具备的技能
巨头畸形	头异常大
句法	语言规则
拒绝改变	难以忍受日常生活、活动和物理环境的变化
K	
抗胆碱药不良反应	口干，类似于抗过敏药服用后的反应
抗焦虑药	用于治疗焦虑的药物

抗惊厥药	用于治疗癫痫（惊厥）的药物
抗精神病药	用于治疗精神病、孤独症患者的重复动作和重复行为。包括第一代抗精神病药和第二代抗精神病药
抗抑郁药	用于治疗抑郁、焦虑、强迫性神经症和其他疾病
抗组胺药	最常用于治疗变态反应的药物
考夫曼成套儿童评价量表，第 2 版	一种智力测试
克鲁格阿斯佩格综合征指数（KADI）	阿斯佩格综合征的诊断测试
刻板	固执的行为；要求事情以具体方式发生，以便个人感觉良好
刻板行为	无目的、重复的动作或行为，如拍手
口部运动	运用舌头、嘴唇和下巴的肌肉的运动
口语综合评价	语言 / 沟通能力测试
快速眼动睡眠	睡眠中发生快速眼动，与低肌张力和经常做梦有关

L

酪蛋白	从牛奶和牛奶制品中发现的蛋白质
雷尼尔语言发展量表	语言 / 沟通能力测试
雷特国际通用操作量表，第 3 版	非文字智力测试工具
雷特综合征	迄今为止只见于女孩的疾病，并且与特定的遗传缺陷有关。临床特点是典型的早期发育，随后表现为社交、认知和身体技能普遍丧失。在童年后期部分改善。许多雷特综合征患儿有癫痫
流行病学	研究特定人群或地区中某种疾病的所有决定因素
硫柳汞	以乙基汞为基础的物质，以前用于保存疫苗，如 MMR

M

麻疹、腮腺炎和风疹联合病毒活疫苗	麻疹、腮腺炎和风疹联合病毒活疫苗的缩写
矛盾反应	与预期相反的反应
《美国残疾人法案》	1990 年通过的一部涉及美国全体公民权利的法案，该法律禁止在就业、公共服务、公共住宿和通信等领域歧视残疾人
美国孤独症协会	于 1965 年在美国成立的组织总部，致力于改善孤独症患者的生活
美国国家孤独症协会	美国公立孤独症协会
美国平等就业机会委员会	负责执行禁止职业歧视的联邦法律
美国社会安全局	管理 SSI 和 SSDI 的联邦机构
免费适当的公立教育	这是美国联邦法律赋予儿童的权利。所有接受联邦资助的机构和学校都必须为残疾人提供适当的教育

免疫接种	通过接种疫苗产生对某种传染病免疫力的过程
面部血管纤维瘤	长在面部，常见于结节性硬化症
模仿	观察他人行为并进行模仿的能力。又称示范
模仿言语	像鹦鹉学舌一样重复刚刚听到的短语或单词（立即仿说），或重复几小时、几天、几周，甚至几个月前听到的短语或单词（延宕仿说）
目标参照测验	这类测试并不用于人与人之间的比较，更确切地说，是与特定的标准进行比较，例如，考驾照是一种参照标准的考试。出于教育目的，这类考试可以用来考察学生对材料的掌握情况，也就是说，可以用于升级考试或预习
穆伦早期学习发育量表	儿童发育测试

N

脑电图	记录大脑中神经元放电产生的脑电活动。用于诊断癫痫
脑皮质结节	皮质发育伴结节性硬化症
内科医师	专攻内科学或成人疾病诊断和非手术治疗的医师
年级当量分数	成绩测验的分数，指代学生在当前年级和当月的表现，例如，4.6 分指的是四年级的孩子在学年的第 6 个月所得的标准分数
年龄当量分数	将个人能力与具体年龄能力进行比较。例如，可以根据孩子的能力计算出 5 岁 2 个月的分数。年龄当量分数的含义取决于受测者的实际年龄（对 5 岁和 10 岁的儿童而言，5 岁 2 个月的年龄当量分数的含义就大不相同）
颞叶	颞叶生长伴与结节性硬化症可导致癫痫发作

O

偶发性学习	仅通过观察进行学习。无计划学习属于日常生活活动的一部分

P

皮博迪动作发展量表	运动技能测试
皮博迪图片词汇检查，第 4 版	接受性词汇测验
评价	用于判断孩子的长处和短处。包括由各个专业人员（如特殊教育工作者、精神病医师、心理医师、言语病理学家等）进行的测试和观察。又称评估
普遍缺乏关联性	与人正常交往极端困难

Q

奇兰姆阿斯佩格综合征量表	阿斯佩格综合征的诊断测试
奇兰姆孤独症评定量表，第 2 版	孤独症诊断 / 评估工具
前庭刺激	指位于内耳的感觉系统，可以使身体保持平衡并愉快地做出晃动或参与嬉戏等活动

强化	增加未来某一行为发生的概率
强迫性神经症	一种焦虑性障碍，包括反复出现的想法（强迫）或行为（强迫），会给个人带来痛苦
青春期	青少年生理变化的过程，使有性生殖成为可能，并伴随其他性征
去甲肾上腺素	一种由多巴胺合成的神经递质和激素，在维持血压、调节情绪和注意力方面起作用
确认	对儿童进行评估，决定其是否有资格作为特殊教育服务的候选人

R

染色体	细胞核内由 DNA 构成的丝状结构，包含基因。除患唐氏综合征等染色体疾病者，正常人的细胞中有 23 对染色体
染色体微阵列	诊断染色体差异的特异性实验室方法
认知	认识理解环境，以及解决问题的能力
认知行为治疗	一种心理治疗，包括行为治疗和认知治疗，以纠正孤独症谱序障碍患者的行为
任务分析	对一项任务行为进行系统细致的审查
日常生活技能	日常生活所需的能力及技巧，例如，购物、使用电话、应天气而适当着装、自理技能
绒毛膜绒毛吸取术	在怀孕早期摘除一块胎盘（绒毛膜绒毛）以检查遗传性疾病，如脆性 X 染色体综合征和唐氏综合征。可早于羊膜穿刺术
乳糜泻	对食物中的谷蛋白敏感的疾病。如果不遵循无麸质、酪蛋白饮食，会导致小肠内壁受损
瑞塔沃孤独症阿斯佩格综合征诊断量表（RAADS）	用于诊断成人孤独症和亚阿斯佩格综合征的量表
弱中央统合	有关孤独症的新兴理论。该理论认为，孤独症患者的问题在于缺乏将信息整合成有意义整体的能力，在处理信息时忽视连贯的整体，也就是说，倾向于看到树木而不是森林

S

三环类抗抑郁药	一种抗抑郁药
筛选测验	对一组儿童进行测试，以确定哪些人需要进行深入评估
社保残障保险	通过工薪税流入社会保障体系的资金。残疾工人有权享受这些福利。先天残疾或在 22 岁前残疾的人，如果父母退休、残疾或死亡，可以用父母的帐户领取社保残障保险
社会补助保障金	每月向低收入的失明人士提供补助
社会反应量表	孤独症诊断 / 筛查工具
社会工作者	帮助和指导他人在社会中发挥作用的专业人士。他们可以进行咨询、经济援助或临时照顾等安全服务
社交沟通量表	孤独症筛查工具

社交沟通障碍	DSM-5 新增的疾病，指在社交场合存在沟通障碍
社交技能	学习能力，如分享、轮流、坚持独立、形成依恋，使个体可以有效地与他人互动
神经递质	大脑中的化学物质，能使神经冲动从一个神经细胞传递到另一个神经细胞。异常水平的神经递质可能会导致情绪、注意和冲动控制等方面的困难。见多巴胺、去甲肾上腺素与 5- 羟色胺
神经多元性	该术语用于指孤独症广泛表型。在非病理学意义上指多样性和差异性，而不是一种疾病
神经心理测验	这类测试通常集中于一个特定的过程，如记忆、注意或特定问题的解决
神经医师	专门研究神经系统相关疾病的医师
肾脏超声	用于检查肾脏的影像学技术
生活与功能性技能	在日常生活、社交和工作环境中所需的技能
生理缺陷	身体异常表现（通常包括头部和脸部），说明有遗传性疾病或受产前环境毒素影响
生酮饮食	高脂肪、低碳水化合物的饮食，有时能有效控制癫痫发作
生物标志	有助于诊断的特定生物标志
失用症	难以或无法进行有目的的、一定顺序的复杂活动
视觉 – 运动	用眼睛进行观察和信息处理，并对任务做出动作反应，例如，把一块拼图放入拼图中或把钥匙放入钥匙孔中
视觉学习	一种学习方式，以视觉（字母、数字、图标、图片和其他静态视觉图像）学习为主。常见于孤独症谱系障碍患儿
视觉运动统合测试	视觉运动技能测试
适应性行为（功能）	适应新的环境、任务、物体和人的能力，以及在此情况下应用新技能的能力。例如，将所学的数学技能应用于购物
手部的摆动动作	刻板运动习惯，包括反复拍手
手眼协调	协调视觉和运动系统的能力，可以执行许多日常任务，如穿衣、吃饭和写作
暑假学校	正常学年以外的特殊教育服务，由《残疾人教育法》规定。个人化教育方案决定个人是否有资格入学
双向障碍	曾称为躁郁症，以躁狂和抑郁交替发作为临床特征
睡眠时间消退法	循序渐进地帮助孩子学会在适当的就寝时间入睡
斯坦福 – 比奈智力量表	智力测验
缩宫素	与依恋有关的激素，是孤独症的治疗方法之一
T	
胎盘	子宫内胎儿发育的器官

唐氏综合征	21 号染色体由正常的 2 条变为了 3 条而引起的先天性疾病；它通常表现为某种程度的智力障碍、肌肉张力低、言语和语言发育迟缓，有时还伴有类似孤独症的行为
特殊才能	个人整体认知能力水平低，但在某些领域有超常能力，例如，绘画 /艺术、音乐、记忆、日历计算。见孤独症天才
特殊教育	通过评估来决定学生特殊教育的个体化指导方案。教学必须与孩子的教育需求精确匹配，并适应他们的学习方式
特殊教育工作者	接受过特殊教育训练的教师
天使综合征	由 16 号染色体上的一组基因表达缺陷导致的遗传性疾病；伴随严重的发育迟缓和异常的行为特征
听觉记忆	回忆所听到的声音
听觉统合训练	用于治疗孤独症患者的听觉、感官问题，比如对声音的过度敏感
听力矫治专家	诊断和治疗听力与平衡问题的专业人员
听证会	举行听证会决定个别化教育方案（IEP）是否符合《残疾人教育法》的要求
童年瓦解性障碍	一种罕见的孤独症谱系障碍，在儿童发育早期开始表现出类似孤独症的症状。2 岁前患儿发育正常，通常发病时间为 3 ~ 4 岁
头围	头部最大部分的周长，儿科医师通常会在幼儿生命早期进行经常性测量，患有孤独症的幼儿头围通常会增加
投射测验和个性测验	测试包括自我报告或家长报告，或者在某些情况下由心理学家主持。个性测验的分数与抑郁、焦虑或问题行为水平相关。投射测验，如罗夏墨迹测验，使个体对非结构刺激做出反应。此类测试可用于探寻患者的异常思维模式或经历
突变	遗传信息的改变
推广	将在某地学到的或由某人传授的技能应用到其他地方或教给其他人
退化	行为矫正中用以消除或抑制错误行为，如果在反应之后不再有强化物相伴，那么此类反应在将来发生的概率便会降低，称为退化
W	
网络霸凌	发生在网络上的霸凌
《未成年人统一转移法案》（UTMA）	赠与未成年人礼物的相关法律。根据不同州的法律，未成年人收到的礼物会在其 18 岁或 21 岁成为其名下财产
韦氏智力量表	智力测验。有各种版本，有儿童版和成人版
伪装	隐藏自己，类似于孤独症中的社交障碍
未特定的广泛性发育障碍	《精神疾病诊断与统计手册》（DSM-IV）中的一种广泛性发育障碍，有孤独症的大部分特征，但不满足孤独症的专项诊断标准
文兰适应行为量表	适应技能测验。现已更新至第 3 版
伍德灯检查	用于诊断皮肤疾病的特殊光

物理治疗师	专门改善大肌肉运动技能的治疗师
X	
先天	生来就有
先行行为结果	行为干预的核心之一，总结了行为分析的主要方法，即行为之前发生了什么（先行），行为本身（行为），以及行为之后的结果（后果）
先兆	某种感觉；癫痫发作前的视觉、运动、感官或其他心理体验
相关服务	使儿童享受特殊教育服务。相关服务包括语言、职业和物理治疗，以及交通便利
小脑	与感觉知觉、协调和运动控制相结合的大脑区域
效度	与测试相关，通常指的是测量指标或观测结果在多大程度上反映了事物的客观真实性
效力	如药效
心境稳定剂	治疗心境障碍的药物
心境障碍	个人的情绪受到干扰的疾病
心理医师	专门研究人类行为和治疗行为障碍的专家
心智理论	认识到别人有不同的知识、感觉和信仰，即意识到别人的思想与自己的不同
新型疗法	有相关数据但不足以作为证据的治疗方法
信度	用于测试时有多种含义的，往往指的是测试在被不同的评估者使用时的一致性
行为管理计划	旨在纠正或重塑残疾个体行为的计划，涉及现有行为、干预、支持和目标
行为检核表	孤独症检查工具
行为矫正	使用正强化和负强化来矫正行为
兴奋剂	用于治疗注意缺陷多动症的药物
选择性 5- 羟色胺再摄取抑制剂	用于治疗抑郁或焦虑的药物，其作用原理是阻止大脑中血清素迅速重新吸收，从而增加大脑中可用血清素的含量
选择性缄默症	以失语症为特征，在某些场合显出良好的语言能力而在另一些（可界定的）场合却不能讲话的一种精神障碍
选择性去甲肾上腺素重摄取抑制剂	用于治疗注意缺陷多动症和抑郁症的药物，不属于兴奋剂
学龄前语言评量表	语言 / 沟通能力测试
荨麻疹	发痒的皮疹，通常由变态反应引起
循证治疗	基于实质性的经验证据的治疗，通常会进行多个随机安慰剂对照试验或强有力支持治疗有效性的荟萃分析

性少数群体	与性认同/性取向相关的女同性恋者、男同性恋者、双性恋者、跨性别者和酷儿

Y

言语	用于交流的符号系统（口头的、书面的、符号的）。见词汇表达/言语，接受性语言
言语病理学家	接受过言语、语言和沟通问题相关评估与治疗训练的专业人士
言语反复	也叫仿说。见持续言语
眼科医师	专门诊断治疗眼睛和视力问题的医师；眼科医师可以做手术、开处方药，也可以出具眼镜矫正处方
厌恶刺激	一种不愉快的刺激，在错误行为发生后给予厌恶刺激，以降低行为在将来发生的概率
验光师	经过专业的视力评估培训的医师，可以对视障患者进行屈光度检测
羊膜腔穿刺术	取胚胎周围羊水，以检查遗传性疾病，如脆性X染色体综合征和唐氏综合征（21–三体综合征）
夜惊	夜间惊醒伴随忧虑，但没有心理内容（做梦/噩梦），可能会有强烈的恐惧和不安，有时会梦游。孩子在早上醒来后无相关记忆
夜磨牙症	磨牙齿
医疗保障	联邦项目之一，不基于财政需要为美国老年人和残疾人提供医疗保障
医疗补助制度	可以为有需要的人提供医疗援助的州邦联合项目
医疗之家	孤独症患者（或其他残疾人）护理的典范机构。可以更全面地提供辅助服务
咿呀学语	婴儿早期发出的声音，包括辅音加元音，例如，dada或baba
遗传疾病	可以遗传的疾病
遗传学家	遗传学家指的是负责评估遗传疾病并提供有关疾病的咨询和信息的专业人员
遗尿	可发生在白天或晚上，在晚上更频繁
异食症	以持续性嗜食非食物和无营养物质为特征
抑郁症	一种精神疾病，指一个人情绪时常低落，缺乏自尊，对通常令人愉快的活动无兴趣
疫苗	某种溶液，可以通过口服或注射来帮助机体建立对某种疾病的防御机制
音乐介入干预	在治疗中使用音乐干预技术
音区	语言病理学用来指音量的专业术语
应用行为分析	一门行为科学，以基于研究的、高度结构化的教学方式培养个人技能。重点是通过反复试验，以可衡量的、精确的方式纠正行为。见回合式教学、行为管理计划

婴儿孤独症	孤独症的最初术语，由利奥·坎纳（Leo Kanner）于 1943 年提出
婴幼儿孤独症检查量表	孤独症检查工具
婴幼儿运动评价	运动技能测试
营养不良	促进或维持生长发育的营养摄入不足
营养学家	专攻食品和营养方面的专家；注册营养师要求已获得实习医师职位并通过国家考试
游戏疗法	儿童心理学家有时使用的一种诊断和治疗方法，旨在鼓励儿童以玩耍或绘画的方式来表达自己的思想或感情
有发育迟缓的风险	适用于 3 岁以下的、没有被诊断的儿童。有该情况的患者有资格获取特殊教育服务
有给活动	用于判断个人是否有残疾。用于评定个人是否有资格获取社会保障残疾收入和补充保障收入
语调	说话时音调的上升和下降，如向听者提出问题、暗含其他信息等
《语言基础临床评价》，第 4 版	用于语言 / 沟通能力测试
语言能力测试	对语言 / 沟通能力进行测试
语音合成器	能让电脑说出用户输入内容的技术
语音学	任何语言的语音系统
语用学	为社交而使用的语言
语韵	孤独症患者语言中的音乐部分经常扭曲或明显减弱。它有不同的部分，包括音域（响度）、音高、音调变化，等等。缺乏韵律可能表现为单音调（一个音调）（像机器人一样）讲话
预后	预测某段时间内发生某种结局的可能性
预先计划	在解决谜题、任务和日常生活活动时"提前计划"或"提前思考"的能力，是执行功能的一部分
运动计划	准备和进行身体运动

Z

早期干预服务	以婴幼儿为主，在其入学前提供的服务
早期干预模式	起初称为丹佛模式，是由萨莉·罗杰斯（Sally Rogers）博士提出的基于发育原则的干预方法
诊断替代	一种诊断标签倾向于取代另一种（可能也存在），例如，选择孤独症而不是智力障碍作为主要诊断
诊断阴影	一种疾病掩盖了其他疾病，例如，孤独症可能会掩盖或使人忽视抑郁症
镇静状态	减轻焦虑、紧张或清醒的过程；不确定是否会导致意识丧失
正强化	个体做出某种行为或反应，随后得到奖励，从而提高行为发生的概率

正式投诉	对涉嫌违反《残疾人教育法》的书面投诉
支持性就业	为残疾人在社区中的普通工作场所提供有偿工作
执行功能	提前计划和解决问题的一组技能
执行功能障碍说	该理论认为孤独症主要与执行功能问题有关
执业护士	在医疗实践和治疗方面受过培训的注册护士
职业康复	残疾人就业计划
职业康复部	1973 年的职业康复法案提出，每个州应依法设立相关部门，以纠正歧视残疾人的问题
职业治疗师	利用特定的技能训练以帮助患者或受伤者改善精细运动发育和适应能力的治疗专家
智力	学习、思考和运用知识解决问题的能力
智力测验	通常由一位熟悉测试、出分和打分规则的心理学家单独进行的常模参照测验。智力测试以不同认知能力的个体为样本，旨在确定个人解决各种问题的能力。通常，智力测试包括各种各样的任务，测试或多或少要求一定的语言能力，也可能考察诸如解决问题、记忆力等能力
智力低下蛋白	与脆性 X 染色体综合征相关的蛋白质
智力年龄	智力测验中的智力年龄当量分数
智力缺陷	如今指的是智力障碍
智力障碍	智力和适应能力明显低于平均水平，又称智力落后
智商	智力的数值测量方法，将一个人的实际年龄与他或她的心理年龄进行比较的标准化测试
中耳炎	中耳感染
中枢听觉处理障碍	在听觉处理过程中存在困难，进而导致学习困难，该疾病未经证实
重复行为	常见于孤独症，通常指刻板印象（相同的行为），一遍又一遍地重复某种行为，如拍手
住宅服务	远离家庭在监管之下生活
注意	持续专注于一项任务的能力。见注意广度
注意广度	一个人能够专注于一项任务的时间
注意缺陷多动障碍	以注意力不集中、烦躁不安、注意广度短、冲动与活动过度为特征的疾病
注意缺陷多动障碍用药	用于治疗注意缺陷多动障碍的药物。大多是兴奋剂
注意缺陷障碍	有时指代一种疾病，并不指代注意缺陷多动障碍的活动过度
资源教室	为特殊教育提供的单独教室，不同于常规教室
自大	感觉自己比实际更强大或更重要，有时是双相障碍的症状
自理能力	独立生活所需的日常生活技能

自然疗法	指使用自然药剂进行"自然"治疗；不涉及药物治疗
自伤行为	对自我的攻击，如撞头
自我刺激	为自己提供物理、视觉或听觉刺激的行为，如前后摇晃或拍手
综合性学习	一种将材料整体加工而不是只看到个别部分的学习倾向（孤独症患者的学习方式之一）
综合征	一组共同出现的症状，具备了一系列特征性表现
最好的朋友	帮助智障人士与同龄正常人建立关系，以提高智障人士生活质量的组织。
最佳结果	用于指曾经符合常规诊断标准但如今不再符合标准的个体（但仍有部分孤独症症状）
最少限制环境	《残疾教育法》要求，需要特殊教育服务的儿童必须尽可能与非残疾儿童一起接受教育
左乙拉西坦（开浦兰）	抗惊厥药的通用名称
作态行为	重复的，看似无目的的动作、声音或刻板行为

1973 年《康复法案》	禁止歧视残疾人
2 岁孤独症检查工具	孤独症检查工具
《504 方案》	为支持残疾儿童制定的官方方案，为残疾儿童提供住宿、测试等，不如个别化教育方案的涉及面广
5- 羟色胺	在情绪调节和睡眠上起作用的神经递质；抑郁症或焦虑症患儿的 5-羟色胺水平可能不足
《94-142 公法》	1975 年《全体残疾儿童教育法》经修改为《残疾人教育法》
α- 肾上腺受体激动药	最初用于治疗高血压，也可用于治疗孤独症患者的多动和易怒，还用于治疗注意缺陷多动症和抽动秽语综合症
β- 受体阻滞剂	一种药物，最初用于治疗心脏疾病，也可用于治疗焦虑